养老护理服务人员职业能力培训系列教材

老年人心理护理实用技能

主　编：井世洁

副主编：宫　克

主　审：安秋玲

中国劳动社会保障出版社

图书在版编目（CIP）数据

老年人心理护理实用技能/人力资源社会保障部教材办公室等组织编写 . -- 北京：中国劳动社会保障出版社，2018

养老护理服务人员职业能力培训系列教材

ISBN 978 - 7 - 5167 - 3533 - 6

Ⅰ. ①老…　Ⅱ. ①人…　Ⅲ. ①老年人-护理学-医学心理学-职业培训-教材　Ⅳ. ①R471

中国版本图书馆 CIP 数据核字（2018）第 201487 号

中国劳动社会保障出版社出版发行

（北京市惠新东街 1 号　邮政编码：100029）

*

三河市华骏印务包装有限公司印刷装订　新华书店经销

787 毫米×1092 毫米　16 开本　18.5 印张　283 千字

2018 年 9 月第 1 版　2023 年 1 月第 3 次印刷

定价：**48.00 元**

营销中心电话：400-606-6496

出版社网址：http://www.class.com.cn

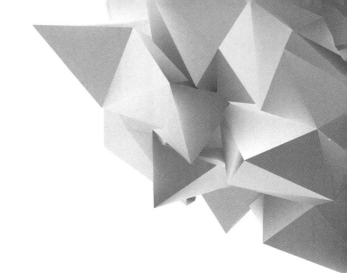

内容简介

　　本教材由人力资源社会保障部教材办公室、华东政法大学社会发展学院组织编写。教材从强化培养操作技能、掌握实用技术的角度出发，较好地体现了养老护理当前最新的实用知识与操作技术，对于提高从业人员基本素质、掌握养老护理核心知识与技能有直接的帮助和指导作用。

　　本教材根据国家职业标准编写，以职业能力为导向，突出实际操作能力的培养。依据工作岗位的实际需求，教材内容遵循职业标准中要求的知识点和技能点，涵盖岗位技能要点，以应掌握的操作技能为核心进行编写，突出实用性、可操作性。全书共分为 8 章，主要包括心理护理工作基础、老年人的心理特点与心理问题、老年人心理护理的基本技能、老年人心身疾病的心理护理、老年人心理疾病的心理护理、与死亡相关问题的心理护理、老年人家庭问题的心理护理和老年人社会适应问题的心理护理。各章着重介绍相关专业理论知识和操作技能，使理论与实践更好地结合，便于学员学习和领会。

　　本教材可作为老年人心理护理模块的培训教材，也可供全国其他地区从事养老护理工作的人员学习及进行鉴定考核、岗位培训或就业培训使用。

目 录

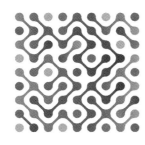

第1章

心理护理工作基础

中国是一个人口大国，也是世界上老年人人口最多的国家，更是人口老龄化发展速度最快的国家之一。据联合国统计，到21世纪中期，中国将有近5亿人口超过60岁，而这个数字将超过美国人口的总数。随着人口老龄化进程的加剧，老年人的养护问题成为当前一个极为严峻的社会问题，应该引起全社会的重视。对于老年人而言，生命质量的提高，不仅需要关注他们身体的健康，更要关注他们心理的健康，为他们提供心理服务。

第1节　人的老化与成功老化

学习单元1　老化的概念

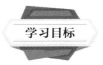

了解老化的定义
了解老年人年龄划分的标准

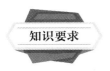

一、老化的概念

老化（Aging），常被称为衰老，它有广义与狭义之分。广义的老化是指年龄的增长，是生物个体生命发展的必然过程；而狭义的老化则是指个体在成熟期后生命过程中所表现出来的一系列结构、功能和心理的慢性、退行性变化，是一切生物个体生命发展的必经阶段和必然结果。斯泰勒认为，生物个体的老化遵循一定的共同规律：①普遍性。每一种生物都不可避免地要经历老化的过程，虽然速度存在差异，但是老化是一定会经历的一个过程。②内在性。老化是个体内在固有的，是按照本来的遗传结构规定运行的一种过程。③进行性。相对于突发性变化来说，老化现象通常被理解为一种缓慢的过程，且有着不可逆性，一经出现就不能再复原。④有害性。老化过程最明显的特征是个体生理功能的下降，导致个体无法应对环境的变化，直至最终死亡来临。⑤个体差异性。对同一物种的不同个体而言，其老化的进程和速度不同，尤其在接近生命的后期，个体间差异更加明显。⑥可受干扰性。即可以有许多因素或手段推迟衰老进程，延长人的寿命。

人类的老化首先从生理方面开始，老年人的生理形态变化特征包括人体内部细胞的变化特征、组织和器官的变化特征、整体外观以及身体各功能系统的变化特征。

1. 生理结构老化的特征

生理结构老化的特征主要表现在：

（1）细胞的变化是人体衰老的基础。随着年龄的增长，再生细胞数越来越少，死亡细胞数却越来越多。

（2）内脏器官和组织的细胞数减少，脏器发生萎缩，重量减轻。

（3）毛发变白变脆，并且还会出现脱发甚至秃顶等情况。

（4）皮下脂肪减少，皮肤有了皱褶，变得粗糙，弹性减弱，出现老年疣、老年性色素斑及角膜上的老年环等。

（5）骨质衰老，容易骨折，老年人脊柱发生弯曲，身高逐渐变矮，会出现弯腰驼背等体征。

（6）肌肉松弛，韧带组织萎缩，逐渐失去弹性。

2. 生理功能老化的主要表现

生理功能老化主要表现在：

（1）由于组织器官与生理功能退化所带来的机体储备能力降低。

（2）由于多种生理功能的减退，导致机体内环境稳定性失调，出现各种功能障碍，导致老年人适应能力减弱。

（3）由于生理功能，特别是免疫功能的衰退与紊乱，造成老年人抵抗力下降。

（4）随着机体衰老，老年人的生活自理能力降低。

3. 老年人行为和心理功能衰老的主要表现

老化既包括生理上的衰退，也包括心理上的变化，即个体在认知上的变化或是在情绪体验、人格上的变化。老年人行为和心理功能的衰老主要表现在以下几个方面：

（1）记忆力减退。随着年龄增长，老年人会出现近事记忆衰退，但远事记忆却保持良好的现象。

（2）学习能力有所下降。由于近事记忆的衰退，老年人对新知识的学习会出现一些困难，再加上老年人有诸如"老了，没有学习能力和精力"等消极自我暗示，这会加剧老年人对学习的害怕和抵触。

（3）消极情绪、情感增加。随着年龄的增长，由于神经系统的不断老化，以及一些消极社会心理因素的影响，老年人比较容易体验到消极的情绪和情感，从而影响到老年人的生活质量。

（4）注意力发生变化。老年人因为体力下降，健康状况日益衰退，对外界缺乏兴趣或没有投身其中的精力，注意力便转向了对自己健康的关注，身体上的细微变化都会引起老年人的注意，容易使老年人产生疑病倾向。

（5）意志力减弱。老年人常常会认为"自己老了，什么都不行了"，对自己的实际能力估计过低，从而丧失了成功的信心，使自己的意志活动下降，本来可以做好的事情也不愿或不敢去做，出现人为"老化"。

（6）智力和思维方式的改变。随着年龄的增长，老年人智力和思维活动的灵活性和敏捷性都会有所下降，但是老年人智力和思维活动的深度和广度则可能保持良好，因此在生活中，老年人虽然常常表现得比较古板、顽固，但却经验丰富，这可以有效地减少失误。

相关链接：心理衰老的衡量

下面共有 30 个问题，每个问题有两种答案，即"是"或"否"，要求选择其中一种答案。回答"是"计1分，回答"否"计0分（见表1—1）。

表1—1　心理衰老的自我测定

测验内容	答案	
	是	否
1. 即使戴了眼镜也看不清东西	1	0
2. 没有一个年轻的朋友	1	0
3. 不喜欢看报刊上"智力园地"之类的内容	1	0
4. 不能一下子说出"水"的五种不同用途	1	0
5. 别人和你说话要凑在你耳边大声讲才行	1	0
6. 不能一下子顺背七位数或倒背五位数	1	0
7. 做事情不能坚持到底	1	0
8. 看到小说中有关爱情的描写就跳过	1	0
9. 害怕外出	1	0
10. 在两分钟内不能从100开始连续减7直至减到2	1	0
11. 喜欢一个人静静地坐着	1	0
12. 不能想象出天上的云块像什么	1	0
13. 常常和别人争吵	1	0
14. 吃任何东西都感到味道不好	1	0
15. 不想学习新的知识和技能	1	0
16. 常常把一张立体图看成是一张平面图	1	0
17. 不喜欢下棋等需要动脑筋的游戏	1	0
18. 总以为自己比别人高明	1	0
19. 以前的许多兴趣爱好现在都没有了	1	0

续表

测验内容	答案	
	是	否
20. 常常记不清今天是几号，也记不清今天是星期几	1	0
21. 钱几乎都花在吃的方面	1	0
22. 老是回顾过去	1	0
23. 常常无缘无故地生闷气	1	0
24. 不喜欢听纯粹的音乐	1	0
25. 喜欢反复讲一件事	1	0
26. 看了书、电影、戏剧后，回忆不起来它们的内容	1	0
27. 很难听进别人的劝告	1	0
28. 对未来没有计划和安排	1	0
29. 常常看错东西或听错话	1	0
30. 走路离不开拐杖	1	0

把所得分数相加求和后，对照表1—2可推断自己心理衰老的程度。

表1—2 心理衰老程度对比表

测验评分	心理衰老程度
0~10 分	心理基本无衰老
11~15 分	心理稍有衰老
16~20 分	心理比较衰老
21~25 分	心理很衰老
26~30 分	心理极度衰老

如果测试后，老年人得分很高，也不要着急，哪个方面弱一些，就在哪个方面多加强训练。积极地应对是减缓心理衰老的有效途径。

二、老年人年龄划分的标准

1. 日历年龄

日历年龄也称"年代学年龄"，是指从出生之日起，按年月顺序自然累加计算的年龄，这是一种使用最广泛的年龄计算方式。这样的划分根据生物学规律而定，即老年人的"老"是指生命历程的特定阶段，它反映生命活力的衰减或机体功能的退化等客观事实。

2. 生物年龄

生物年龄也称"生理年龄"，是指人的生命历程在其生命周期中所处的位置或所达到的生理阶段。这种年龄的评定来自生物医学。由于遗传基因、生存环境等因素的影响，生理年龄的个体差异较大，并不完全与人的日历年龄相对应。

一个人的生物年龄与他的寿命长短有关。如果一个人可以活70年，那么他在65岁时就会被认为生物年龄很高，但如果一个人可以活到90岁，那么他在65岁时还拥有一个较年轻的生物年龄，所以同样处在日历年龄65岁的阶段，不同个体的生物年龄不同。

因为不能精确地推测出一个人的寿命到底有多长，所以这种判断生物年龄的方法带有一定的不确定性。此外，也可以通过人的机能组织和身体状况来判断其生物年龄，还可以通过与同龄人的比较来推测其生物年龄。

3. 角色年龄

角色年龄也称"社会年龄"，是指人们在社会生活中所处的地位与所显现的角色。例如，人们普遍认为20多岁时应该结婚，30多岁时应该生小孩，40岁时立业。如果一个人到了40岁不但没有结婚，还和父母住在一起，就可以认为这个人有较小的社会年龄。在既定的社会经济背景下，社会角色的转换是判定人们角色年龄的重要依据。

4. 心理年龄

心理年龄是指根据人们对人世的不同生存态度和人生体验而做出的年龄评价。心理年龄的确认往往取决于个人对自我的主观认同或心理感受，它与上述几种年龄判定有较大出入。所谓"未老先衰"，就是指日历年龄和生理年龄还很年轻，但精神已经萎靡不振，致使心理年龄衰老，而"老当益壮"则相反，它是对那些精力充沛且不服老的老年人的一种赞誉。

由于上述几种年龄的评价标准或参量依据各有侧重，所以所得结果并不一致。尤其从个体差异观测，具有相同日历年龄的两个人，完全可能有较大的生理年龄、角色年龄和心理年龄的差距。但从群体观测，上述几种年龄也有其内在的关联性。一般而言，日历年龄的增长总是和生物年龄、角色年龄和心理年龄的变化相对应。

三、老年期的界定

从人毕生发展的角度来看，每一段人生都会有相似的特征及相对应的任务和发展规律，通常用年龄对这些阶段进行划分。根据 1956 年联合国在研究西方发达国家人口老龄化问题的基础上出版的《人口老龄化及其社会经济后果》的划分，老年人口的起始年龄被定为 65 岁。而在之后的 1982 年维也纳"老龄问题世界大会"上，鉴于全球人口老龄化问题的日益加剧，并且考虑到广大发展中国家的具体情况，老年人口的划分标准被修订为 60 岁及以上。随着经济发展和人们生活水平的变化，又由于各个国家的国情不同，每个国家对年龄的划分会有一些细微的差异，特别是对老年期这个阶段的划分各有不同。大多数发展中国家将 60 岁作为老年人的年龄起点，多数发达国家将 65 岁作为老年人的年龄起点。

根据《中华人民共和国老年人权益保障法》第二条规定，我国老年人的年龄起点标准是 60 岁，凡年满 60 岁的中华人民共和国公民都属于老年人。我国将老年人的年龄起点定为 60 岁有三个原因。第一，根据人的生理状况。老年期起始点的划分标准主要以人的生理机能衰老为依据。我国人口平均寿命为 76.34 岁（2015 年），但 60 岁以后，人的体质已经发生明显变化，一般不再承担繁重的工作和重体力劳动。以 60 岁作为老年人的起点年龄，符合我国大多数人的身体状况。第二，参考国际通用标准。国际上发达国家老年人年龄起点标准为 65 岁，发展中国家的标准为 60 岁，我国属于发展中国家，因此采用 60 岁作为标准较为适宜。第三，与我国退休年龄相衔接。目前，我国一般规定男 60 岁、女 55 岁为退休年龄，特殊工种的退休年龄虽然较早，但还不能称为老年人。为了与多数人的退休年龄相衔接，将 60 岁作为老年人年龄起点与我国目前情况是相适应的。

随着预期寿命的不断延长，老年人人口数量越来越庞大，因此有必要对老年人群体进行更为细致的划分。有学者将老年人群体划分为低龄老年人、中龄老年人以及高龄老年人三类。低龄老年人是指 60~74 岁的老年人，他们的健康状况良好，仍然可以在岗位上工作，具有活动能力以及参与社会活动的意愿。中龄老年人是指 75~85 岁的老年人，他们大多患有一种以上的慢性病，并且在心理上可能会有一些障碍，社会参与和社会活动能力比较低。高龄老年人多在 85 岁以上，多数已经瘫痪在床，需要依赖他人的照料，并且可能伴有精神上的疾病。

从以上对老年人群体的划分中可以看出，不同年龄层次老年人的身心健康状况及其行为模式存在很大差异。因此，"老年人"一词的范围相当宽泛，将老年人群体进行更细致的划分有助于掌握其身心状况与特点，并为他们提供更好的服务。

学习单元 2　成功老化的概念及其影响因素

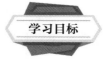

掌握成功老化的概念
了解影响成功老化的因素

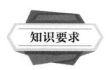

对于老年期发生的心理变化存在丧失观和毕生发展观两种不同的观点。在丧失观看来，人自出生到机体成熟，直到成年期，心理活动的变化属于"发展"期，成年以后先有一段时间的稳定期，然后便开始衰退，年龄越大心理活动的衰退越明显。这种变化只能称作"老化"而不能叫作"发展"。与以上观点相反的心理发展观为"毕生发展观"，这一观点认为个体的发展是贯穿一生的，心理发展过程既有增长也有衰退，是增长和衰退的对立统一。发展不是简单地朝着功能增长的方向运动，而是由获得和丧失的相互作用构成。这一观点强调人到成年期后，心理仍继续发展，是一种积极、乐观的老年心理变化观。

随着人口老化趋势日趋严重，如何使老年人能够发展自己独立的潜能，维持身体健康和生产力，并对那些有需要的老年人提供足够的保护与照顾，使年长不会成为一种负担与焦虑已经成为整个社会关注的中心议题。此时，"成功老化"的概念以其整合性和优越视角渐渐进入大众视野，并慢慢地被越来越多的人接受和践行。

一、成功老化的概念

成功老化是近年来老龄化研究的一个新议题，它是由罗依和科恩（1987）首次提出的一个概念。早期的成功老化概念主要是指与同年龄或者较为年轻的同类人群相比，那些相对于其年轻时的平均状态来说，在生理和心理功能上有很少或者没有损失的老年人。成功老化包括低发病率和失能率、高认知和生理能力、积极参与生活三部分内容。但是，根据罗依等人的成功老化概念，只有极少数人能够实现成功老化。如被世界公认的目前最优秀的理论物理学家史蒂芬·霍金，患有严重的肌肉萎缩症，终身残疾，但是，尽管他的身体只能待在轮椅上，可他的思想可以自由地探索宇宙的极限。富兰克林·罗斯福尽管由于小儿麻痹症致残，但却领导美国走出经济大萧条并历经世界大战。因此，这一观点受到一定的质疑。

另一种被普遍认同的观点是，成功老化是通过对资源（自身资源和环境资源）的有效管理，达到最大化获得（期望的目标和结果）和最小化丧失（不期望的目标或结果）。在这种视角下，每一位老年人，无论其身体是否健康都有可能在个体与环境互动过程中持续地达到最大化获得和最小化丧失，从而实现成功老化。

整个老化的过程包含健康、参与和保障三个要素，其结果是成功老化。在老化的过程中，维持和提高老年人的身心健康状况是首要目标。除保持身心健康外，还应鼓励老年人积极地参与社会活动，包括社会角色活动和家庭角色活动。身心健康的老年人更有可能参与生产性的活动，而这些活动的参与又会促进老年人的身心健康。为了保障老年人实现健康老化和生产性老化，社会必须提供经济、精神文化、权益和服务照料等方面的保障，从社会层面促进成功老化，即通过包含健康、参与和保障三方面内容的积极老化过程，最终实现成功老化。

成功老化概念的提出是为了使人们认识到自己在一生中能够发挥自己在体力、社会、精神等方面的潜能，按自己的权利、需求、爱好、能力参与社会活动，并得到充分的保护、照料和保障。成功老化要求国际社会以积极的态度主动去应对人口老龄化，提出应对措施，积极采取行动，使社会保持活力，实现和谐发展。

二、决定成功老化的主要因素

了解决定成功老化的因素，有助于开发出更适合老年人的社会政策，设计出适宜的服务项目。

在发展"成功老化"的社会里，医疗、健康与社会服务要结合在一起。决定老年人生活质量的主要经济因素包括收入、工作和社会保障。许多老年人，尤其是女性老年人、独居老年人的经济条件差，没有固定收入，有些老年人没有工作能力，没有积蓄，也没有房产和退休保障，他们的经济状况往往会严重影响他们的健康和生活的独立性。因此，促进"积极老化"的政策必须要与贫困宣战并协助有需要的老年人参与有收入的经济活动。

对老年人发生影响的环境因素主要包括居住环境和社会环境。如果居住环境是对老年人友善的，这可以鼓励老年人保持独立自主的生活，更加强他们投入社会的意愿。因此安全和合适的居住环境、交通和道路的设计，以及整体的城市建设都要考虑到人口老龄化的需要。主要考虑因素有安全性和方便性，最终达到的目标是使每一位老年人都能独立参与社会活动，发展对老年人友善的社区。

性别和受教育程度对成功老化也有一定影响。斯德布里奇等人的研究显示，男性与成功老化之间的关联无论在基线水平或随访过程中均其有统计学意义。我国学者李春波等人也发现男性比女性成功老化的可能性更大。而在教育程度上，受教育程度越高的老年人成功老化的概率会越大。

社会关系和社会支持水平是影响成功老化的重要因素，社会活动对成功老化的影响已经得到一些研究证实。社会接触可以减少影响老年人群的患病率和死亡率，一项针对 1 189 名高功能老年人进行的长期随访研究表明，与社会联系越多的老年人功能下降的程度越少，获得更多情感支持的老年人不但基线水平的执行功能较好，而且 7.5 年后的随访显示这部分老年人的认知功能保存得更为完好。

在心理因素中，较低的抑郁水平和较高的心理弹性能使老年人更好地老化。心理弹性常常被定义为个体恰当地适应应激源和逆境的能力。具有高心理弹性的个体能够对生活有更为积极的看法，会用积极的眼光看待生活。除了心理弹性以外，生活的意义也是成功老化的重要因素，那些对未来怀有希望和憧憬的老年人，寿命更长、身体更健康。

在 50 岁之前的身体健康程度是成功老化的最主要决定因素。其中饮食和锻炼等行为模式方面的因素是最主要的预测变量。适度规律的体力活动通过影响免疫系统使老年人群生活质量提高。曼尼科等人经过六年的随访研究发现体力活动与良好的身体机能、愉快感和更少的死亡率相关，且不同的活动类型有不同的有利作用。

饮食也是成功老化的影响因素之一。在动物实验中，饮食调整会影响小白鼠的生存期，改变饮食的宏观和微观影像结构能调控基因表达。维生素、微量元素及蛋白质对成功老化也有积极的影响作用。

第 2 节　老年人的心理健康与心理护理

学习单元 1　老年人的心理健康

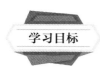
学习目标

了解心理健康的概念
掌握判断心理健康的各种标准
了解判断老年人心理健康的标准
了解老年人心理健康促进与维护的方法

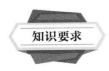

一、心理健康的概念和标准

1. 心理健康的概念

关于心理健康的定义，学术界历来有不同的看法。早在 1929 年，美国举行的"第三次儿童健康与保护会议"在其草案中指出"心理健康是指个人在适应过程中，能发挥其最高智能并获得满足，因此感觉愉悦的心理状态；在社会中，能谨慎其言行，并有勇于面对现实人生的能力。"心理学家英格里斯给心理健康所做的定义是："心理健康是指一种持续的心理情况，当事者在那种情况下能进行良好的适应，具有生命力，并能充分发展其身心的潜能；这是一种积极丰富的情况，而不仅仅是为了免于心理疾病。"在第三届国际卫生大会（1946）上，与会人员形成了这样的共识："心理健康是指在身体、智能以及情感上与他人的心理健康不相矛盾的范围内，将个人心境发展成最佳状态的能力。"中国台湾心理学家张春兴说："心理健康是一种生活适应的良好状态。"心理学教授王淑兰认为心理健康是一种持续而积极的心理适应状态。

从以上定义中，我们可以看出：①心理健康是一种心理上和行为上的良好状态，是一个人所能达到的最佳状态。②心理健康具有相对性。心理与行为的健康与不健康的划分只是相对的，在健康与不健康之间没有绝对的分界线。心理健康不能脱离个人的自身条件，不同社会对心理健康划分的标准也是不同的。③心理健康具有动态性。

综合前人观点，从广义上讲，心理健康是一种高效而积极的、持续的心理状态。从狭义上讲，心理健康是指人的基本心理活动的过程与内容完整、协调一致，即认知、情感、意志、行为、人格完整协调，心理健康的人能适应环境，与社会保持同步，对自己、他人和环境的要求相对适中，不求全责备，不过分放松。心理健康意味着和谐、幸福，意味着能挖掘自己的潜力。可以说，心理健康是人的理想追求，是心理的最佳状态，它应该是人们努力追求的方向。

2. 心理健康的标准

关于衡量心理健康的标准，并无一个普遍的模式。对于不同的人，心理健康会以不同的方式表现出来，即使是同一个人，在不同时期，其反映心理健康的特点也可能不同。下面介绍几种心理健康的评定标准。

（1）美国著名心理学家奥尔波特提出了六条心理健康的标准：

1）力争自我的成长；

2）能客观地看待自己；

3）人生观的统一；

4）有与他人建立和睦关系的能力；

5）人生所需的能力、知识和技能的获得；

6）具有同情心，对生命充满爱。

（2）人本主义心理学家马斯洛等提出了心理健康的十条标准：

1）充分的安全感；

2）充分了解自己，并对自己的能力做适当的评价；

3）生活的目标能切合实际；

4）与现实环境能保持接触；

5）能保持人格的完整与和谐；

6）具有从经验中学习的能力；

7）能保持良好的人际关系；

8）适度的情绪表达与控制；

9）在不违背团体要求的情况下能做有限度的个性发挥；

10）在不违背社会规范的前提下，能适当地满足个人的基本需求。

（3）第三届国际心理卫生大会指出，心理健康具有如下标准：

1）身体、智能、情绪十分协调；

2）适应环境，人际关系中能彼此谦让；

3）有幸福感；

4）在工作中能充分发挥自己的能力，过着有效率的生活。

（4）在我国数千年的医疗实践中，人们历来重视心身关系。如《易经》中八卦的"对立统一"观，《黄帝内经》中的"天人合一"观以及"形神合一"观等都有关于心身关系的论述。聂世茂在研究《黄帝内经》后总结出心理健康的九条标准，即：

1）经常保持乐观心境，"以恬愉为务""和喜怒而安居处"；

2）不为物欲所累，"志闲而少欲"；

3）不妄想妄为，"淫邪不能惑其心"；

4）意志坚强，循理而行，"志意和则精神专直，魂魄不散"；

5）身心有劳有逸，有规律地生活，"劳而不倦""起居有常"；

6）心神宁静，"恬淡虚无""居处安静""静则神藏"；

7）热爱生活，人际关系良好，"乐其俗""心好利人"；

8）善于适应环境变化，"婉然从物，或与不争，与时变化"；

9）涵养性格，陶冶气质，克服自己的缺点，"节阴阳而调刚柔"。

（5）我国现代心理学家对心理健康也有他们各自的观点。

1）台湾心理学家张春兴指出心理健康的六条标准：

①情绪较稳定，无长期焦虑，少心理冲突；

②乐于工作，能在工作中表现出自己的能力；

③能与他人建立和谐的关系，而且乐于与他人交往；

④对于自己有适当的认识，并且有自我悦纳的态度；

⑤对于生活环境有确切适当的认识；

⑥能切实有效地面对问题、解决问题，而不是逃避问题。

2）我国另一位心理学家许又新提出了衡量心理健康的体验标准、操作标准和发展标准：

①体验标准是指以个人的主观体验和内心世界为准，主要包括良好的心情和恰当的自我评价。

②操作标准是指通过观察、实验和测验等方法考察心理活动的过程和效应，其核心是效率，主要包括个人心理活动的效率和个人的社会效率或社会功能（如工作及学习效率高、人际关系和谐等）。

③发展标准着重对人的心理状况进行时间纵向（过去、现在与将来）考察分析（前两种标准主要着眼于横向，考察一个人的精神现状）。发展标准指向有向较高水平发展的可能性，并且有使可能性变成现实的行动措施。

二、老年人心理健康的标准

在心理健康评价标准的基础上，国内外学者对老年人的心理健康标准进行了各自论述。

1. 国外针对老年人心理健康的标准

国外针对老年人心理健康的参考标准共十条：

（1）充分的安全感；

（2）充分地了解自己；

（3）生活目标切合实际；

（4）与外界环境保持接触；

（5）保持个性的完整与和谐；

（6）具有一定的学习能力；

（7）保持良好的人际关系；

（8）能适度地表达与控制自己的情绪；

（9）有限度地发挥自己的才能与兴趣爱好；

（10）在不违背社会道德规范的情况下，个人的基本需要能得到一定程度的满足。

2. 我国学者提出的针对老年人心理健康的标准

（1）我国著名老年人心理学家吴振云等人（2002）将老年人心理健康的标准概括为五个主要方面：

1）性格健全、开朗乐观；

2）情绪稳定、善于调适；

3）社会适应良好，能应对各种应激事件；

4）人际关系和谐，有一定的交往能力；

5）认知功能基本正常。

（2）"三良好"标准：

1）良好的个性。性格温和，意志坚强，情感丰富，具有坦荡的胸怀和乐观的心境。

2）良好的处世能力。看问题客观、现实，具有较强的自我控制能力，能适应复杂的社会环境，对事物的纷繁复杂始终保持良好的情绪。

3）良好的人际关系。待人接物大度和善，不过分计较，能助人为乐，与人为善。

（3）万素梅（2006）认为老年人心理健康的标准基本可以从以下五个方面进行界定：

1）有正常的感觉和知觉，有正常的思维，有良好的记忆；

2）有健全的人格，情绪稳定，意志坚强；

3）有良好的人际关系，乐于帮助他人，也乐于接受他人的帮助；

4）能正确地认识社会，与大多数人的心理活动相一致；

5）能保持正常的行为，能坚持正常的生活、工作、学习、娱乐等活动。

许多国内外专家学者从自己研究的角度提出了许多具体标准，但无论多少标准，都不约而同地认为最重要的一条是"基本正常"，即说话办事、认识问题、逻辑思维、人际交往等都处在正常状态之中，只要不偏离"正常"的轨道，那么其心理健康就是达标的。

三、老年人心理健康的维护与促进

作为在生理结构、心理功能、生存技能等方面显著衰退的老年群体，是处于社会生存与竞争环境中的弱势群体，是心理卫生服务链条中的薄弱环节。老年人心理健康的维护与促进可以切实提高老年群体的心理健康水平，改善老年人的家庭关系和社会人际关系。

1. 老年人心理健康的自我维护

对于老年人的心理健康问题，主要还是以预防为主，即从保持自我意识、维护人际关系、培养学习兴趣、适应社会和加强劳动与锻炼五个方面进行自我调适。

（1）保持自我意识。自我意识是指老年人对于自己的心理、能力、情感和人格等有客观的认识，通过自我观察、体验来评价和认识自己。老年人要学会自尊、自爱、自信，要接纳自己、喜欢自己、保护自己，这是老年人能够保持身心健康的前提。

（2）维护人际关系。老年人应该积极维护与他人的人际关系，通过人际交往的过程提高自身的心理水平。鉴于老年人的心理特点，应该注意以下两点：一是从尊重他人的立场出发，不要把自己的观点强加给别人；二是听从善意的建议与批评，尽量真诚地鼓励他人。

（3）培养学习兴趣。老年人的生活方式、内容相较于年轻时期发生了很多改变，退休、丧偶、空巢的家庭越来越多，而学习可以填补这些空虚的时间。老年人们可以通过学习书法、绘画、上老年大学等方式来满足自己的兴趣，找到精神的寄托。

（4）不断更新观念，适应社会。老年人一旦有了积极进取的精神，心情也会保持愉快。社会环境在不断变化，这就要求老年人要及时更新思想观念，积极投身到社会生活中，这也是适应社会的过程。

（5）加强劳动与锻炼。老年人进行劳动与身体锻炼有助于维持身心健康，能够有效延缓生理机能和心理机能的衰退。

2. 家庭和社会对老年人心理健康的维护与促进

（1）帮助老年人正确认识和评价衰老、健康与死亡。衰老是所有物种都必然要经历的过程，尽管必然面临生理、心理机能的衰退和死亡，但是人们一定要树立正确的老年观念。第一，要相信老年人也可以有所作为。老年人具有丰富的人生经验，可以为社会、家庭发挥余热，实现老有所为、老有所用，从而使自己得到心理的满足。第二，树立正确的健康观。老年人只有客观地评价自己的健康状况，正确对待自己的疾病，积极求医，才能促进病情的稳定和康复。很多长寿老年人都有着乐观的生活态度，健康老龄化的前提是保持身心健康。第三，树立正确的死亡观。死亡是生命的一个过程，死亡和衰老相邻，谁都逃脱不了，树立正确的死亡观，克服对死亡的恐惧，才能更加珍惜生命。

（2）树立和发扬尊老敬老的社会风气。老年人奉献了自己的青春和力量，建立了光荣的业绩。即使他们已经离开了工作岗位，但仍然用长期积累起来的丰富知识和经验，通过各种方式继续发光发热，为社会做出新的贡献，他们应该得到全社会的尊重和关爱。尊重老年人就是尊重昨天的历史，关爱老年人就是关心我们的明天。要充分认识到老年人为社会发展进步做出的贡献、为下一代成长成才付出的辛劳，牢固树立尊老敬老意识，在全社会形成良好的尊老敬老氛围。

（3）满足老年人的物质和文化需求。应发展老年人服务事业，提供适合老年人的各种产品，建立具有较高水平的老年公寓、老年福利院；建立老年康复中心、护理站，定期为老年人进行健康体检；建立老年大学、俱乐部、委员会，以丰富老年人的精神文化生活。

（4）尽快完善相关立法，维护老年人的合法权益。对与老年人相关的各种法律法规进行完善修订要遵循老龄事业发展规律，切实保障老年人合法权益，满足社会养老服务需求，使老年人能够共享经济社会发展成果。要将现行法律规定的以家庭养老为中心逐渐过渡到家庭、社会共同养老的综合养老格局，并进一步加强针对老年人的养老、医疗等社会保障制度建设，维护老年人的合法权益，使其能够安享晚年。

学习单元2　老年人的心理护理

了解心理护理的定义
掌握老年人心理护理的程序

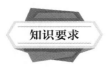

随着现代科技和生物医学的发展，以及医学模式的转变（"生物—心理—社会"），各种心理因素对健康和疾病的影响逐渐受到人们的关注，心理护理也应运而生。在护理学诞生之时，心理护理便是护理工作的重要组成部分。这主要是因为：一方面，心与身、精神与躯体是相互依存、相互影响、相互作用、不可分割的统一体，许多疾病是由心理因素造成的；另一方面，在患病和治疗疾病的过程中，病人会出现一系列的心理变化，影响疾病的治疗和康复。因此，依据病人的心理活动规律采取恰当的医疗和护理措施，才能形成身心之间的良好循环，促进病程向健康方向发展，从而大大提高医疗和护理质量。目前，心理护理的方法已不仅仅局限于临床应用，还被广泛应用于家庭、养老机构及社会组织，其对象也不再局限于身体患有疾病的老年人，而是涉及不同的心理疾病患者。即使是健康人群，也常常运用心理护理的方法，进行心理保健，保持心理健康。

心理护理是以心理学理论为指导，以良好的人际关系为基础，运用心理学的方法，通过语言和非语言的沟通，改变护理对象不良的心理状态和行为，促进其康复或保持健康的护理过程。在人口老龄化日趋严峻的今天，老年人的养护成为社会关注的重点，老年人养护问题中的心理护理也得到越来越多的重视。提高老年人的心理健康水平和社会适应能力，使老年人在身心愉悦的状态下安度晚年，已经成为当今老年人护理，特别是心理护理的重要内容。

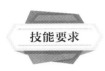

技能要求

老年人心理护理的一般程序

心理护理的过程实际上是针对护理对象所采取的问题解决过程，由连续的服务过程组成。归纳起来，老年人心理护理由以下六个步骤组成：

步骤 1　资料收集

此阶段的目的是通过与老年人的初步接触，对老年人的各方面信息进行收集，以便决定是否为老年人提供适切的心理护理服务。一般来说，与老年人接触较多的主要有家人、医生、护理员、社工等。资料收集包括做好资料收集准备、暖身和对老年人进行充分了解。收集资料并不是机械地询问老年人的个人信息，而是与老年人在探讨问题的过程中，收集与问题相关的资料。

（1）资料收集的内容

1）个人资料。个人资料不仅包括籍贯、年龄、性别、受教育程度、婚姻状况、职业、收入状况等基本资料，还包括生理、心理、价值观和其他方面的资料。

2）环境。这里包括家庭环境、朋辈环境、社区环境和工作环境等与老年人问题相关的环境。家庭是老年人接触最密切的环境系统，主要收集他们与家庭成员之间的关系、家庭内部规则、家庭历史等资料；延伸的环境系统，包括老年人的朋辈环境、社区环境和工作环境等。

3）老年人与环境的交互作用。交互作用是指个体与其所处环境发生作用的状况。老年人的问题有时会出现在与环境的交互作用上。因此，心理护理员要了解：老年人与周围人如何建立关系？老年人遇到问题时，周围人可以提供支持吗？老年人利用这些支持系统的经验和感受是什么？老年人处理与环境之间关系的能力如何？

4）老年人为解决问题而做过的努力。我们相信，每位老年人在遇到问题后都思考过解决的方法以及做过他认为力所能及的努力。了解这一点，可以更清晰地知道老年人的困境以及老年人解决问题的信心和能力，也能帮助心理护理员更清楚地知道老年人用过什么方法，为什么用这些方法，以便为今后确定心理护理的方法提供参考资料。

对于老年患者来说，要了解他们的需要，比如他们对疾病、治疗的看法，在生活上是否有困难，了解他们疾病的预后以及对家庭、工作和学习的影响，还要观察他们的心理反应。人的心理反应会受到外界环境的制约，患病后所处环境的变化常常会引起病人情绪上的变化与反应。如病人在确诊前会因为紧张的情绪，导致脉搏加快，血压升高，还会出现抑郁、焦虑等情况。了解病人的心理反应是做好心理护理的前提。

（2）资料收集的方法。收集老年人的心理信息可以有两种不同的方法。

1）直接收集法。直接收集法是指通过直接与老年人交谈，了解他们的心理状况、影响心理状况的各种因素、心理状况的发展过程等信息。一般情况下，如果老年人有求助意愿，会主动说出与问题有关的信息与资料。有些时候，老年人没有提及的一些信息对心理护理员了解老年人的问题也很有帮助，心理护理员可直接提问。

2）间接收集法。间接收集法是指通过与老年人的配偶、子女、朋友等相关人员进行交谈，收集老年人心理变化的各种信息。如果心理护理员没有与老年人建立起足够的信任，或者老年人本身有一些顾虑，不能直接说出一些与问题有关的信息，而心理护理员认为这些信息对了解老年人的问题很重要，在这种情况下，心理护理员可以向老年人身边的亲友或邻居等了解情况。

步骤2　问题评估

当心理护理员收集到足够的信息，并对这些信息进行了充分分析，接下来便是确定老年人的问题。

（1）确定问题的内容。心理护理员在收集资料的过程中，还需要在头脑中进行整合和加工，即整理老年人资料以及最终形成对老年人问题的临床预测与假设的过程，这种心理活动被称为"概念化"。拉萨路提出了一种包含七个领域的将问题概念化的模式，见表1—3。

表1—3　评估老年人问题的概念化模式

领域	说明
行为	确定老年人所表现的行为，尤其是过分或者不足的行为。如哭泣、失眠、唠叨及沉默寡言、退缩等
情感	确定老年人所表达的重要情感（感觉及情绪）。如配偶离世后的忧伤、抑郁，与子女吵架后的愤怒
知觉	包括五种主要的感官对讯息的知觉过程：视觉、触觉、听觉、嗅觉以及味觉。有时老年人说出的问题也会针对身体的知觉来呈现
意象	主要包括影响老年人生活的各种心理图像。如当老年人在得知自己的老朋友患癌症后，会在头脑中出现朋友躺在病床上的心理图像
认知	一些想法与信念。探索老年人错误的认知，如对他人不合理的要求、完美主义、外在归因等
人际关系	了解老年人的人际沟通，不仅可以从老年人的自我陈述、角色扮演中看出，也可从他与心理护理员的互动关系中看出
物质	了解老年人是否有物质使用与成瘾的现象，因为这些物质的使用可能会影响神经生化过程，进而影响外在行为、情感反应、认知及知觉等

在运用上述七个领域评估老年人的问题时，要考虑哪些是改变的基本目标，哪些是次级目标。

（2）确定问题的技巧。有些时候，老年人的问题比较单一，容易确定；有些时候，许多复杂的问题交织在一起，但是由于心理护理员的能力和精力有限，不可能同时解决多个问题，加上人力、物力所限，确定老年人的关键问题就显得至关重要，也直接关系到心理护理能否发挥作用。以下几点技巧可以帮助心理护理员确定老年人的问题。

1）从多个问题中选择对老年人来说最急于解决的问题。解决对老年人来说最急于解决的问题，是解决问题的一般性原则。心理护理员要坚持以老年人为本的原则，与老年人一起讨论并策略性地处理这个问题，既要照顾老年人解决问题和看问题的能力，又要兼顾有利于解决问题的原则。比如一位老年人来向心理护理员求助亲子关系问题，但心理护理员发现与之相关的问题还有夫妻关系不和谐的问题，想要解决亲子关系，必须解决夫妻关系。但如果老年人认为亲子关系是最急需解决的，心理护理员则不能强迫他解决夫妻关系，而是要尊重老年人意愿，在解决这一问题的过程中寻找解决夫妻关系的突破口。

2）从多个问题中找到最主要的矛盾。有些时候，老年人认为自己的苦恼很多，但也不清楚什么是主要问题，此时可能需要心理护理员与老年人共同商量如何找到一个主要问题。比如说一位老先生自己生病了，自己的老伴儿也住在医院里，两个孩子都在外地工作不能来照顾他，而他还有一份工作要做，这时，心理护理员要和老先生一起探索问题的焦点放在哪。如果老先生所患疾病非常严重，应该尽快接受治疗。

3）从多个问题中找到对老年人来说最容易解决的问题。有些情况下，老年人和心理护理员都意识到解决问题的根源所在，但由于老年人的能力或者其他条件限制，只能解决对他们来说最容易解决的问题。比如一位老阿姨经常与老伴儿发生口角，老阿姨抱怨老伴儿生活习惯不好，比较偏爱小儿子，经常因为生活中这些事情与老伴儿发生争执，非常不愉快。她一方面觉得不能控制自己的脾气，另一方面又担心因此影响夫妻感情，非常矛盾。心理护理员通过与老阿姨的访谈发现她已经意识到自己的问题，并特别希望能够做些什么来改变现状。因此，心理护理员可教给她一些避免发生争执的技巧以尽快降低夫妻争执发生的频率。

步骤3　确定工作目标

心理护理员可以通过四个步骤协助老年人制定出工作目标：

（1）心理护理员重述老年人的问题，以便再次确认问题。老年人对自己的问题会有一个认识，在与心理护理员进行讨论后可能会对自己的问题产生一些新的认识，因此心理护理员在制定目标前再次与老年人一起确定问题所在就显得非常有必要，这会让老年人感受到心理护理员对他的关心和对问题的重视。

（2）协助老年人列出与问题相关的问题，以便再次确定问题的重点。根据系统论的观点，一个问题的产生必然与其他问题相关。老年人很可能在一堆问题中找不到主要矛盾，或者老年人有自己认为首先要解决的主要矛盾，或者心理护理员对老年人的主要问题有自己的专业判断。在这些情况下，心理护理员和老年人一起确定问题的重点就显得非常重要。

（3）协助老年人排列出解决问题的优先顺序。心理护理员协助老年人找到问题的重点后，就可以据此排列出解决问题的优先顺序。由于问题之间是相互联系、相互影响和相互作用的，抓住了主要矛盾，其他的问题解决起来就相对容易一些。

（4）协助老年人明确想要的结果。明确老年人想要的工作结果，也就是明确心理护理员和老年人要达到的工作目标。老年人对自己想要的结果越确定，他就越有清晰的努力目标。清晰的目标能增强老年人改变的动力，同时心理护理员也能在此目标的基础上制订工作计划。在制定目标时，可以使用一些引导语帮助老年人确定自己的目标。如"假设我们成功了，您将会做些什么？""您希望我们的工作能给您带来什么？"

格拉德·艾根提出了有效目标的标准[①]应该包括七个方面：1）应以结果的形式加以描述；2）应以明确、翔实的字词做陈述；3）应以可测量或可证实的字词做陈述；4）应有实际成功的机会；5）若达到目标，应可改善现状；6）与老年人的价值和文化应具有一致性；7）应有完成目标的时间表。

（5）制定目标的层次性。心理护理员和老年人的首要任务是将最终的目标层级化为彼此间具有关联性的细致的步骤，也就是将每一个目标细化。心理护理员可以问"什么事情是您开始的第一步"，或者"在现在的情况下，您觉得从哪里开始比较容易？"通过提出这些问题，鼓励老年人把对未来的期待变成思考现在的基础。

步骤 4　制订工作计划

制订工作计划是心理护理的重要步骤和内容，服务方案不是随意制定的，要考虑为老年人提供最合适的服务、心理护理员所能提供的资源和帮助、心理护理员的能力以及心理护理员对资源的了解和掌握程度。在此基础上，根据所确定的工作目标把工作划分为不同的阶段，设计每个阶段需要采用的方法和需要动用的资源。心理护理员要尽可能地考虑多种解决方案，并兼顾老年人的学习能力、思维习惯、沟通能力，以便所用的方法可以被老年人接受并见效。

---

① 隋玉杰. 个案工作. 北京：中国人民大学出版社，2010.

步骤 5　执行计划

在心理护理过程中，解决问题的方法千差万别，各种工作方法的流派和依托理论都有自己的一套介入方法。心理护理员应该为老年人提供以下最低限度的基本帮助：在介入的过程中，可以通过语言与非语言的方式对老年人表达尊重、信任和接纳，对老年人的每一个进步都给予及时的鼓励；对老年人进行情绪疏导；利用多种方法，如对质、总结、自我暴露、辨别非理性观念等方法，协助老年人反省自己对实务的看法和态度，建立更合理的思维方式；通过角色扮演、奖赏与惩罚等帮助老年人减少或消除不适当的行为，建立新的行为方式；改善老年人所处的微观、中观和宏观环境；为老年人提供一些与问题相关的信息与资源。

步骤 6　评估

评估是对向老年人提供的服务有效性所做的评定，通过总结性评估度量老年人目标实现的程度，通过过程评估对心理护理员在工作过程中运用的技术、方法和策略以及心理护理员的态度、角色，老年人与心理护理员的关系等进行评估。评估不是为了评估而评估，评估首先是为了改进心理护理服务的质量，满足老年人的服务需求。

【案例 1—1】

王奶奶今年 75 岁，住在 20 世纪 90 年代建造的老房子中，由于邻居们大都在公共走廊中做饭，便把自己家的调味品放在楼道中。王奶奶最近半年总是怀疑邻居偷偷使用自己家的调味品，并在楼道中大吵大闹。家人知道根本没有这回事，并试图说服王奶奶，但王奶奶坚持自己的看法，还因为家人的不理解而感到痛苦，与家人冷战。

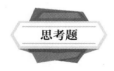

思考题

1. 王奶奶可能存在什么问题？
2. 设计帮助王奶奶的心理干预方案。

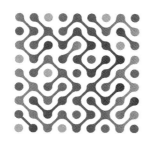

第2章

老年人的心理特点与心理问题

　　随着年龄的增长，老年人在认知、情绪和情感、个性特征等方面会发生诸多变化。他们还会由于生理病痛、社会角色转变等原因，产生各种心理困扰。关注老年人的心理特点，掌握老年人的心理发展规律，以老年人的心理健康和精神需求为出发点，使老年人了解和接纳衰老所带来的变化，才能使他们勇于面对生活中的各种困境，适应环境的变化，保持健康、积极、向上的生活状态。

第1节　老年人的心理发展特点

　　步入老年阶段，人的心理功能会产生一系列变化，如思维能力降低、记忆力减退、学习能力变弱、注意力不集中、意志力下降等。本节将重点介绍老年阶段的主要心理功能变化特点。

学习单元1　老年人的记忆特点

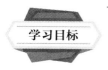

学习目标

　　了解老年阶段的主要记忆变化规律
　　了解影响老年人记忆的因素
　　掌握改善老年人记忆的方法

知识要求

　　记忆是人们对于感知过、体验过或操作过的事物印象，经过加工保存在大脑中，并在需要时提取出来的过程。它是心理功能的重要组成部分，是一个受主客体多种因素交互作用的复杂认知系统，老化进程从 20 多岁就已经开始，年龄不是记忆的唯一影响因素，老年并不意味着绝对的记忆衰退，这需要具体分析，分类考量。

一、老年人的记忆特点概述

1. 短时记忆与长时记忆

　　一般来说，老年人的短时记忆较长时记忆更好。短时记忆是指人们对于刚刚看到过或听到过的，还在脑子里留有印象的事物的记忆，保持时间为 2 分钟左右。短时记忆随着年龄的增长而减退较缓慢，老年人一般保持较好，不会与年轻人存在太大差异。长时记忆是在头脑中保持时间较长的记忆，是对事物经过复述或其他方式加工编码，进行充分的深度加工，由短时存储转入长时存储，需要时加以提取的记忆。这类记忆保持时间较长。通常，长时记忆随年老而衰退的程度明显大于短时记忆，年纪越大，长时记忆效果越差。

　　老年人还存在短时记忆信息转入长时记忆困难的现象。例如，老年人常常出现刚刚放下电话，能够记得住对方报出的电话号码，而一转身便再也想不起来；刚刚摘下眼镜，倒杯水回来，就想不起眼镜放在哪里，这就是经常在老年人身上发生的"转身现象"。之所以会这样，是因为短时记忆信息未能顺利通过充分加工转入长时记忆存储，信息被丢失了。

2. 情景记忆与语义记忆

　　情景记忆是指以时间和空间为坐标对个人亲身经历的、发生在一定时间和地点的事件（情景）的记忆。情景记忆属于远事记忆范畴，它是人类最高级、成熟最晚的记忆系统，也是受老化影响最大的记忆系统，存在随年龄增加而下降的趋势。相对于情景记忆，语义记忆的年龄差异很小，老年人与年轻人之间语义启动无明显差异，部分研究甚至发现，老年人的语义启动效应高于年轻人。导致这种情况的主要原因是教育因素，受教育程度越高，语义差异的增龄影响越不明显。而年龄对语义记忆的影响主要表现在高龄老年人身上，80 岁以上高龄老年人的语义记忆会有所衰减。

3. 机械记忆与意义记忆

一般来说，老年人的意义记忆比机械记忆减退得慢。所谓机械记忆是指记忆一些以前完全不知道或者没有经历过的事情，也不会采用赋予一定意义的记忆方式，而是通过简单的机械重复来记住这些东西；而意义记忆就是指根据记忆内容的逻辑联系和内在联系，或者采用赋予记忆内容一定的意义等方式来记忆某些东西。通常，这样的记忆内容是一些重要的事情或与自己的某些经历相关的内容。

通常老年人的意义记忆减退出现较晚，一般到六七十岁才有所减退。相反，老年人对于需要死记硬背、无关联的内容很难记住。老年人的机械记忆减退较多，出现减退较早，四十多岁已经开始减退，六七十岁减退已很明显。这些结果也说明不同性质的记忆出现老化的时间不同，记忆减退是有阶段性的。

4. 再认与回忆

老年人再认能力明显比回忆能力好。再认是当人们对于看过、听过或学过的事物再次呈现在眼前，能立即辨认出是自己曾经感知过的事物；而回忆则是刺激物不在眼前而要求再现出来。显然，回忆的难度大于再认，老年人回忆能力的下降程度大于再认能力。

5. 记忆广度与速度

随着年龄的增长，老年人的神经生理反应也变得越来越缓慢，因此老年人心理活动的速度也会有所减缓，这使得老年人很难在短时间内记住想要记住的东西，记忆的速度变得更慢。

除了记忆速度下降外，老年人的注意能力也在下降，他们很难长时间地将注意力集中在某一事物上，即注意持续性下降。老年人注意力的分配能力也会下降，老年人很难同时注意几件事情，尤其是当几件事情毫不相干的时候。注意力的持续性和分配能力的下降直接导致老年人在记忆之前的"信息收集"阶段就出现问题，记忆的广度必然会受到影响。有学者用数字记忆广度测验法测量老年人的记忆广度，发现老年人的记忆广度呈现下降趋势。

二、老年人记忆的影响因素

1. 躯体健康因素

病理性老化是一种由躯体性疾病引起的异常老化现象，如老年人易患的动脉硬化症、高血压、糖尿病等，会影响大脑神经系统功能，影响到脑细胞营养的供给，使脑细胞活力不足，进而造成记忆力的逐渐衰退。影响记忆力的各种躯体性疾病大多由于不良的生活因素所引起，所以养成良好的生活方式，预防疾病，是避免老年期发生记忆力下降的有效措施。

2. 心理健康因素

有些心理疾病会引起记忆障碍。抑郁症患者表现出对新信息学习和记忆能力的下降，对悲伤信息记忆的敏感性增强，感到无助和无望，而对重要信息却容易忽略，信息加工能力减退，运用有效策略较少，注意力下降，因而严重影响记忆。焦虑也会影响老年人的记忆能力，高焦虑组老年人的情节记忆成绩明显低于低焦虑组老年人，焦虑降低了老年人的记忆成绩。

3. 记忆的效能感

效能感是班杜拉提出的一个重要社会心理学概念，是指一个人对自己可以成功执行一种行为并得到理想结果的信念。记忆的自我效能感是一个人对自己记忆能力好坏以及信心的一个自我评价系统。老年人是不是对自己的记忆能力有信心，可以预测他们会不会有效地使用策略，进而影响到他们记忆的效果。

三、老年人记忆能力的改善方法

老年人的记忆具有一定的可塑性，表现为采用适当的干预措施（如认知训练）可以延缓记忆的减退，并在一定程度上使记忆得以改善。大量研究表明，训练对于提升老年人的记忆能力非常有效。

1. 进行记忆训练

采取适当的干预措施，改善老年人的信息加工过程，老年人的记忆能力可以保持甚至提高。许淑莲等人（2000）的研究发现，经过"制造意义联系法"训练的老年人，记忆测验成绩提升71%，达到未经过训练的年轻人的水平。经过"位置法"训练的老年人，记忆成绩比未训练前提高5倍。因此，有专家指出，大多数老年人所担心的伴随衰老而来的记忆能力减退是可以预防的，训练是保持记忆力的绝佳方法，这包括除专业的系统训练外的阅读、有意识的努力回忆、从事创造性活动、学习新知识和新技能等。

2. 充分利用优势找到记忆信心

老年人对信息的认知有三大优势。第一，善于整合。由于经验丰富，老年人在学习中比中青年更善于发现知识与知识之间的内在关系，将它们整合在一起，形成新的认识。第二，巧联系。老年人善于发现新知识与已有经验和原有知识之间的联系，找到二者之间的共通性，将已有的知识和经验注入新知识中，以此来解释新知识，理解新知识，记忆新知识，达到融会贯通。第三，富理解。正是因为老年人善于发现知识之间的联系，所以老年人在记忆时特别擅长通过对知识的理解达到记忆目的。这三个特点赋予老年人独特的记忆优势，充分发挥老年人的自身优势，以此克服老年人在记忆能力方面所面临的不足，这样做能够有效地帮助老年人提升记忆能力，从而建立自信心。

3. 建立平和的记忆心态

心理学研究发现，情绪与记忆之间呈倒"U"型关系，适度紧张的情绪有助于提高记忆效率。一般情况下，老年人在面对记忆任务时，容易出现紧张和警觉，情绪激动，甚至紧张焦虑，急于求成。这反而使老年人无法冷静地思考问题，无法周密地分析问题，无法获得所希望的学习成效。因此，要帮助老年人建立平和的记忆心态，鼓励他们采用"小步前进"的方式，由简入繁、由易到难、循序渐进、逐步推进，帮助老年人逐渐找回自信，增强记忆兴趣，提高记忆成效。

4. 增强身体素质

有研究显示体育锻炼有益于记忆力的保持。常参加体育锻炼的人与有久坐习惯的同龄健康人相比，在思考和记忆技能两方面都远远好于后者。老年人不适合高强度的体育锻炼，散步、骑自行车和游泳这些简单活动也能调节心跳和呼吸的节律，降低血压，调整胆固醇的水平并有利于控制体重，从而为防止老年人记忆衰退打下良好的生理基础。

营养不良或缺乏必要的营养是导致记忆衰退的一个重要因素。因此，必须及时而适量地补充蛋白质、微量元素、维生素等营养物质，以保证大脑进行记忆及其他心理活动的需要。营养合理、不偏食、不忌食十分重要。老年人不可

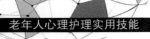

以只随自己的喜好选择食物，而是应该多食用有利于增强身心功能的水果、蔬菜等各种食物。

拓展阅读

生活中的一些方法也可以帮助老年人改善记忆力，老年人们不妨来试一试。

1. 多咀嚼增强记忆力

日本研究人员发现，咀嚼能有效防止老年人的记忆衰退。研究者对正在咀嚼的人的大脑活动的磁共振成像分析表明，咀嚼确实提高了海马组织的信号活跃度。

有人认为咀嚼能使人放松，因为人在紧张时常常通过咀嚼东西缓解情绪，海马组织能控制血液中的激素水平。如果老年人咀嚼得少，他们体内的激素水平相当高，足以造成其短期记忆力衰退。

2. 唠叨助长记性

不少中老年女性爱唠叨，某种程度上帮助女性延长了记忆力和寿命。美国心理学研究显示，老年人心理健康指标中，男女有别，在平均值之上，女性竟占了90%。女性比男性更善于适应老年生活，更乐于与人言语交流，男性进入老年期后，易沉默寡言。言语是不可或缺的心理宣泄方式，可防止记忆衰退。

3. 多玩耍改善记忆

躯体活动能改善健康情况，而精神活动则能显著降低记忆力衰退的风险。跳舞、演奏乐器、读书、玩纸牌、玩填字游戏、学外语等，都能增强神经细胞间的信号传递，巩固记忆。

4. 白头偕老，娱悦身心

瑞典科研人员对980名50~60岁的中老年人追踪观察9年，发现离婚者或丧偶者患阿尔兹海默症的概率为22%，而夫妻白头偕老者中这个概率只有14%。因此，科学家认为老年人不应跟爱情绝缘，两情相悦的幸福感会使双方体内分泌一些激素，有利于增强机体免疫功能，延缓大脑衰老，并使老年人的思维处于活跃状态。

学习单元 2　老年人的智力特点

了解老年人智力发展的特点
了解影响老年人智力的因素
掌握预防老年人智力衰退的措施

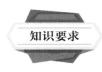

老年时期，会出现很多大器晚成的人才，但也常常有老年人智力严重衰退，甚至变成痴呆。与成年时期相比，老年人的智力有一定的发展特点。

一、老年人智力发展的特点

"智力"一词已被人们广泛地使用，但对这个概念的界定和理解却众说纷纭。自从比奈设计出世界上第一个智力测验以来，伴随着对智力概念认识的逐渐深入，测量智力的工具层出不穷，以不同研究范式和测量工具为基础的研究也层出不穷。

韦克斯勒将智力界定为"使个体行动有目的，思维合理，有效应付环境的一种聚集或全面的才能。"韦克斯勒将这一思想反映在他对智力测验的设计上，一个总测验量表中分出若干个分测验量表，每一种分测验测量一种智力功能。一般来说，韦氏测验包括言语分量表和操作分量表。迈尔斯夫妇利用韦氏智力量表对 7~92 岁的 832 名被试者进行智力测验后指出，人在 18 岁时智力达到最高点，50 岁时智力年龄下降到 15 岁的水平，一过 80 岁，智力便急速下降。老年人智力减退，除了表现为记忆障碍、思维固执、注意力难以集中外，较为严重的是老年痴呆。

近年来，一些心理学家指出，智力由很多因素构成，老年人的智力减退并不意味着构成智力的各种因素同时并以同样的速度减退。特别是卡特尔提出晶体智力和流体智力的分类标准后，相关研究显示，人的流体智力在成年早期达到最高峰以后逐渐减退，而晶体智力自成年以后不但不减退，反而有所增长，只是在七八十岁以后才略有减退。所谓晶体智力指的是与人们对语言、文字、观念、逻辑推理等与抽象思维能力有关的智力。老年人随着年龄的增加，阅历、经验和知识日益丰富，从而综合分析、推理判断更加熟练，这些都能够帮助老年人保持和提高晶体智力水平。流体智力是指同人们对图形、物体、空间关系的感知、记忆等形象思维能力有关的智力。因为老年人脑和神经系统的老化，导致信息加工的速度下降，这表现在对信息的搜索、编码、存储和提取等各个加工过程的速度减慢，从而，使与之有密切关系的流体智力有下降的趋势。

老年人的智力发展呈现出多元化的发展方向，即某种智力开始降低，某种智力保持不变，某种智力继续上升的情况。

二、老年人智力的影响因素

老年人智力的影响因素有很多，这些因素之间有着密切的关联，共同对老年人的智力产生影响。

1. 健康与疾病

随着年龄的增长，人的身体会出现各种生理疾病，老年人中最常见的疾病就是心脑血管疾病，这是影响老年人智力的一个重要因素。日本学者小野于1964 年对年龄段在 60~80 岁的老年人实施了韦氏成人智力测验，被试者分为三类：正常、老年痴呆、脑动脉硬化的老年人。结果发现，老年痴呆和脑动脉硬化的老年人在智力机能上下降显著。哈贝等人研究过有中风史老年人的智力，结果发现右脑曾患过中风的老年人在智力上有着较为显著的变化，同时也影响了日常生活和社会适应能力。所以说，老年人的疾病，特别是脑部疾病，会直接影响老年人的智力，加速他们智力的退化。

2. 文化程度与职业

文化程度越高，所受到的教育时间越长，随着年龄的增加，智力减退越少。同时，由于学历不同，文化程度高的人多从事脑力劳动，例如技术工作、管理工作等，而文化程度低的人主要从事体力劳动，脑的使用较少，因而智力衰退更快。国内学者周建初等人使用精神状态速简表对老年人的智力状况进行测量，他们将老年人按文化程度分为文盲组、小学组和中学以上组，结果发现老年人的智力水平随着年龄增加逐渐降低，但是文化程度越高，智力水平也越高。程学超和王洪美（1986）指出，从事一定工作的老年人比没有职业的老年人智力水平维护得更好，同时，一直以体力劳动（如工人、农民等）为主的老年人智力下降的程度较高，而从事专业技术职业和管理型职业的老年人能维持较高的智力水平。所以，文化程度和职位都会影响老年人的智力发展，是重要的影响因素。

3. 日常生活与锻炼

良好的日常生活习惯有利于老年人身体健康的维持，防止心脑血管疾病的发生，也对老年人智力发展有一定帮助。在美国一项针对 448 名年龄在 75 ~ 85 岁的老年人进行的长达 5 年的跟踪研究中，研究人员详细记录了被调查者每周参加智力活动的情况，其中包括读书、写字、猜字谜、玩扑克、小组讨论、音乐演奏会等。研究发现，患老年痴呆症的人平均每周只参加一次智力活动，而经常参加智力活动的老年人却很少患老年痴呆症。与每周只参加 4 次智力活动的老年人相比，每周参加 11 次智力活动的老年人能更好地保持记忆力，认知能力也更强。

一项针对 4 000 名 65 岁以上老年人的纵向研究追踪了老年人 1 ~ 3 年，结果发现，那些常常参加各种户外活动，比如散步、访问亲友、兼职工作的老年人，智力水平要显著高于平时活动较少的老年人，患老年痴呆症的比例也大大降低了。我国学者樊旭辉（2005）通过问卷调查的形式对 805 名社区老年人的智力状况进行研究，发现经常参加健身锻炼的老年人智力得分要显著高于那些平时活动量少的老年人。以上结论提醒人们要鼓励老年人多走出家门，加强锻炼，这不仅能够防止各种疾病的发生，也能避免老年人智力水平的快速衰退。

4. 抑郁

老年人退休后会产生失落感与情绪低落，消极的自我暗示会加速他们的智力衰退。程学超（1986）的研究指出，有些老年人意志消沉、缺乏职业与智力上的激励因素，这比年龄增加更会使人智力衰退。焦姆及其同事（1987）研究患有抑郁症的老年人和非抑郁症的老年人，结果发现，在排除了年龄、性别和教育等因素后，抑郁症与老年痴呆的发病存在显著关联，这说明抑郁对老年人智力发展有着重要影响。滕建荣等人（2003）研究了轻度抑郁、中重度抑郁和正常三类老年人的智力发展情况，研究发现，抑郁水平低的老年人，其日常生活能力和智力水平都比中重度抑郁水平的老年人更好，两个群体间存在显著差异。

5. 社会支持

老年人活动范围会越来越小，接触外界的人和事较少，家庭成员、亲戚和朋友成为他们获得社会支持的主要来源。滕建荣和樊旭辉等人的研究表明，社会支持因素对老年人智力有着重要影响。高社会支持水平的老年人的智力水平明显高于低社会支持水平的老年人。在社会支持中，配偶的作用最为重要，配偶健在的老年人的日常生活能力和智力状况明显好于丧偶老年人，且存在显著性差异。

三、老年人智力衰退的预防措施

美国学者沙因主持的西雅图纵向研究显示，老年人若具备如下因素就可以帮助他们减少智力衰退的风险，更大程度上保持智力的良好水平。这些因素分别是：没有心脑血管或其他慢性疾病；没有出现知觉感受性的衰退；高于平均值的教育水平和收入水平；经常从事复杂程度较高的活动而非长期只从事一种单调的活动；健康的心态；对于早年或中年生活满意；家庭成员完整以及拥有一位教育水平、智力水平较高的配偶。

从沙因的研究结果可以看出，预防智力衰退不是一时之事，甚至需要人们从年轻时期就开始积淀。但是，人们也要意识到，只要在日常生活中养成好的习惯，同样可以达到锻炼大脑、延缓智力衰退的目标。

1. 常用脑

经常为大脑提供新异的刺激和训练，如阅读；学习一门新知识或从事健康的活动，如下棋、绘画等。这些活动能使大脑对信息进行积极主动的加工，从而保持头脑的灵活性。

2. 适度的体育锻炼

在自己身体条件允许的范围内进行适度的体育锻炼可以为神经细胞提供充足的氧气和能量，从而提高神经活动的均衡性、灵活性和耐受性。

3. 摄取均衡的营养

有研究表明，摄取大量水果、蔬菜、橄榄油、豆类和鱼类以及适度饮用葡萄酒的老年人拥有更加健康的心脑血管，其增龄性的智力衰退也更不明显。此外，缺乏维生素 B_{12} 可能会加速老年人的智力衰退。美国科学家对 1 000 多名 65 岁以上的老年人进行了为期 10 年的追踪调查，结果显示，血液中维生素 B_{12} 含量较高的老年人，认知能力要好于缺乏这种维生素的同龄人。

4. 保持充足睡眠

保持充足的睡眠时间，对于缓解大脑疲劳有重要作用，与年轻时相比，大部分老年人的睡眠时间都会减少，睡眠深度也变浅，其实这些都是正常的。一天 6 个小时的睡眠时间对老年人来说最佳，超过 6 个小时，反而会使老年人的心脏跳动降到基础心率，新陈代谢、血液循环都开始降低，整个身体也会丧失强健性。

5. 积极参加社交活动

根据自己的具体情况把生活安排得充实，根据自己的兴趣爱好安排活动，坚持社交，积极广泛地与外界沟通的老年人，其心理年龄都比实际年龄小，且智力、记忆以及反应速度都会得到较高的保持甚至改善。

学习单元 3 老年人的性格特征

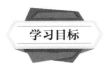

了解老年人的性格特征
了解影响老年人性格的因素
掌握应对老年人性格变化的方法

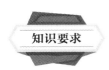

性格的形成和发展贯穿人的一生，不仅受到个体生物学因素的影响，也受到后天环境的影响，且后者的影响作用更大。个体进入老年期后，在性格上会面临怎样的发展变化呢？

一、老年人性格的一般特征

性格是指表现在人对现实的态度和相应的行为方式中的比较稳定的、具有核心意义的个性心理特征。已有研究表明个体在进入老年后，性格特征会发生一系列变化。

1. 日本学者关于老年人性格的描述

日本心理学家长岛认为老年人的性格具有以下几个特征：

（1）自我中心性。以任性、顽固的形式表现出来，且顽固程度日趋严重。

（2）猜疑性。以胡乱猜测、嫉妒、乖僻的形式表现出来，这主要是由于感知能力的衰退造成对外界认知的困难。

（3）保守性。表现为讨厌新奇的东西，偏爱旧日的习惯和想法，原因在于记忆力的减退和学习能力的减弱。

（4）疑病。过分关注自己的身体，原因在于对外界事物漠不关心。

（5）牢骚。因为把握不住现状，总喜欢回忆以往的生活。

2. 我国学者关于老年人性格的描述

我国学者提出老年人由于身心老化所导致的性格改变主要体现在以下几个方面：

（1）适应性减退。老年人随着年龄增大，对先前形成的观念、习惯、作风有保守倾向。他们一方面保持优良的传统、习惯、作风，另一方面也容易被陈腐的条条框框束缚。

（2）爱回忆往事。老年人对于故乡、老朋友或其他某种友好的感情比年轻人要深厚，他们的忍耐性也比较强。老年人喜欢怀旧，回忆美好的往事，把它们当作珍贵的精神财富仔细保存。

（3）活动性减退。老年人思维比较迟钝，反应不太灵活，但是经验丰富，因而往往判断比年轻人准确。由于生理功能的衰退，老年人动作变得不那么灵活，思维也比较缓慢，但老年人也有自己的长处，他们经验丰富，判断常常比较正确。

（4）焦虑多疑。老年人多忧，常常表现得顾虑重重，他们求稳怕乱，不愿出纰漏，他们担心别人，担心的事情也较多。老年人多疑，是因为他们的身体逐渐衰弱，心里总是有一种恐惧感，担心世界在离他们远去。

（5）强烈的孤独感。老年人往往希望孩子们能陪伴在身边，与老朋友、老邻居、老熟人的话很多，但是又害怕嘈杂、吵闹，喜欢安静、乐于休息。这是因为他们的社会交往减少，社会角色转变，只能依靠非正式支持来提供精神慰藉，但是孩子们大多工作繁忙，无暇顾及，亲戚朋友也各有事情，所以无处倾诉、无人理睬，感到孤独与寂寞。

二、老年人的性格类型

1. 成熟型

这种性格的老年人对自己过去的生活、工作经历感到满意，对现实社会、对他人、对家庭的态度都是积极的，有良好的思想品质，对未来充满信心，关心他人，有继续为社会服务的热情，对自己甚至将面临死亡都泰然自若。

2. 悠闲型

这类老年人承认或接受现实的自我，安于现状，能够较好地顺应角色的变化，选择适合自己的休闲生活。他们满足于现状，对现状或将来没有计划，无所追求，只想悠闲自得地生活。这种老年人缺乏自力更生和进取精神，物质上希望得到别人的帮助，精神上希望得到别人的安慰，胸无大志，不求有功，但求无过。对人对事不感兴趣，不关心他人，舒舒坦坦地过日子。

3. 防御型

这类性格的老年人不敢正视衰老这一不可抗拒的自然规律，他们不服老，经常以强烈的防御心理抗衡对衰老的恐惧和老年期自尊的丧失。这类老年人为了表明自己的能力，往往以双倍的努力来达到与年轻人同样效果的目的。他们自我封闭，但独立性强，有自制力。他们常处于紧张、戒备状态，渴望得到重视和赞扬。这类老年人表现为谨慎、稳重、追求完美。

4. 愤怒型

这类老年人对社会变革中的一切新鲜事物都看不惯，特别是对一些与自己的认识和道德相违背的现象，更是满腹牢骚；对自己的一生也不满意，总是觉得自己"怀才不遇"，觉得自己的一切不顺都是别人引起的。他们容易发脾气，人际关系不协调。因此，他们常把自己封闭起来。这类老年人自制力较差，一遇到不如意的事，就不分青红皂白、不分场合地发泄不满。他们常抱有对立情绪，对他人不够大度，以自我为中心，兴趣不够广泛，对他人及与自己

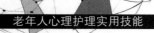

无关的事毫无兴趣。由于情绪波动大，容易诱发心血管疾病。

5. 自责型

这种性格的老年人与愤怒型不同，他们把自己的一切不幸都归结于个人，把攻击性深藏在心底，常常自责自己没有作为，没有给家人带来幸福，一切都是由于自己无能所致。因此，他们总有负罪感。这类老年人孤僻、自卑、畏缩，一般表现为顾虑重重、胆小怕事、敏感慎重、无端生愁。他们在情绪上郁郁寡欢，遇事想不开，经常处于沮丧、失望甚至绝望之中。这类老年人为数不多，但他们一旦受到刺激容易导致不幸，因此，更应受到社会和家人的关心和爱护。

三、老年人性格变化的原因

1. 生理功能的衰退

生理功能衰退是老年人性格变化的重要因素。老年人听力、视力、表达能力以及生活能力均不如中青年时期，他们的记忆力也明显下降，接受和理解新生事物和适应环境的能力减弱，遇事力不从心，感情变得平淡，性格也变得固执起来，甚至不讲道理，成了人们常说的"老小孩"。

2. 疾病的增加

随着各个器官组织的逐步衰退，老年人各项功能普遍下降，储备能力差，免疫功能下降，对疾病的抵抗力降低，因而更容易患病。病痛可能导致其产生不良情绪，从而引起性格不同程度的变化。

3. 社会角色的变化

老年人社会角色的变化主要指由社会政治、经济地位的变化所带来的角色变化。步入老年最典型和急剧的社会角色变动就是退休了。退休使老年人离开工作岗位，生活环境发生了很大变化，周围的人际关系发生了巨大改变，老年人会感到失落，价值感降低，缺乏充实感，进而出现抵触情绪和发泄性的行为反应，严重的甚至会引发离退休综合征。

4. 婚姻状况

婚姻生活对于老年人来说非常重要，对老年人身心健康有着不可估量的作用。常言说"老伴儿、老伴儿，越老越要有伴儿"，机体老化所带来的生理和心理的不平衡，衰老和疾病等现象，可以通过和谐的老年婚姻关系调整失衡，减少或减轻各种困扰。丧偶与再婚这种创伤性的生活事件会对老年人的各个方面，特别是性格产生巨大的影响。

四、老年人性格变化的应对

1. 调整自我价值确认方式

在青年期和中年期，人们的自我价值确认往往来自于个人对社会的贡献，以及别人对自己成绩的肯定。而老年人退休后则脱离了从前的人际圈和工作环境，所做的事情与原来的人际圈不再有任何关系，个人价值不再能够通过劳动或贡献来衡量，家庭和社会只是把老年人视为需要特别照顾的一类人。因此，老年人很容易感觉到自己被社会抛弃，丧失了被人需要的能力和自信。因此对于老年人而言，价值确认应该转变为自我肯定和自我完善。

2. 转变生活方式

老年人的生活重心发生了巨大转变，社会联系骤减，家庭琐事缠身，这会让老年人感到很不习惯、很不适应。因此，应该培养老年人的兴趣和爱好，鼓励老年人参与到社会活动中去。练字、打拳、钓鱼、养花等都是值得提倡的兴趣爱好。应鼓励老年人参加社区公益活动和社区兴趣小组，重新建立人际关系，在新的人际关系中，互相帮助，互相支持。

3. 保持乐观心态

老年期往往会出现各种各样的应激性生活事件，而随着年龄增长，老年人适应外界的能力会逐渐减弱，老年人的心理也会发生一些微妙变化，出现孤独感、恐惧感、不安和抑郁等，严重的甚至会出现绝望的念头。因此，老年人要采取正视和接受的态度，保持美好的心情。

学习单元 4　老年人的情绪情感特点

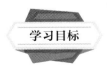
学习目标

了解老年人的情绪情感特点
了解老年人的不良情绪类别
掌握老年人应对不良情绪的方法

情绪和情感像空气一样时刻围绕着我们，是人类精神活动的重要组成部分，在人类心理生活和社会实践中有着重要作用。情绪与情感是人们认知和行为的中介，是心理健康的窗口。一般来说情绪是指人对客观事物是否满足其需要而产生的态度体验，主要与物质或生理需要相联系，且发生也更早一些；而情感则是主要与人的社会性需要相联系的态度体验，更为复杂持久。老年人由于生理变化、社会角色转变及心理机能的变化，往往会在情绪、情感方面出现一些问题，呈现出不同于其他年龄段的特点。

一、老年人的情绪情感特点概述

1. 消极情绪情感逐渐增多

人到老年期，比较容易产生消极的情绪情感体验，这主要与这个时期的各种变动有关。生理机能的下降使老年人更容易受到疾病的困扰，且疾病通常会持续较长时间，致使老年人长时间处于消极情绪之中；由于社会角色的变化，老年人容易产生不适感；子女忙于工作和家庭，无暇陪伴老年人，会使老年人感到孤独、寂寞和空虚；老年人还可能处于丧偶的痛苦之中。

相同事件在不同的时间对同一个人引起的情绪反应也有所不同。由于老年人的适应能力、期望水平在不断地变化，因此，激发情绪体验的事件类型在老年阶段也与其他年龄段有所差异。在影响老年期情绪体验的各种因素中，各种"丧失"，比如社会地位的降低、经济收入的减少、健康情况的下降、配偶过世等，都是很重要的激发事件，会加重老年人因岁月流逝而带来的丧失感，从而诱发消极情绪。

2. 情感表达方式更为内敛

老年人对于自己的情绪表现和情感流露更倾向于控制。老年人在日常生活中常常会掩饰自己的真实情感，不再喜形于色，更不会怒形于色。另外，老年人容易受到社会规范的影响而产生这样的想法：到了一定的年纪就应该有一定的行为表现，如孔子所言，四十不惑，五十知天命。因此，老年人情绪具有内倾型。能够对自己有比较全面的认识，对于自己的人生有所掌控固然是一种人生的境界，但如果过于拘泥于社会规范所塑造的严肃、内敛的老年人形象，经常把话憋在心里不表达、压抑自己的情感体验的话，从心理健康的角度来看不利于老年人情绪的调节。

3. 情感体验深刻而持久

由于老年人具有丰富的人生阅历，对问题的看法更深入，情感表达具有深刻性特征。老年人的情绪体验持续的时间一般比较长，需要较长时间才能恢复平静，无论是心境还是激情都是如此。老年人已经形成了比较稳固的价值观以及较强的自我控制能力，他们的情绪情感反应一般不会轻易因外界因素的影响而发生起伏波动。他们的情绪状态一般比较稳定，变异性较小。需要注意的是，老年人在遭受不良情绪困扰时很难在短时间内走出来，这也是为什么要尤其关注老年人情绪情感变化的原因。

二、老年人常见的不良情绪

1. 抑郁

抑郁情绪在老年人中常常见到。从病情上看，抑郁大都在 60 岁以后发病，有的虽然在青年期发病，但进入老年期后常常加重或发作次数增多。老年期抑郁的临床表现主要为情绪压抑、沮丧、痛苦、悲观、自罪自责，甚至出现自杀倾向和自杀行为。老年期抑郁症与青年期抑郁症有所不同，外因性比较强，主要原因有两个：一个原因是老年人处于丧失期，如家庭成员的死亡、收入的减少、意外的事故等。在思想上缺乏准备的老年人往往无法适应这些丧失、生活条件及人际关系的变化而出现抑郁症。另一个原因是由于老年人身体素质下降，容易患躯体性疾病，其中慢性病对于老年人情绪的影响最大，最容易让老年人在遭受长期病痛折磨后产生抑郁情绪。

2. 焦虑

焦虑是个体在面临对自身会形成某种威胁的客观事物时，因自感无能为力而产生的一种紧张和不愉快的情绪体验。形成威胁的客观事物可能是现实存在的，也可能是预期会出现的。老年人对自己躯体和健康过分关注、恐惧疾病和死亡、内心的冲突、社会及家庭的矛盾得不到解决等，都是产生焦虑的原因。焦虑可表现为心烦意乱，情绪易激怒，怀疑自己的能力，产生紧张、恐惧、失望、惊慌及头晕、头痛、失眠等精神、躯体和植物神经功能紊乱的症状。

3. 孤独

老年人容易在心理上产生失落感，这主要是因为老年阶段是各个方面都发生较大变化的时期：退休使得老年人失去了长期拥有的地位和身份，改变了既有的生活模式；老年人回归家庭，但此时儿女大多长大成人，独立成家，而自己则体力衰退、行动不便，与亲朋好友来往的频率也在降低；如果不幸丧偶，失去了陪伴自己的爱人，更会感到寂寞甚至孤独。

4. 多疑

随着年龄的增加，有些老年人往往以自我为中心，心胸狭隘，疑心病较重。多疑是老年人常见的不良情绪，他们对自己采取过度保护的态度和方法，对什么事都优先维护自己的利益，对别人不够信任，猜疑别人可能会做出对自己不利的事情，少数老年人在社交场合甚至怀疑别人设置圈套陷害他，认为别人有意与他过不去，怀疑别人在背后议论他。在家庭生活中，表现为怀疑伴侣对自己不忠，怀疑子女算计他的财产。更为常见的是对自己健康状况的过分关心，他们常常把躯体的老化症状怀疑为得了很严重的病症，有的甚至发展成疑病性神经症。

三、不良情绪的应对方法

不良情绪对老年人的身心有极大危害，因此，采取各种措施积极应对不良情绪，及时加以疏导，对保证老年生活的质量尤为必要。

1. 宣泄法

所谓宣泄就是将心中的不满、委屈等各种不良情绪用各种方式表达出来的一种心理调节方法。对不良情绪进行宣泄的方法有很多种，常见的有以下几种：

（1）倾诉。倾诉是指将内心的不愉快理智地向亲朋好友尽情地诉说出来，以便得到亲朋好友的理解、同情、开导和安慰的一种宣泄方式。一个人如果有话有事总憋在心里，老是生闷气，时间长了聚集到一定程度就会"憋"出病来。相反地把憋在心里的话或事淋漓尽致地诉说出来以后，就会觉得精神上轻松许多，有一种如释重负之感。从别人那里得到的可能不仅仅只是安慰开导，还有解决问题的一些有益的启发。

（2）痛哭。痛哭是一种释放聚集情绪、调整机体平衡的重要宣泄方式。当悲痛欲绝的时候，老年人不妨也像孩子一样痛痛快快地大哭一场。有研究发现，女性比男性长寿的一个很重要原因就是女性会哭。哭不仅能把心中的郁闷通过声音、眼泪和表情释放出来，还能把由委屈和不幸在身体中产生的有害物质通过眼泪排泄出去，从而达到调节情绪、维持心理平衡的作用。所以，老年人为了自己的健康长寿，该哭的时候，完全可以让自己淋漓尽致地大哭一场。

（3）写日记。写日记是很好的宣泄方式。借助写日记，可将心中的不愉快发泄出来。在诉诸笔头的过程中，既达到了宣泄的目的，又可以保守自己的秘密，还可以提高自己的写作能力，是一个一举多得的好方法。

此外，宣泄还有其他的形式，如唱歌、吟诵、弹奏、绘画、书法等。将废旧物品打砸一番，出出气、解解恨，也能起到一定作用，但是切记宣泄必须在法律和道德允许的范围内进行。违法宣泄虽然能够起到宣泄作用，但对社会有一定的危害性，是严令禁止的。

2. 转移法

转移法是应对不良情绪的好方法。它主要是指当老年人遇到不愉快的事时，有意识地运用各种方法把注意力转移到自己平时感兴趣和喜欢做的事情上的一种心理调节方法。其目的是分散和转移注意力，摆脱不良情绪的影响。当遇到不愉快的事时，老年人应当尽可能地摆脱引起不愉快的人、事及发生地，并且不要沉湎于某一件事而不能自拔，应当以自己平时感兴趣和喜欢做的事情，如散步、种花、养鱼、书法、绘画、下棋、聊天、听音乐、逛商店等方式作为替代性活动。这样能够有效地将老年人心中淤积的负能量释放出来。由此可见，一个人除了要有事业上的追求以外，还需要有某种文娱或体育爱好，更需要有自己的情趣，这样不但可以调剂生活，增添生活的乐趣，而且对身心健康也很有益处。

3. 升华法

升华法就是指当一个人遭遇到挫折和不幸的时候，能够理智地面对现实，正确地对待挫折和不幸，找出挫折和不幸的原因，以坚定的信念、顽强的意志和百折不挠的精神勇敢地在人生的旅途中继续搏击，化不幸和挫折为前进的动力的一种情绪转移的方式。面对生活失意，不要只沉浸在损失之中，而应将它当作难得的机会，用理性冷静的方法分析情形，不被困难打垮，不被挫折吓退，不断磨炼自己，使自己的人格更为成熟。

另外，针对老年人普遍感受到的"丧失感"，最好的应对方法就是"活在当下"。因为活在很好的今天，能使每个昨天都是一个快乐的梦，每个明天都是希望的幻景。当每一天的精神世界都是充实的、美好的，那么情绪也会越来越好。

4. 积极暗示法

所谓自我暗示，就是借助于相关的词语或想象某种情境或事实的存在，对自己施加影响，引起心理、生理上某些相应的变化，从而改善精神状况的心理训练方法。自我暗示可以消解人们的不良情绪，积极地引导人们向好的方向发展。很多老年人很在乎自己的身体状况，往往很留心自己衰老的蛛丝马迹，担心自己的健康状况，甚至怀疑自己得了严重的疾病。这类老年人可以在每天起床后认真打扮，以良好的状态迎接新的一天，并且在心中默念"我很健康，我要享受美好的新一天"。这样积极的自我暗示可以对抗由于坏情绪带来的不利影响。

5. 选择性遗忘法

选择性遗忘就是有意识地控制自己的思维活动，学会用理智驾驭自己的情感，努力要求自己少想或不想不太愉快的人和事，直至把过去遗忘为止。通过选择性遗忘，人们会发现那些曾经折磨自己的事会忽然变得无足轻重，因为它们已经随着岁月的磨蚀而褪色，已经不再能激起自己持久而深刻的情绪体验。老年人在悲伤、难过、气愤、懊恼的时候，要提醒自己明智一点、现实一点，不愿意发生的事情既然已经发生，而且也知道无法挽回就应当果断地丢弃它、忘却它。

心理晴雨表：今天你是否有一个好心情？

下面是一个小测验，可以帮助我们了解老年人的情绪状态。请老年人选择最切合自己最近一周感受的答案。

1. 您对生活基本上满意吗？（否）

2. 您是否已经放弃了许多活动与兴趣？（是）

3. 您是否觉得生活空虚？（是）

4. 您是否常感到厌倦？（是）

5. 您觉得生活有希望吗？（否）

6. 您是否因脑子里有一些想法摆脱不掉而烦恼？（是）

7. 您是否大部分时间精力充沛？（否）

8. 您是否会害怕有不幸的事落到自己头上？（是）

9. 您是否大部分时间感到幸福？（否）

10. 您是否常感到孤立无援？（是）

11. 您是否经常坐立不安、心烦意乱？（是）

12. 您是否希望待在房间里而不愿去做些新鲜事？（是）

13. 您是否常常担心将来？（是）

14. 您是否觉得记忆力比以前差？（是）

15. 您觉得现在活着很惬意吗？（否）

16. 您是否常感到心情沉重、郁闷？（是）

17. 您是否觉得像现在这样活着毫无意义？（是）

18. 您是否总为过去的事感到忧虑？（是）

19. 您觉得生活很令人兴奋吗？（否）

20. 您开始一件新的工作很困难吗？（是）

21. 您觉得生活充满活力吗？（否）

22. 您是否觉得您的处境已毫无希望？（是）

23. 您是否觉得大多数人比您强得多？（是）

24. 您是否常为一些小事伤心？（是）

25. 您是否常觉得想哭？（是）

26. 您集中精力有困难吗？（是）

27. 您早晨起来很快活吗？（否）

28. 您希望避开养老院的老年人聚会吗？（是）

29. 您做决定很容易吗？（否）

30. 您的头脑像往常一样清晰吗？（否）

参考评分：每条目后括号内的回答表示抑郁，与其一致的回答得 1 分。0～10 分，正常；11～20 分，轻度抑郁；21～30 分，中、重度抑郁，可能需要进一步寻求专业心理机构的咨询和帮助。

第 2 节　老年人的主要心理问题

老年人的心理问题是当今世界的社会问题之一，根据世界卫生组织的估计，抑郁症老年人约占老年人口的 7%～10%，患有躯体性疾病的老年人抑郁症的发生率高达 50%。随着对居民心理健康的重视，自杀率正在逐渐回落，唯独老年人群的自杀率不降反升。为了提高老年人的生活质量，实现健康老龄化，积极主动地对具有不同程度心理问题的老年人提供必要的心理援助就显得十分必要。

学习单元 1　老年人的心理障碍

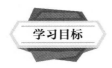

了解老年人心理障碍的概念
了解老年人心理障碍的分类
了解影响老年人心理障碍的因素
了解老年人心理障碍的主要症状

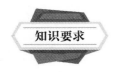

一、老年人心理障碍的定义

从一定的角度看，心理障碍是与心理健康相对立的，即心理障碍是正向心理与行为状态的相反一极，是不良信念、价值、行为和社会关系等的总括，主要是指一个人由于生理、心理或社会原因而导致的各种异常心理过程、异常人格特征及异常行为方式。它既包括较为轻微的心理问题，也包括比较严重的心理紊乱。

老年心理障碍是老年人由于机体衰老所带来的特殊的心理特点及其他影响因素所导致的情绪不稳定、易激动、行为混乱等，主要表现为抑郁、焦虑、睡眠障碍，甚至是悲观、绝望，严重者甚至出现自杀倾向。

二、老年人心理障碍的分类

老年人心理障碍根据不同的标准可以有不同的分类方法，通常按照心理障碍的严重程度进行划分。

1. 重度心理障碍

重度心理障碍是指老年人具有明显的精神病症状，如产生幻觉、妄想、行为异常，不能适应生活，并对自身疾病缺乏正确的认识和判断能力。这类老年人常常缺乏痛苦的体验，因此大多无主动求医的欲望。重度心理障碍主要包括精神分裂症、情感性精神障碍、偏执型精神病、躯体性疾病伴随的心理障碍、脑器质性疾病所致的心理障碍等。

2. 轻度心理障碍

轻度心理障碍是指老年人无严重而持久的心理异常，尚能适应社会生活，对自身疾病有一定的认识能力，大多有求治的欲望，如神经官能症、强迫症、疑病症、抑郁症等。

三、引发老年人心理障碍的因素

引发心理障碍的因素极其复杂，是多种因素共同作用的结果，主要有生物因素、心理因素和社会因素。

1. 生物因素

生物因素包括遗传素质、躯体性疾病因素和生物化学改变等。

（1）遗传素质。从对心理障碍患者的家族遗传学研究中发现，近亲属中有心理障碍病人的人群，心理障碍的患病率高于一般人群，而且与病人的血缘关系越近，相同心理障碍的发病率也就越高。

（2）躯体性疾病因素。由于某种躯体性疾病或外伤，损害了机体组织，导致机体组织发生变性和功能失调，机体的内环境发生改变，从而引发心理障碍。其中脑损伤、感染、中毒、内分泌和代谢失调以及营养障碍等都是引发心理障碍的常见原因。慢性消耗性疾病、过度劳累也会导致心理障碍。临床观察还发现，躯体性疾病都会伴随一定程度的心理障碍。

（3）某些生化改变。中枢神经递质中的肾上腺素、去甲肾上腺素、多巴胺、5-羟色胺和乙酰胆碱等代谢异常可诱发心理障碍。

2. 心理因素

心理因素是引起心理障碍的直接因素。心理因素的内容较多，一般可分为急剧的心理创伤，如自然灾害、严重的意外事件、亲人的忽然死亡等，以及持久的心理刺激或内心矛盾，如人际关系紧张、家庭不和、一些难以解决的纠纷等。这些心理因素是否引起心理障碍，还取决于心理刺激的性质、强度和持续的时间，以及个人的心理特征及其对刺激的体验。一般认为，心理刺激的性质严重、强度大、持续时间长，再加上个人对心理刺激的承受能力差，就可能引发心理障碍；反之，如果对心理刺激能够正确认知，对待某些事件能够泰然处之，情绪体验不那么强烈，心理承受能力又强，即使心理刺激很严重，也不会引发心理障碍。

3. 社会因素

社会因素主要包括社会、政治、经济、文化、宗教、道德、民族、职业等各个方面。人们在社会生活中不断受到各种社会因素的影响和作用。个体及其所处的社会环境都处在变化之中，社会对每个人都有一定的限制和约束，如社会道德规范、风俗习惯传统、规章制度和法律，人们必须适应并予以遵守。另外，个体对社会也怀有各种需求，从基本的生理和物质需求直至高级的心理需求，如求知、审美、荣誉、评价、爱情等。这两者的矛盾和冲突不仅可影响和制约个人内在心理品质的形成和发展，而且还能制约和影响个人的生活行为方式。如果这些方面发生了变化，而且较为剧烈和迅速，就会使人难以承受和适应，个人可能出现与社会关系的失调，导致心理障碍，甚至由此引发心身疾病。对于老年人来说，离退休问题、空巢问题、代际冲突、丧偶等一系列问题都是导致老年心理障碍的主要因素。

四、老年人常见的心理障碍

1. 焦虑障碍

所谓焦虑障碍主要是指在大部分时间内过度或持续地焦虑和担忧，持续时间超过六个月。除了这个主要症状外，还包括个体很难控制自己的忧虑情绪，焦虑、担忧或身体症状给个体造成明显的痛苦。如果出现坐立不安或紧张急切、容易疲劳、难以集中注意力、易激动、肌肉紧张和入睡困难这六个症状中有三个以上符合，即为焦虑障碍。焦虑情绪通常由日常生活中的小事引起，虽然当事人明明知道不应该，但一旦出现便很难控制。

2. 抑郁障碍

抑郁是以抑郁情绪为突出症状的心理障碍，抑郁者的特征是存在明显的情绪、动机、生理及认知问题。他们的自我评价过低，在日常生活中找不到乐趣；他们缺乏自发行为的动机，大部分时间窝在床上，不愿与人交往，在行动和言语上都比较迟钝；他们对自己的看法很消极，对现在和将来也很悲观，对改变自己的状态感到无能为力和无助；部分人甚至会出现自杀的念头和行为。抑郁的人通常思维混乱或思维迟钝，而且在获得信息和解决问题方面存在困难。

3. 疑病障碍

疑病症又称疑病性神经症，目前归类于躯体形式障碍，主要指患者过分关注自己的躯体感受，对身体变化紧张敏感，担心或相信患有一种或多种严重躯体性疾病。病人常有不适的躯体主诉，反复就医，尽管经反复医学检查显示阴性以及医生给予没有相应疾病的医学解释也不能打消病人的顾虑，常伴有焦虑或抑郁。疼痛也是本病最常见的症状，表现为头部、腰部和胸部，有时甚至感觉全身疼痛。一般此症还伴有躯体症状，可涉及多种不同器官，表现多样，如心悸、吞咽困难、恶心、反酸、腹胀等。

4. 强迫障碍

强迫症是一种令身体机能受损的慢性疾病。强迫症患者通常会有闯入意识的观念，认为如果不采取某些特定的仪式性行为，自己就会受到某种伤害。比较常见的强迫观念包括害怕被传染，害怕自己的观念对别人造成伤害，害怕永无休止的诅咒等。强迫症患者常常通过一些特殊的行为或者思维来克服这些恐惧，比如仪式化地反复洗澡直至皮肤出现问题，20 次乃至更多次地反复检查一件事情确实已经完成，最终患者可能陷入仪式化行为或观念中而不能自拔。

5. 阿尔兹海默症

阿尔兹海默症是一种最为常见的痴呆症，属于脑器质性病变引发的心理障碍。65 岁以上老年人患此症的比率为 5%～10%，80 岁以上的老年人患此症的比率至少达到 20%。此症的主要特征包括健忘症、失语症、失用症、失认症和执行功能失调。只有当上述缺陷严重损害了个体的社交和职业技能，并导致这些技能水平较之前水平显著降低时，才能诊断个体患有阿尔兹海默症。此症不但严重危害患者，也给看护者带来了巨大的压力。

学习单元 2　老年人的心身疾病

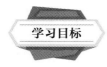

了解老年人心身疾病的定义
掌握老年人心身疾病的种类与特点
掌握老年人心身疾病的主要致病因素

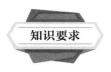

一、老年人心身疾病的定义

所谓心身疾病，也称心理生理障碍，是一组与精神紧张有关的躯体性疾病，它们具有器质性疾病的表现或确定的病理生理基础，但心理、社会因素在疾病的发生、发展、治疗和预后中有相当重要的作用。心身疾病可以按照狭义和广义来进行界定。狭义的心身疾病是指因为社会心理因素而引起的躯体性疾病。广义的心身疾病除了狭义界定的内容之外，还含有两层含义：第一，虽然是由生物因素引起的器质性病变，但心理应激作为第二位的因素在疾病的发生和发展中起着重要作用；第二，由心理因素引起的精神疾病，但却表现为躯体症状。虽然一些学者认为，狭义的界定便于临床操作，但实际上广义的概念更符合医学模式由生物医学模式向"生理—心理—社会医学"模式的转变，它包含了社会因素所致的疾病以及在疾病的发展过程中心理社会因素起着重要作用的躯体性疾病。

心身疾病是心理因素在躯体性疾病中起重要作用或"主要作用"的疾病，但绝不是"唯一因素"。另外，心身疾病必须有特定的躯体性疾病作为病理基础，而多数躯体性疾病常有其他多种生物学病理原因。心身疾病与社会心理因素密切相关，必须采用心理治疗才能获得一定效果。

二、老年人心身疾病的特点

正常机体的生理反应与心理活动是协同发展的，在任何时候有心理活动就会有生理反应。如果不良的生理反应持续过久，就会导致器官的功能紊乱，甚至发生器质性病理变化。老年期由于生理的老化以及心理上的一些变化，老年人容易患有心身疾病。老年人的心身疾病有以下几个特点：

1. 心理社会应激因素在疾病的发生、发展及预后起主要或重要的作用。

2. 生物或躯体因素是某些心身疾病发生和发展的基础，心理社会应激往往起到"扳机"作用。

3. 个体的个性特征是心身疾病的易患素质。

4. 心身疾病以躯体的功能性或器质性病变为主，一般有比较明确的病理生理过程。

5. 心身疾病通常发生在植物神经系统支配的系统或器官。

6. 在心身疾病的治疗中应用心身综合治疗能收到较为显著的效果。

三、老年人心身疾病的主要类型

心身疾病包括的范围很广，包括由情绪因素引起的、以躯体症状为主要表现、受植物神经所支配的系统或器官的疾病。其特点是均可在心理应激后发病，在情绪影响下恶化，心理治疗有助于病情的康复。

1. 内科心身疾病

（1）心血管系统。包括原发性高血压、原发性低血糖、冠心病、阵发性心动过速、心动过缓、神经性循环衰弱症等。

（2）消化系统。包括胃十二指肠溃疡、神经性呕吐、神经性厌食、贲门

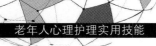

痉挛、幽门痉挛、过敏性结肠炎、溃疡性结肠炎、习惯性便秘、直肠刺激综合征等。

（3）呼吸系统。包括支气管哮喘、心源性呼吸困难、过度换气综合征、神经性咳嗽等。

（4）神经系统。包括偏头痛、肌紧张性头痛、自主神经失调症、心因性运动异常、心因性知觉异常、慢性疲劳等。

（5）内分泌系统。包括甲状腺功能亢进、副甲状腺功能亢进、副甲状腺机能低下、阿狄森氏病、糖尿病、低血糖等。

2. 外科心身疾病

包括全身性肌肉痛、脊椎过敏、过敏性膀胱炎、类风湿性关节炎等。

3. 眼科心身疾病

包括原发性青光眼、低眼压综合征、中心性视网膜炎、眼肌疲劳、眼肌痉挛等。

4. 耳鼻喉科心身疾病

包括美尼尔氏综合征、咽喉部异物感、耳鸣、晕车、口吃等。

5. 皮肤科心身疾病

包括神经性皮炎、皮肤瘙痒症、慢性荨麻疹、湿疹、圆形脱发、多汗症、牛皮癣、白癜风等。

6. 其他与心理社会因素有关的疾病

包括癌症、肥胖症等。

需要指出的是，并不是患上述疾病的人都是心身疾病的患者，只有患上述疾病的病人在患病过程中，心理社会因素起了重要作用之时，才可以说他患的是心身疾病。也就是说上述疾病和心身疾病之间，并不存在一一对应关系，只不过和其他疾病相比，这些疾病更容易遭受心理社会因素的影响。临床工作者在临床工作过程中，每当遇到罹患这类疾病的患者时，更应该牢固树立心身相关的思想。

四、老年人心身疾病的致病因素

心身疾病是由心理因素导致心理应激或情绪反应，继而出现躯体器质性病变或生理变化的病理过程，由于环境、心理和生理三个方面相互作用，心身疾病的病因呈现多元性特征。

1. 人格特征

有研究证实有些心身疾病具有特殊的人格特征。长期处于孤独、矛盾、抑郁和失望情绪下的人易患癌症，他们具有的共同人格特点是内向、抑郁、隐藏着愤怒和失望。个性特征之所以提高患病易感性，是因为个性形成过程中环境与遗传因素相互作用构成"弱化"或"敏感"性成分。这种特殊个性对某些外界刺激过分敏感，易于积累，并通过植物神经功能强化躯体反应或导向躯体反应，从而产生了一定的躯体症状。

2. 情绪因素

情绪是一种适应性反应，表现为愤怒、憎恨、恐惧、悲伤、失望、惊慌等负性反应，这些情绪通过大脑中的神经通路调节植物神经、内分泌系统和免疫系统而影响心身疾病的发展、转化和康复。心脏病患者情绪紧张时可能会出现心律失常，如阵发性房性心动过速，房性或室性早搏；愤怒、激动、焦虑、恐惧都能使胃液分泌和酸度提升，引起消化性溃疡；而抑郁、悲伤则可使胃液分泌减少和胃肠蠕动减慢，引起腹胀；长期焦虑还可使充血的胃黏膜糜烂。

3. 社会文化因素

社会文化因素是指人们的生活和工作环境、人际关系、家庭状况、社会角色和经济状况等。现代社会，工业化和科学技术迅猛发展，生活和工作节奏加快，竞争日趋激烈，加上噪声、污染、人口密集、交通拥挤等，都会造成人们不同程度的紧张，这些都是影响健康的社会因素。

流行病学调查发现，不同的社会文化背景与某些心身疾病有关。我国北京、上海、广州等地的调查结果表明，冠心病的发病率中，脑力劳动者比体力劳动者高，而从事紧张和繁重脑力劳动者的发病率又比一般脑力劳动者高。城市居民由于学习及就业压力大，生活节奏快，人际关系复杂，高血压患病率明显高于农村居民。这些事实证明，社会心理压力与高血压的发生密切联系。

4. 个人易感性

在相同的心理社会刺激条件下，如地震、洪水、战火、灾荒等应激性事件，只有一部分人得了心身疾病，或者在同样的刺激条件下，人群中会出现不同的心身疾病。他们患病与否的主要原因在于对心身疾病有着不同的易感性。如在溃疡发病过程中，胃蛋白酶原的增高发挥了重要作用。而实际上，患者在患病之前，胃蛋白酶原的水平已经比一般人高，因此可以认为高胃蛋白酶原的水平是消化性溃疡病的生理基础。但是有溃疡病生理基础的人不一定会有溃疡病，这还要有赖于社会心理刺激所起的"扳机"作用，只有在生理基础和社会心理刺激同时存在的情况下，才导致溃疡病的发生。

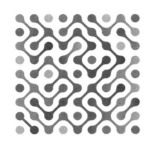

第 3 章

老年人心理护理的基本技能

老年人的心理健康是实现健康老龄化的支柱之一，提供老年人心理护理服务，保障老年人精神健康，是养老服务中的重点工作。老年人心理护理是一项专业人员通过使用沟通技能与老年人建立专业关系，经由规范、科学的评估识别出老年人的心理问题并以个案、小组和心理健康教育工作为老年人提供心理健康服务的专业性工作，以此提高老年人的心理、生理和社会交往等能力，使老年人能够度过美好的晚年生活。

第 1 节　老年人心理评估技能

针对老年人开展的心理评估是依据心理学方法和技术所进行的与老年人相关的各种信息的收集与评估，对老年人的心理特征与行为表现进行评鉴，以确定其性质与水平并进行分类诊断，从而为老年人照护、护理沟通等工作提供基础性信息的专业工作。

学习单元 1　老年人心理评估的内容

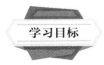

学习目标　　　掌握老年人心理评估的主要维度

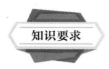

针对老年人开展的心理评估的内容包括对老年人的基本信息、健康状况、认知功能、情绪状况、社会功能、日常生活能力、经济状况和环境问题等方面的评估。

一、基本人口统计学信息

收集基本人口统计学信息对每一个老年人来说都是最为基本，也是最为重要的工作。一般而言，基本人口统计学信息包括老年人的姓名、地址、出生年月、婚姻状况、家庭人员状况等。之所以在接触老年人之初便要收集这些信息有一定的道理。首先，把老年人的基本信息正确地记录下来以备将来使用至关重要；其次，这些信息是一些不太敏感的信息，通过这些信息的收集，给老年人一个接受和适应心理护理员为其服务的过程；最后，掌握这些信息可以了解老年人可能有的支持系统，有助于心理护理员设计出合作性的服务方案。

二、健康状况

老年人的健康状况是老年人心理健康的重要影响因素，这里必须要提到的是老年人的慢性病。所谓慢性病，是起病隐匿、病程较长、迁移不愈、病因复杂且有些尚未完全被确认的一类疾病的总称。患有慢性疾病的老年人需要长期用药，疾病的长期困扰会影响老年人的心理和精神状态，一些慢性疾病老年患者还需要长期照料。以下是针对几种主要慢性疾病的评估要素。

1. 心血管疾病

（1）有无冠状动脉硬化性心脏病（简称冠心病）和高血压病的病史。

（2）是否规律服用药物治疗心血管疾病。

（3）近期有无冠心病、血压不稳、晕厥等表现。

（4）测量血压。

2. 糖尿病

（1）有无糖尿病的病史。

（2）是否规律服药治疗糖尿病。

（3）近期有无低血糖或者血糖升高的迹象。

（4）检测空腹血糖。

3. 脑血管病

（1）有无脑血管病的病史。

（2）有无疾病后遗症。

（3）是否规律服药治疗。

4. 帕金森病

（1）有无帕金森病的病史。

（2）是否规律服药治疗。

（3）检查肢体运动功能状态。

除了上述比较常见的慢性病外，也可参照有无病史、是否规律服药和是否有后遗症等问题并结合其他慢性病的特点对老年人的慢性病状况进行询问和评估，尽量全面地收集躯体性疾病方面的信息。

三、认知功能

1. 感知觉

人们往往通过视觉、听觉、味觉、嗅觉和触觉五种主要感觉与外界进行接触，随着年龄的增长，老年人的感知觉也会逐渐减退。针对感知觉的评估要素如下。

（1）视觉

1）视力有无下降，有无散光和老花现象。

2）对色彩的分辨能力。

3）对物体大小、空间关系和运动速度判断的准确性。

4）是否需要佩戴眼镜加以矫正。

（2）听觉

1）有无听力减退，对高、中、低音调声音的敏感性。

2）有无耳鸣。

3）有无重听。

4）是否需要佩戴助听器。

（3）味觉和嗅觉

1）对食物味道的分辨能力。

2）对各种气味的分辨能力。

（4）皮肤感觉

1）感觉有无减退或过度增加。

2）痛觉有无减退或过度增加。

3）对温度变化的感受能力。

2. 智力

人在老年阶段，由于脑神经功能的衰退，记忆和推理能力出现减退，而与知识经验积累有关的智慧减退速度缓慢，有时还可能有所提高。心理护理员可以采用智力测验来测量老年人的智力。

3. 记忆

科学的心理测验能够帮助心理护理员更客观地了解老年人的记忆能力，通过客观评估，心理护理员可以较为准确地把握老年人的记忆能力，纠正老年人对自己记忆能力的歪曲评价，消除其对记忆减退的恐惧心理。

老年人对自身记忆力的评估对于其了解自己的记忆功能十分重要，可以通过一些问题了解老年人的记忆状况：老年人是否很难记起最近发生的事情或很久以前发生的事？"我不记得"是否成了老年人不自觉的反应？老年人是否在评估过程中总是重复特定的信息而他自己并没有意识到这一点？老年人是否担心丧失记忆，是没有意识到这一点，还是接受这一事实并认为它是变老的一部分？

四、情绪状况

1. 抑郁

情绪的评估工作要求确定老年人的情绪状态是否稳定，是否适宜进行评估。比如，老年人是否显得抑郁或者表示自己感到悲哀，或大部分时间无精打采。尽管每个人都会有一些日子感觉情绪低落或悲哀，但是悲哀的时间拖得过长就不是正常现象了。此时要查看老年人最近是否失去了什么人，如配偶、家人或密友去世，在这些情况下，老年人会有一定程度的抑郁情绪。但是除非抑郁的状况持续过长时间，否则不应该视为有问题。如果抑郁状态持续过长，则考虑病理性抑郁，需要请专业医生来诊断。

2. 焦虑

焦虑被界定为有强烈的内部不适感、畏惧、唯恐要发生什么糟糕的事，同时伴有呼吸过快、高度紧张、头痛或颤抖等躯体症状。老年人可能很容易心烦意乱或深深焦虑，可能难以集中精力做简单的事，对于一些事情的回想可能会由于情绪上的激动不安而受到影响。

身体疾病如心血管疾病、帕金森病、阿尔兹海默病以及荷尔蒙失衡的状态常常与焦虑症的症状相似，应该在判定老年人有焦虑症之前先对这些疾病加以排查。同样，焦虑情绪与病理性焦虑情绪的区别在于后者保持的时间更长，且影响到个体的社会功能。焦虑还常常与抑郁混淆，所以进行评估尤为必要。

3. 自杀意念

自杀是 65 岁以上老年人中排在前十位的死亡原因。老年人的自杀风险比年轻人高很多。一般来说，有自杀倾向的高危老年人是近期生活发生变化的人，如丧偶或者从住了一辈子的公寓中搬出来。自杀风险特别高的是身体不好、独居、社会经济地位低、社会支持少的老年人。

在评估自杀风险时要询问以下几个问题：你曾经觉得生命不值得留恋吗？如果有的话是在什么时候？你曾经考虑过结束自己的生命吗？如果有的话是在什么时候？你现在还这样想吗？你曾想过用什么方式结束生命吗？什么阻止你没按自己的计划做？

即使根据对老年人心境和情感状态的观察认为他没有抑郁症，但是在为老年人做评估时仍应该有这些问题。

五、社会功能

评估社会功能的目的有两个：一是要确定老年人是否参加了社会活动或者想参与什么社会活动；二是要确定老年人是否有自认为能够调动的社会支持资源。

1. 生活方式

询问老年人典型的一天中，他所做的常常会带来有意义的发现的事情是什么。老年人有独特的保留或丢弃早年活动形态的方式，老年人是仍然投入到主流生活中，还是不再有那么活跃？是否有什么生活事件迫使老年人违心选择不太活跃的生活方式？如果是这样的话，老年人是否尝试过用其他活动来替代失去的那些活动？老年人的回答可能有助于心理护理员了解老年人自己建构的世界观是什么，老年人的主导生活状态是什么及老年人对当下生活状态的态度。通过对这些情况的了解有助于理解老年人的心理状态并提供相应的支持性护理服务。

2. 社会隔离

社会交往与社会参与是老年人生活中不可或缺的组成部分，但是老年人却因为各种原因不能实现正常的社会交往与参与，呈现出社会隔离状态。国外有专家对"隔离"与"隔绝"做了区分。如果说独处是老年人惯常的生活方式，希望自己做一个孤独者，那这是一种隔离状态。而如果老年人是因为情绪受到打击或身体功能有损伤所造成的迫不得已的状态，这就是隔绝。没有孩子的单身老年人是社会隔绝者，尤其是丧偶前社会网络就极为有限的老年人，他们的风险系数最高。而不管是自愿独处还是被迫隔绝的老年人，其认知功能、情绪情感及人格都会受到一定的不利影响。

3. 社会支持

老年人的社会支持是指一定社会网络运用一定的物质和精神手段对老年人进行无偿帮助的行为的总和，通常包括工具性社会支持和情感性社会支持。工具性社会支持是老年人可能得到的任何外来援助，如经济上的支持，帮忙做家务或者跑腿。通常来讲，工具性支持主要来自家人、朋友、邻居等非正式支持来源，来自社区居家养老服务机构及政府等正式支持应该进一步加强。情感性支持主要是指老年人可得到的关心、爱护等情感慰藉。

六、日常生活能力

对于老年人而言，日常生活能力是一种极为重要的能力，也是老年人研究中的一个重要概念。老年人随着机体功能的衰退和认知能力的老化，日常生活能力在不断下降，因此对其进行评估就显得尤为必要。国内外较为盛行的针对老年人日常生活能力的测评方法包括两种，一种是日常生活能力量表；一种是工具性日常生活能力量表。

日常生活能力是一个人为了满足日常生活的需要每天所进行的必要活动，包括进食、梳妆、洗漱、洗澡、如厕、穿衣等，功能性移动包括翻身、从床上坐起、转移、行走、驱动轮椅、上下楼梯等。日常生活能力有一项或多项有大问题，在很大程度上意味着老年人虽然不用 24 h 全天候照顾，但需要支持性服务。

工具性日常生活能力量表比日常生活能力量表要更复杂一些，但仍是独自在家中生活所必备的基本技能，如接听和拨打电话、做饭等，丧失了工具性日常生活能力可能是老年人开始出现认知衰退或有了影响行为能力的疾病的征兆。重要的工具性日常生活能力项目包括使用电话、购物、做饭、持家技能、独自使用交通工具出行、服药、掌管钱财等。

七、经济状况

了解老年人的经济状况也是为老年人安排适合他的治疗与服务的必备信息。尽管说个人的经济状况是一个非常敏感的话题，但可以通过一些间接问题引出这一话题。如老年人是否担心自己的钱不够日常开销？他是否由于手头没钱而推迟买药或买食品？他有钱应急吗？如果老年人相信心理护理员问这些问题是为了帮助他们改善生活质量，他们对于涉及钱的问题的回答可能会更配合。

八、环境问题

评估老年人的环境包括观察房屋的总体修缮情况、住宅有无安全隐患和基本的安全防护措施，确保老年人在其居住的邻里环境中身体安全有保障。家居安全检查主要包括三个方面：一是房屋总体修缮情况，比如是否需要修缮，是否能保持地板和窗户的洁净，房间里有钟表和日历吗？房间里是否有家人和朋友的照片等。二是家居环境是否有安全隐患，老年人的视力、听力和协调能力在发生变化，心理护理员需要查看居住空间里家具、地毯或走道里堆放的东西是否会造成老年人绊倒；楼梯是否有扶手；报纸、杂志或书籍堆放方式是否可能带来火灾隐患；老年人如果需要协助的话是否有紧急报警装置联接本地的派出所、消防局和医院。三是邻里安全防范措施。老年人是否与邻居有所交往和相互照顾，所居住的社区是否安全，是否有安全防护设施和执勤巡逻人员等。

学习单元2　老年人心理评估的方法

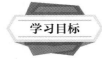

了解四种老年人心理评估方法的概念
掌握老年人心理评估方法的实施步骤

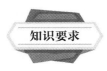

针对老年人的心理评估可以采用观察法、访谈法、问卷调查法和测验法等多种科学的方法，需要通过一定的程序，依据一定的原则展开，方能获得关于老年人的准确和有价值的信息。

一、观察法

在心理评估中，离不开对老年人的观察，这是心理护理员获得信息的常用手段。观察法是心理评估的基本方法之一，是指带着明确的目的，用自己的感官和辅助工具直接地、有针对性地了解正在发生、发展和变化着的现象。它与日常生活中人们对各种事物的观察有所不同，它要求观察者的活动具有系统性、计划性和目的性，而且要求观察者对所观察到的事实做出实质性的和规律性的解释。

作为科学研究方法的观察法具有如下特点：第一，观察者必须根据研究目的或问题收集资料，而不是盲目地、下意识地活动；第二，观察者必须在确定的范围内收集所需要的资料，即在一定时期、一定地点、对一定对象进行观察；第三，观察必须有系统、有组织地进行，要在正式观察以前制订详细的观察计划，观察者要受过系统训练；第四，除了利用人的感觉器官，如眼睛、耳朵以外，还可以借助照相机、摄像机、录音机等器材准确、详细地记录观察结果；第五，观察记录必须客观，对观察结果要加以验证，确保观察的科学性和客观性。

二、访谈法

访谈法不但是心理咨询与辅导的基本方法，也是一种心理评估手段。通过访谈可以了解老年人的价值观念、情感感受、行为规范，了解老年人过去的生活经历和他们所知道的事件以及对事件意义的解释。该方法能够为了解老年人提供一个比较开阔、整体性的视野，多维度地深入、细致地描述事件的过程；能为心理护理提供指导，有助于了解哪些问题急需要追问，哪些问题比较敏感，要特别小心；有利于心理护理员和老年人建立熟悉、信任的人际关系。访谈法的效果取决于问题的性质和心理护理员本身的访谈技巧。例如，老年人冠心病康复期的心理行为问题可以通过与家属座谈获得有关心理社会因素资料并进行等级记录。

三、问卷调查法

问卷调查法是使用统一的、严格设计的问卷，来收集老年人心理和行为的数据资料的一种研究方法。它具有如下几个特点：第一，调查要求从某个调查总体中抽取一定规模的随机样本，这种随机抽取的、有相当规模的样本特征往往是其他研究方式所不具备的；第二，资料收集需要采用特定的工具，且必须在计算机的辅助下完成资料的统计分析，才能得出研究的结论；第三，研究所得到的是量化资料，且必须在计算机的辅助下完成资料的统计分析，才能得出研究的结论。这三个特征使得问卷调查法成为广泛使用的、强有力的研究方法。

问卷调查法的优点是标准化高，避免了评估的盲目性和主观性，而且能在短时间内收集到大量的资料，也便于定量分析。需要注意的是，问题是问卷的核心，在设计问卷时，心理护理员应对问题的类别有比较清楚的认识，并善于根据工作目的和具体情况选择适当类别的问题，而且问题的表达方式、排列方式和回答方式也需要精心设计。只有这样才能设计出结构科学、内在逻辑性强的高质量问卷。

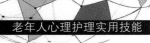

四、测验法

测验法是为心理评估搜集数量化资料的常用工具。在老年人护理工作中，心理测量是心理或行为变量的主要定量测量手段。通过测量人的行为，推测受测者的智力、人格、态度等方面的特征与水平。例如，通过人格量表、智力量表、症状量表等获得较高可信度的量化记录。心理测验种类繁多，必须严格按照心理测量科学规范实施，才能得到科学的结论。

心理测验可按不同的标准进行分类，按照所要测量的特征可把测验分成认知测验、人格测验和神经心理测验。认知测验包括智力测验、特殊能力测验、创造力测验、成就测验。人格测验包括多项人格调查表、兴趣测验、成就动机测验、态度量表等。基于不同的人格理论，人格测验又包括自陈量表、投射测验和行为测验等。按照一次测量的人数，还可将测验分成个别测验和团体测验。按照测验材料及被试作答方式，可分为言语测验和操作测验。

在使用量表进行心理测量时，应注意以下三点：第一，要正确选择测验材料。任何心理测验都有一定的适用范围，超出一定的范围，测验的效度和信度就不可靠了。在美国老年人中有比较好的信度和效度的心理健康问卷在测量我国老年人时不能直接使用，要对量表做好修订才能使用。第二，不要滥用心理测验。心理测验是为了对诊断与分析提供帮助，如果通过与咨询者或治疗对象的交谈，对其问题已经形成明确看法，便可放弃不必要的心理测验。第三，测验结果要可靠。为了做到这一点，专业人员要接受必要的训练，在测量过程中要使用标准的指导语、标准答案和统一的计分方法，不可因人而异。

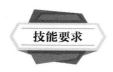
技能要求

一、观察法的实施步骤

观察方法在收集资料中有自己独特的过程，一般来说观察的主要步骤如下：

步骤1　确定观察的客体和对象，明确评估目的，提出观察任务

如果打算对老年人使用观察法进行心理评估，要确定是在老年人的家里、护理院还是在医院的病房里，如果打算对老年人的情绪状态进行观察，需要设定好观察的具体指标，如情绪是积极的还是消极的，主导情绪基调是什么，主导情绪的强度怎样，具体表现在哪些方面，等等。

步骤2　选择观察方式，并根据具体情况制订工作计划

观察有各种不同方式，比如按照性质分，有探索性观察和系统观察；按照观察方法的结构性分，有无结构观察、半结构性观察和结构性观察。具体来说，工作者可以从无结构性观察开始，然后到半结构性观察，最后根据需要采用结构性观察方法。

在观察前制订工作计划非常必要，要在计划中明确规定观察的期限、确定收集资料的手段，设想并解决在观察过程中可能遇到的困难，以及其他关于时间、经费、人员等方面的问题。

步骤3　为进入观察现场做好对外联系工作

心理评估一般是老年人或者家属主动来求助的，但也有医务工作者帮助老年人来寻求帮助。因此，在做观察之前要征得老年人、家属及所在单位负责人的同意，并做好时间和场地的协调工作。

步骤4　制作或准备各种观察工具，如制作观察表和观察卡片等

当使用半结构观察法进行观察时，需要制作一份半结构式观察表，其实它相当于一份访谈提纲，只是设定了一定的观察目标，由观察者将所见所闻记录在提前设计好的观察表中。结构性观察表中更需要设计标准化的观察表，其中的观察维度应更为明确，各个维度间的逻辑关系更为清楚，观察维度具有明确的等级设定。

步骤5　进入观察现场，通过具体观察收集资料

当前面的准备工作就绪后，就可以参照预先设定的程序和观察框架对观察对象进行观察，并做好相关记录。随着科技的进步，观察时可以使用摄像、摄影、录音辅助观察，便于记录观察进程中的各种情况。

二、访谈法的实施步骤

步骤1　访谈准备

为了使访谈能够顺利进行，充分的准备工作是必要的。准备工作主要包括访谈对象的选择、访谈时间和地点的确定、制定访谈提纲和正式访问前与老年受访者的沟通。

在老年人心理护理服务过程中，访谈对象已经是心理护理员的工作对象，因此可以直接进入到访谈时间和地点的约定，以老年受访者方便为确定访谈时间和地点的首要原则，这一方面是对受访者的尊重，另一方面能够让受访者感到安全与放松。老年人一般在家里或其他较为熟悉的场所接受访谈会更加放松，也会更容易推进访谈向纵深方向发展。之后，要与受访老年人就访谈的话题进行沟通，说明交谈的规则、保密原则及是否能录音等。访谈提纲是访谈内容的指引，要尽可能简单明了、一目了然。

步骤 2　访谈开展

访谈开展的基本顺序是非引导性问题（开场白）→开放式问题（正式提问开始）→半封闭式问题或封闭式问题（访谈进入细节阶段）→追问（访谈进入后期阶段）→结束访谈。一般而言，在访谈刚刚开始时要以拉家常开始，切忌马上进入主题。如果受访者性格较为内向，不善言辞，访问员可多问细节，启发受访者做出反应。对于敏感性问题，可以迂回前进，旁敲侧击地进行提问。在访谈过程中，主要以开放式问题为主，尽量避免封闭性问题。比如问老年人"你今天膝关节的感觉如何？"比问"你今天膝关节还疼吗？"更能获得深入详尽的信息。在对老年受访者有了一定的了解后，可以开始进行封闭性问题提问和追问。在结束访问时，要对老年受访者表示感谢。

步骤 3　访谈记录与整理

在访谈过程中，心理护理员要对访谈对象的话语、动作、表情等各个方面的信息进行记录，现在新技术能够给访谈提供很大的便利条件。在结束访问后，要对访谈记录进行转录、编码和主题抽取工作，以获得访谈结果。目前，已经有一些计算机软件可以辅助访谈内容的分析与处理，也可以沿用传统方法，以心理护理作为内容分析的工具。

三、问卷调查法的实施步骤

问卷调查是量化研究方法的一种，问卷调查的主要步骤如下：

步骤 1　问卷设计

问卷设计是问卷调查的第一步，也是最重要的步骤之一。问卷的原意是为了统计或调查而使用的问题表格，也称调查表。它具有一定的格式规范要求，主要由封面信、填表说明、访问情况表、访问意见表和正表组成。正表主要由问题表、编码和编发序号或栏码组成。在正表设计过程中，题型较为多样化，可以是填空题、单项选择题、排序题等形式。

步骤2　访问员的选择与培训

调查要选择合适的人员作为访问员并加以训练。访问员要具有诚实认真、勤奋负责、尊重他人的优秀品德；他们还需要具有良好的语言表达能力、理解能力、沟通能力和交往能力。年龄和性别也是一个需要考量的重要因素，如果是针对老年女性的访谈，应尽量安排中年或老年的访问员进行。在选择了具有一定条件的访问员后还要对他们就调查方法与技术、问卷的情况等进行培训，以便能够顺利地进行调查。

步骤3　问卷调查的实施

问卷调查的过程是访问员与老年受访者的交互作用过程，在此过程中要尝试使用引导、发文、追问、记录等技术与方法根据问卷的要求，获得相应的信息。

步骤4　数据整理与分析

资料收集结束后，要把原来无法分析的原始资料，运用一定的方法整理成系统的、完整的资料，或者对原始资料进行检查、矫正、编码、输入、清理，之后使用统计软件进行数据分析。

四、测验法的实施步骤

使用测验法对老年人进行心理评估，主要包括如下步骤：

步骤1　测量工具的选择

选择什么量表来测量老年人的相应问题是首先要考虑的问题，主要参照两个标准，一个是所选标准必须符合评估目的，决不能选错量表；另一个标准是所选测验必须符合心理测量学要求，要考虑测验是否经过了标准化，其常模样本是否符合测试对象，常模资料是否时隔太久而失效。测验者还要懂得分数如何计算与解释。一般来说，心理测验都是存在一定结构的，某几道题目构成一个维度，而另外几道题目构成另一个维度，同时，有的题目还是反向计分，因此在计算测量得分时一定要按照指导语来进行。使用心理测验更要明白在对分数进行解释时，要考虑接受测量的老年人的具体情况，以他们能接受的方式表达和说明测量的结果。这里必须提到的是，不提倡直接将国外的测验翻译后使用，因为缺乏科学化程序取得信度和效度指标的测验没有任何使用价值。

步骤 2　测验前的准备

在测验前要事先与老年人和其家庭成员进行沟通，获得他们的配合。要事先准备量表、答题纸、铅笔和其他材料，一定要在测验前熟悉指导语和测验的各项要求和步骤。

步骤 3　测验正式实施

要告知老年人仔细阅读指导语，并了解其中的各种要求。为老年人安排一个安静的评估环境，让他们能够在轻松、友好的气氛下参与测验。

步骤 4　测验结果分析

心理测量的报告必须客观、准确，要严格按照量表的计分方法计算各个分量表和总量表得分，并与常模表对照，确定接受测试老年人的心理状况。要注意以下几个问题：不能把测验分数绝对化，需要将老年人的教育背景和经历考虑在内，需要把老年人测试过程中的心理状态、意外干扰考虑在内；对测验分数的解释不仅依据常模表，而且要结合信度和效度资料综合分析，不同测验的分数不能直接加以比较。

第 2 节　老年人个案心理辅导技能

个案心理辅导是指运用心理学的方法，对心理适应方面出现问题并希望解决问题的求助者提供心理援助的过程。需要解决问题并前来寻求帮助者被称为求助者，提供帮助的人为专业工作者，简称工作者。在本书中，专业工作者通常为心理护理员。求助者就自身存在的心理不适或心理障碍，通过语言文字等交流媒介，向专业工作者进行诉说、询问与商讨，在其支持和帮助下，通过共同的讨论找出引起心理问题的原因，分析问题的症结，进而寻求摆脱困境、解决问题的条件和对策，以便恢复心理平衡，提高对环境的适应能力，增进身心健康。

学习单元 1　老年人个案心理辅导的阶段

掌握老年人个案心理辅导的实施步骤

　　个案心理辅导的流程包括建立专业服务关系、收集资料、分析诊断、咨询与治疗以及结束辅导五个阶段。

一、建立专业服务关系阶段

　　建立良好的服务关系是有效心理辅导的前提。良好或有效的专业服务关系，是指工作者与求助者之间存在的一种相互信赖、充分理解、彼此坦诚相待的特定人际关系。在此阶段，工作者要给求助者一个良好的第一印象，如服饰整洁、仪态大方、举止得体、热情关怀等。在此阶段，工作者要耐心倾听，要能体会求助者的处境，理解他们的烦恼及痛苦，及时给予鼓励和支持，使求助者愿意与工作者接近、交谈，并倾诉心理问题。工作者应简洁询问求助者希望得到哪些方面的帮助，不可直接逼问。询问结束后，工作者应明确表明是否能向求助者提供帮助的态度。

　　向求助者表明可以对他提供心理援助之后，工作者应立即简约地向求助者说明咨询的性质，确保求助者了解什么是个案心理辅导及个案心理辅导如何进行，个案心理辅导主要解决什么问题、不能解决什么问题等，要向求助者说明他们的权利和义务，请其确认工作者的职业资格和工作能力，双方不能建立服务以外的其他关系，求助者应该按规定缴费。双方就服务的方式要达成共识。

二、收集资料阶段

　　工作者要全面地收集与求助者问题相关的各种资料。收集资料的目的是为

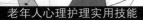

了深入了解求助者的主要问题以及问题产生的背景信息，以便决定从什么角度切入能够更为深入地分析其问题。收集的资料越多，对以后的分析诊断会越有利。收集资料的内容与方法详见本章第一节老年人的心理评估技能。

三、分析诊断阶段

此阶段的主要任务是从使用各种方法收集到的信息中，系统地分析出最重要、最有意义的资料，诊断求助者心理问题的类型、性质及原因，以便确定心理辅导的目标和采取有效的心理咨询与治疗的措施。特别要注意的是，有些情况下，在求助者的问题和症状背后，除了表层原因外，还有某些更深层次的心理原因。这时，工作者要能够透过表面的问题或症状，挖掘出深层次的原因。这一阶段需要注意的是确定求助者是否适宜做心理咨询与治疗，对心理正常或有一般心理问题的求助者，工作者可为其遇到的发展、适应、人际关系等方面的问题提供帮助，而有严重心理问题、精神障碍的求助者应及时转介给精神医学工作者。

四、咨询与治疗阶段

此阶段是咨询的核心、实质阶段，需要花费较长的时间。这一阶段的主要任务是工作者与求助者双方在分析诊断的基础上，共同协商和制定心理辅导的目标，并选择咨询与治疗的方式方法，工作者帮助求助者分析和解决问题，改变其不适应的认知、情绪或行为。工作者可以根据自己的理论倾向，针对求助者的问题，选择适当的咨询技巧和干预技术，既可以是精神分析，也可以是行为矫正，或者是认知改变，更可以是多种方法结合在一起整合使用。

工作者要根据问题的性质及其与环境的联系，以及求助者自身条件、能力、经验等，结合既定目标，设计服务方案。服务方案中应该包括服务活动的内容、时间安排、会见次数，在各个环节上所应进行的活动及达到的标准，服务过程中可能出现的问题及解决办法等。服务方案的确立应该是由双方探讨、协商拟定的，至少要征得求助者的认可与同意。

服务方案确定后，工作者可以提出指导性的建议，也可以进行认知上的疏导，还可以采取治疗措施。有些问题可以当场解决，有些问题可能需要带回去由求助者自行解决，一些复杂心理障碍的矫治要经过多次咨询与治疗，才能逐渐解决。在实施过程中，工作者要鼓励和帮助求助者实践新行为，逐渐突破原有行为障碍，才会有积极的心理体验，达到预定的咨询与治疗目标。

五、结束辅导阶段

这个阶段的主要任务是对咨询与辅导情况做小结，帮助求助者就其问题解决情况做总结归纳。结束时要进行全面回顾和总结，工作者要综合所有资料、工作目标与方案，帮助求助者回顾整个咨询过程，强调服务要点，使求助者对自己有一个清醒认识，并明确今后努力的方向。结束辅导可以按以下三个步骤进行，第一，综合所得资料，做总结性解释；第二，为迁移和依赖自我做准备；第三，帮助求助者愉快自然地结束咨询。

学习单元2　老年人个案心理辅导的技巧

掌握与老年人建立工作关系的技巧
掌握个案心理辅导中的参与性技术
掌握个案心理辅导中的影响性技术

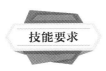

一、建立工作关系的技巧

1. 初诊询问

（1）要点提示。在工作者与老年求助者之间，良好辅导关系的建立对随后的临床工作效果有重要影响，而工作者在初诊时留给求助者的第一印象对确立咨询关系也起着关键作用。

在初诊接待中，工作者应简洁询问求助者希望得到哪方面的帮助，而不是直接逼问。直接逼问会给求助者留下不良的第一印象和不舒服的感觉，影响良好辅导关系的建立。常用的询问方式是"您希望我能帮助您解决什么问题"等；不合适的询问方式如"您有什么问题需要解决，说吧""您找我究竟想要解决什么问题呢"等。

工作者应面对求助者，身体略微前倾，目光与求助者接触，注意他们的身体语言，并且以面部表情回应求助者等，这些都是对求助者的积极回应。

此外，在初次与求助者会谈时，工作者注意避免紧张情绪，并需要反复向求助者说明心理辅导中的保密原则，以及双方的责任和义务。双方距离可保持在 1.5 m 左右；坐姿的倾斜度不大于 90°，前倾不大于 20°，倾斜不大于 10°。

总之，初诊接待中，工作者应保持坐姿端正、服饰整洁、表情平和、正常社交距离等，可以适当使用专业术语。

（2）技术训练

1）训练目的。掌握初诊接待时的询问方法；练习向求助者介绍个案心理辅导的性质；建立良好的最初印象。

2）训练要点和要求

①如何做好辅导前的准备工作；

②如何使用礼貌的接待方式和语言；

③练习需要向求助者说明的内容，如心理辅导的性质、保密原则、双方的权利和义务；

④熟识初诊接待的一般工作程序；

⑤练习以身体姿势表达关注与倾听；

⑥注意初诊接待咨访双方的距离。注意体态，不要有多余的下意识动作。

3）训练实施

①合组练习。将所有学员分为几个小组，每组 10～15 人，设训练主持 1 人，主持助理 1 人，其他同学为组员。设置不同情境下的求助者出诊案例多个。在呈现案例后，组员根据训练要求，就训练要点逐一做出自己的反应。随后，进入小组分享阶段，就每一个组员的回答，大家谈感受，由此使每一个组员了解自己初诊接待的询问、解释、介绍，以及自己的坐姿、体态、表情等是否恰当。

【案例 3—1】

求助者 65 岁，教师，女性，因为丈夫去世悲痛欲绝，不想活了。

工作者：您希望我在哪方面为您提供帮助？

求助者：我知道很多人不理解我的这种想法，而且觉得我对不起我的家人，可是他们却无法体验我所承受的这种心碎的痛苦。

工作者：（面对求助者，身体前倾，目光聚焦于求助者身上，表情凝重）。

求助者：（眼神空洞）我的老公已经走了 20 天了。我天天失眠，我吃过安眠药，可是这些药物对我没有效果。即使已经失眠 20 天，不知怎么回事，我的精神仍然很亢奋，没有一点睡意，我好痛苦。我的脑海中无时无刻不浮现出老伴儿的面孔、他的动作，以及他以前对我说过的话。这些记忆一直在我的脑海中萦绕，就好像电影不断回放一样，让我的情绪随着画面的影像一次又一次地陷入沉重的悲哀。我感觉自己整个人已经虚脱了，像个幽灵一样漂浮。有时候觉得自己像一具行尸走肉，感觉不到身体的脉动。我的老伴儿走了，我的生命也跟着他走了。我活在这个世界已经没有任何意义。勉强要我活着，让我好痛苦。

工作者：（目光与求助者接触，身体微微向前倾，表情凝重，语气沉重）老伴儿去世后，您伤心欲绝，觉得生命已随老伴儿而去，活着已无任何意义，所以您想结束自己的生命，结束自己所有的痛苦。

②分组训练。进行角色分配，在合组训练的基础上，每 3 人为一组，1 人扮演求助者，1 人扮演工作者，另 1 人扮演观察者；准备一个初诊案例，可以是资料中的案例，也可是生活中的事件；接下来，由"观察者"介绍案例，"求助者"和"工作者"扮演案例中的角色；"求助者"就生活中的事件进行求助，"工作者"予以回答，"工作者"回答时要结合训练要求与训练要点，"求助者"要仔细体会对"工作者"的感受；"求助者"将自己的感受反馈给"工作者"。完成后，互换角色继续训练。

2. 结构化技术训练

（1）要点提示。心理辅导过程是包含各种要素的结构化过程，所谓结构化技术是指心理咨询开始时，工作者对求助者说明与界定咨询全过程所涉及的各种技术。掌握结构化技术的基本技巧，可以减少求助者的疑惑与不切实际的期待，减少求助者因不了解咨询过程而产生的焦虑，协助求助者做好咨询准备，以促进咨询的顺利进行。

（2）技术训练

1）训练目的。掌握结构化技术的基本技巧，懂得利用结构化技术，以推进辅导的顺利进行。

2）训练实施

①合组练习。将所有学员分为几个小组，每组 10~15 人，设训练主持 1 人，主持助理 1 人，其他同学为组员。设置不同案例让学习者选出工作者最适当的回应。案例展示后，请小组成员谈谈感受。

【案例 3—2】

求助者 62 岁，退休公务员，男性，因为婚姻问题前来咨询。

求助者：张先生，您结婚了吗？

工作者：听起来您的问题似乎与婚姻有关？

求助者：您猜对了，我不知道这是不是我的偏见，我觉得没结过婚的人，可能无法了解我的问题。

工作者 1：我是未婚，这或许是缺点，不过凡事总要试试看，或许会有出乎意料的效果。虽然您可能会因此多花些时间与金钱，不过或许不会。反正人生就是一场冒险游戏，试试看才知道结果。

工作者 2：您希望我已婚，否则您担心我无法帮助您。我的训练与专长就是婚姻问题，我的研究生阶段专攻的领域是家庭与婚姻，而且曾受过两年的婚姻治疗训练。在我处理的个案中，大部分的问题跟婚姻有关。虽然您还没有仔细告诉我您的问题，不过我愿意试一试。

工作者 3：我是未婚，可是也就是因为我未婚，没有过去经验的污染，所以能够比较客观。我的未婚，不仅对您的问题不会有不良的影响，而且处理您的问题时，能比较客观。

案例点评

工作者 1 和工作者 3 没有使用结构化技术，不愿承认自己经验上的不足，而且试图防卫掩饰。工作者 2 正确使用了结构化技术，说明咨询的结构与过程，以减轻当事人的恐惧。

②分组训练。同"案例 3—1"。

3. 语言风格训练

（1）要点提示。语言风格训练指对工作者在心理咨询过程中所用的语气、语调和表情特点以及所表达的思想感情进行的训练。语言风格包括语气语调和表情。语气语调包括陈述语气、疑问语气、反问语气、感叹语气、祈使语气等。工作者与求助者建立信任时，应当尽量采用比较缓和的语气，力求尽快使求助者放下心理防备。

（2）技术训练

1）训练目的。认识自己惯常的语气语调特点及所要表达的思想感情，避免语言误差。

2）训练实施

①合组练习。将所有学员分为几个小组，每组 10~15 人，设训练主持 1 人，主持助理 1 人，其他同学为组员。小组成员模拟求助者表述一段情节，其他成员分别用陈述语气、疑问语气、反问语气、感叹语气、祈使语气等进行回应。案例展示后，请小组成员提出反馈意见和改进建议。

【案例 3—3】

求助者，75 岁，男性，丧偶，目前与儿子一家住在一起。他的问题是因为生活习惯问题，无法与儿子一家融洽相处。

求助者：我和儿媳的关系不好。她的很多生活习惯我都看不惯，比如不做家务，大手大脚，乱买东西。我有时会批评她，她就会给我脸色看，也会给我儿子脸色看。我想搬出去自己住，可儿子又不放心，不让我搬走。我不知如何与他们相处，现在我该怎么办？

工作者：……

②分组训练。同"案例 3—1"。

4. 非语言行为训练

（1）要点提示。非语言行为是指除言语和书面语言外的所有人类沟通方式。咨询过程中会出现大量的非语言行为，或伴随言语内容一起出现，对言语内容做补充、修正；或独立出现，代表独立的意义，在咨询活动中起着非常重要的作用。心理咨询中的非语言行为包括面部表情、身体语言等。这里主要以面部表情为例进行非语言行为训练的展示。

（2）技术训练

1）训练目的。认识自己惯常的表情特点并且能够正确表达思想感情，避免表情误差。

2）训练实施。将所有学员分为几个小组，每组 4~6 人。

①小组成员对着镜子酝酿情绪，做出微笑、喜悦、忧虑、愠怒、惊讶、悲伤六种具有代表性的表情脸谱。无法表达的人需要反复练习，直到自认为能够准确表达为止。单人对着镜子训练时要特别注意调整面部肌肉的状态，并不断巩固。日常生活中要保持留意和应用。

②每位成员面对摄像机，录制自己的上述六种表情。

③小组成员一起观看自己和他人的面部表情，并反馈对自己和其他成员表情的理解，进而提出改进意见。

④各自根据自己和小组成员的改进意见，对着镜子反复训练。小组成员可相互帮助。感觉有进步后，进入下一个环节。

⑤用摄像机拍摄矫正后的表情脸谱。

⑥撰写实训报告，记录在实训表中。报告内容应该包括自己原来面部表情的特点，存在哪些不足；如何进行矫正，有何感受和体会；前后表情有何不同，如何进一步改进，如何巩固，如何应用。

二、参与性技术的主要技巧

参与性技术是工作者"参与"求助者的讲述，一般用于澄清问题，启发、引导求助者进行自我探索与实践。它主要包括倾听技术、询问技术、情感性反应技术、内容反应技术、具体化技术、复述技术和沉默技术。

1. 倾听技术

（1）要点提示。倾听指在咨询过程中工作者对求助者的谈话不仅仅是听听而已，而且还要借助各种技巧，真正听出对方所讲的事实、所体验的情感、所持有的观念等。咨询过程中，倾听的意义在于倾听求助者的声音，了解其苦恼的问题，知道求助者的难处在哪里，倾听的意义还在于教会求助者也学会倾听，并在生活中理顺与他人的人际关系。

（2）技术训练

1）训练目的。掌握倾听技术的基本技巧，懂得利用倾听技术，建立并维持良好的咨询关系；激励求助者打开自己、坦诚表达；聆听与观察求助者的语言与非语言行为，深入其内心世界。

2）训练实施

①合组练习。将所有学员分为几个小组，每组 10～15 人，设训练主持 1 人，主持助理 1 人，其他同学为组员。设置不同情境下的求助者案例多个，选择其中一个案例，推选几名组员进行角色扮演，分别扮演工作者、求助者，其余人观察并练习倾听。

【案例 3—4】

求助者：我和女友交往好几年了，我以为会有结果。没想到，现在有另外一位女士也在追求我，我很心动。我不能控制我自己（音量降低，头低下）。如果我现在的女朋友知道了，一定会恨死我（音量降得更低，头低下）。可是，我对她没有感觉，我很痛苦，我不知道怎么办。

工作者 1：你爱上另一个女人，无法控制地被她吸引，已经到了非她不行的地步。可是，你的女朋友在中间作梗，让你无法全心全意地追求她。

工作者 2：你对女朋友已没有感觉，而且喜欢上别的女人，却因为觉得愧对女朋友，不敢提出分手。因为无法放心追求你爱的人而痛苦不堪。

工作者 3：你跟女朋友情同夫妻，你以为你们会终老一生。没想到，另一个女人出现了，破坏了你们两人的关系，你觉得愧对女朋友。

请回答下列问题：

- 工作者的倾听反应对于咨询关系有什么影响？
- 工作者是积极倾听还是消极倾听？

案例点评

本案例中求助者通过语言和非语言行为表达出的信息包括三方面内容：第一，求助者爱上另一个女人；第二，求助者对女朋友已经没有感觉，继续维持这段感情让自己很痛苦；第三，求助者觉得对女朋友有责任，他无法提出分手。

第一个工作者的回答，只偏向重点一，扭曲与忽略重点二与重点三。这显示出工作者没有专注于倾听求助者的语言与非语言行为，因此无法正确反映求助者的想法与感觉；第二个工作者的回应，能够正确反映求助者语言与非语言的重点，表示工作者专注于倾听求助者的表达；而第三个工作者的回应，则完全扭曲了求助者陈述的重点，对于求助者的语言和非语言行为均未做到仔细倾听。

②分组训练。每人预先准备一个案例，相互不能预先沟通，进入训练现场；2 人一组，1 人扮演工作者，另 1 人扮演求助者；求助者陈述问题，工作者表现出心理与身体的非专注、非倾听的态度；约 10 分钟后，以工作者态度带给求助者的感受为主题，两人进行讨论；求助者继续陈述问题，这一次，工作者表现心理与身体的专注与倾听；10 分钟后两人一起讨论，工作者专注与倾听的态度，带给求助者的感觉；最后角色对调，重复以上步骤。

（3）注意事项。初学者往往不重视倾听，不愿意倾听，容易犯以下几个错误：

1）急于下结论。

2）轻视求助者的问题。认为对方是大惊小怪、无事生非，有轻视、不耐烦的态度。

3）干扰、转移求助者的话题。不时打断求助者的叙述而转移话题，使求助者无所适从。

4）做道德或是否正确的判断。

2. 询问技术

（1）要点提示。询问技术分为封闭式提问和开放式提问。封闭式提问常用于搜集和解释资料信息，提问常用"是不是""对不对""要不要""有没有"等词提问，而回答也是"是""否"式的简单答案。这种提问常用来收集资料并加以条理化，澄清事实，获取重点，缩小讨论范围。开放式提问常用于使讨论深入的问题和推动求助者进行自我剖析，常用"怎么样"或"为什么"来要求更详细、更广泛的回答。

求助者说："我这个月体检血糖指标不合格。"如果工作者说，"能不能告诉我，体检前你每日的饮食安排?"，这就是开放式问题；而如果工作者说，"你感到失落吗?"，这就是封闭式问题。工作者在使用开放性提问时，要注意让求助者充分表达他们的感受和想法，即使有离题现象，也不要责备或露出不耐烦的神情，可用提醒的方法来引导他们朝着重要问题的方向来谈。封闭式提问的采用要适当，通常在咨询的中后期才采用，而且应用次数不宜多。因为封闭式提问会限制求助者的思路和自我表达，这样不仅妨碍工作者对求助者资料的收集和对问题广泛深入的了解，也可能破坏咨询关系。

（2）技术训练

1）训练目的。掌握封闭式提问和开放式提问的方法。

2）训练实施

①合组练习。将学员分成 6 人一组，1 人担任小组长主持讨论，同时扮演求助者；求助者向小组成员叙述自己的问题，详见案例 3—5，其他小组成员根据求助者的叙述进行开放式提问和封闭式提问；接下来共同讨论，对每位成员的提问进行评议，优选出 2~3 个答案；最后小结本技术的要领。

【案例 3—5】

求助者：我年轻的时候先生就去世了，为了专心抚养儿子，让我先生在九泉之下能安息，我决意终身守寡。我儿子现在已经结婚生子，我也了无牵挂，本来认为这一生可能就这样走完了。没想到，我现在已经 60 岁了，竟然还会有人喜欢我，要跟我结婚。想起来也觉得脸红，年纪都一大把了，怎么还可以这样呢?

②分组练习。每人预先准备一个案例，相互之间不能沟通，进入训练现场；每两个人一组，一人扮演工作者，一人扮演求助者；在咨询时，工作者要注意使用开放式提问技术与封闭式提问技术，并全程录像；5 分钟后，两人观看并分析录像资料，讨论工作者的技术是否使用正确；接下来，对工作者扮演者表情、姿势、语气、语调的合理性进行评估；最后互换角色，重复以上步骤。

3. 情感性反应技术

（1）要点提示。情感性反应是指工作者把求助者语言与非语言行为中包含的情感整理后，反馈给求助者。情感性反应技术可以应用在咨询的任何阶段，并发挥着重要作用。工作者通过进入求助者的感情世界，融入求助者不愿回顾的经验，并用自己的语言将自己的体会传达给求助者，这有助于引起求助者的共鸣，促使求助者觉察自己的感情，也可以通过帮助求助者觉察那些被自己隔离的感受，进而接纳自己的感受。

（2）技术训练

1）训练目的。掌握情感性反应技术的基本技巧，懂得利用情感性反应技术，促使求助者觉察情感；协助求助者重新拥有自己的感觉；让工作者正确地了解求助者，或求助者了解自己；建立良好的咨询关系。

2）训练实施

①合组练习。将所有学员分为几个小组，每组 10～15 人，设训练主持 1 人，主持助理 1 人，其他同学为组员。设置不同情境下的求助者案例多个，选择其中一个案例，推选几名组员进行角色扮演，分别扮演工作者、求助者，其余人观察并练习情感反应。

本训练的指导语如下：下述案例可能有不同的处理方案，扮演工作者、求助者的学员可根据自己的理解进行表演，每一个表演结束后，请讨论案例后面设置的问题，并请每一位小组成员做出自己的回答，小组讨论之后请训练主持点评，指出其中的关键点，回答各组问题。

【案例 3—6】

求助者：我和我的太太已经共同走过了四十年的风风雨雨，现在我们退休了，我喜欢待在家里，养养花，看看电视，而老伴儿却喜欢跑到外面参加社会活动，唱歌、跳舞、旅游，忙得不亦乐乎。我爱她，顺着她。可是我也特别希望她能够留在家里陪伴我。我现在有点不想再容忍她，昨天和她谈了谈。没想到，她不但不检讨自己，还嫌弃我没有生活情趣。如果我不改变，还对她有这么苛刻的要求，就打算与我分居或离婚。

工作者 1：太太喜欢社交活动，而您喜欢安静，您觉得太太不可理喻。

工作者 2：您一味溺爱自己的太太，造成她变本加厉，无法无天，再也无法约束她。

工作者 3：太太忽略了自己的责任，让您觉得不高兴。因为无法陪伴您，您也觉得很失落。

请回答下列问题：

- 工作者有没有准确地辨认求助者的情感？
- 工作者对求助者情感的反馈是否到位？
- 工作者在何处使用了情感反应技术，使用是否准确？
- 情感反应技术的使用对求助者有什么影响？对咨询关系有怎样的影响？

案例点评

本案例中，工作者1误解求助者的意思，所以无法反映求助者的真正感受。工作者2没有专注于倾听求助者的叙述，因此不但误解求助者的意思，也没有反映求助者的情感。工作者3反应正确，求助者的情感有两种：一是对太太生气，因为太太热衷社交，忽略家庭责任；二是自己缺少陪伴，觉得很失落。

②分组练习。同"案例3—1"。

4. 内容性反应技术

（1）要点提示。内容性反应技术是指工作者用自己的话，提纲挈领、简单扼要地将求助者所表达的内容回应给求助者以确定两人的互动是在有共鸣的基础上进行的。工作者所简述的语义，应该没有超越或减少求助者叙述的内容，通过内容性反应技术，工作者将求助者的陈述分门别类、归纳、比较，从中理出重要的咨询方向。

（2）技术训练

1）训练目的。掌握内容性反应技术的基本技巧，学会使用该技术，协助建立良好的咨询关系，提高求助者的咨询动机。

2）训练实施

①合组练习。将所有学员分为几个小组，每组10～15人，设训练主持1人，主持助理1人，其他学员为组员。设置不同情境下的求助者案例多个，选择其中一个案例，推选几名组员进行角色扮演，分别扮演工作者、求助者，其余人观察并练习倾听。

本训练的指导语如下：下述案例可能有不同的处理方案，扮演工作者、求助者的学员可根据自己的理解进行表演，每一个表演结束后，请讨论案例后面设置的问题，并请每一位小组成员做出自己的回答，小组讨论之后请训练主持点评，指出其中的关键点，回答各组问题。

【案例3—7】

求助者：我有一个女儿，一个儿子。老伴儿去世一年了，我总觉得孤独，想和孩子们住在一起。可孩子们有不同意见。女儿觉得我应该住到儿子家，因为她毕竟是嫁到别人家了，而且我儿子的经济条件比她这个姐姐好很多。但是儿子却认为子女们都负有对父母的赡养责任，所以我应该到他们家里轮流住。我提出要求半年多了，也没有一个人来接我。我为此很烦恼，门也不想出，晚上常常失眠，不知怎么办才好。

工作者1：您认为两个子女应该赡养您，您的儿子也同意，但您的女儿不赞成，因为她经济条件不好。为此，您的情绪有些低落，是这样吗？

工作者2：您养大了孩子，老了却没人愿意赡养您，然后您就很生气，决定去起诉他们。

请回答下列问题：

• 咨询过程中，工作者是如何使用内容性反应技术的？效果如何？对咨询关系有什么影响？

案例点评

本案例中，工作者1的反应是合适的，比较全面恰当地使用自己的语言将求助者的语义内容进行了反馈，工作者2的反应不全面，忽略了部分事实，且有部分主观推测超出了求助者叙述的内容。

②分组练习。同"案例3—1"。

5. 具体化技术

（1）要点提示。在针对老年人提供服务的过程中，工作者常常会遇到一些求助者，他们所陈述的思想、情感、事件是模糊、混乱、矛盾、不合理的。这些模糊不清的东西常常是引起他们困扰的重要原因，这时就需要运用具体化技术。所谓具体化技术是指工作者协助求助者清楚、准确地表达他们的观点、所用的概念、所体验到的情感以及所经历的事件。通过使用具体化技术可以使咨询的问题更加明确化，也使求助者能够更好地了解自己。

（2）技术训练

1）训练目的。掌握具体化技术的使用技巧和适用问题。

2）训练实施

①合组练习。将所有学员分为几个小组，每组 10～15 人，设训练主持 1 人，主持助理 1 人。设置不同情境下的求助者案例多个，选择其中一个案例，推选几名组员进行角色扮演，分别扮演工作者、求助者，其余人观察并进行练习。

本训练的指导语如下：下述案例可能有不同的处理方案，扮演工作者、求助者的学员可根据自己的理解进行表演，每一个表演结束后，请讨论案例后面设置的问题，并请每一位小组成员做出自己的回答，小组讨论之后请训练主持点评，指出其中的关键点，回答各组问题。

【案例 3—8】

求助者：昨天我终于有勇气和我儿子说，我要再婚。虽然他没有任何反应，不过我很高兴，终于跨出了第一步，勇敢地向儿子表达出我想再婚的决定。

工作者 1：您儿子在听说您要再婚时，有什么反应？

工作者 2：您高兴自己终于为自己做了一件事，敢于说出您想说的话。

工作者 3：听起来您终于敢为自己做了一些事，告诉我事情是如何发生的？

请回答下列问题：

● 在这一案例中，你将怎样使用具体化技术？对求助者有什么样的影响？

案例点评

本案例中，工作者 1 并未使用具体化技术，并且将注意力放在别人身上，不是放在求助者身上；工作者 2 使用的技术不是具体化技术，而是内容反应技术；工作者 3 使用的是具体化技术，协助求助者详细说明。

②分组练习。每人预先准备一个案例，相互不能预先沟通，进入训练现场；学员每 2 人一组，1 人扮演工作者，另 1 人扮演求助者，工作者对求助者咨询时，请使用具体化技术与前面所学的其他技术，并全程录像；20 分钟后，两人分析录像资料，讨论工作者的具体化技术是否正确，评估工作者扮演者表

情、姿势、语气语调的合理性。完成后继续互换角色训练。

三、影响性技术的主要技巧

影响性技术是心理咨询的重要技术，它与参与性技术不同，主要是工作者用来对求助者实施干预，帮助求助者解决心理问题，以促进咨询目标实现的一种方法。它主要包括面质、解释、指导、自我开放等技术。

1. 面质技术

（1）要点提示。面质技术是指当工作者在发现求助者出现言语与非言语行为不一致、逃避面对自己的感觉与想法、言语行为前后矛盾、不知善用资源、未觉察自己的限制等行为时，工作者指出求助者矛盾、不一致的地方，协助求助者对问题有进一步的了解。

面质技术能够促进求助者对自己的防御、矛盾、优势和劣势的了解，激励自我面对。但必须引起重视的是面质技术的使用必须建立在良好的咨询关系的基础上，以情感反应、共情等技术作为铺垫，否则带有一定的危险性。

（2）技术训练

1）训练目的。掌握面质技术的基本技巧，懂得利用面质技术，协助求助者觉察并探讨不一致的地方，进一步了解自己。

2）训练实施

①合组练习。将所有学员分为几个小组，每组 10～15 人，设训练主持 1 人，主持助理 1 人，其他同学为组员。设置不同情境下的求助者案例多个，选择其中一个案例，推选几名组员进行角色扮演，分别扮演工作者、求助者，其余人观察并练习倾听。

本训练的指导语如下：下述案例可能有不同的处理方案，扮演工作者、求助者的学员可根据自己的理解进行表演，每一个表演结束后，请讨论案例后面设置的问题，并请每一位小组成员做出自己的回答，小组讨论之后请训练主持点评，指出其中的关键点，回答各组问题。

【案例3—9】

求助者62岁，女性，因为情感问题前来求助。

求助者：我们同居3年了，虽然他现在不经常来找我，不过我仍然相信他需要我，离不开我（双手紧握，眼神转离工作者的注视），这是我继续跟他在一起的原因（头下垂，音量变小）。当初是我主动愿意跟他同居的，我觉得两个相爱的人能够在一起，是最幸福的事，所以我没有要求名分。最近半年来，他不再总是到我这里来，我相信他可能是因为太忙了（眼神再次转离工作者的注视）。不过我坚信他当初说的话，他爱我胜于爱他太太（眼神再次转离工作者的注视），所以我对他很信任（声音转弱）。

工作者1：3年前你不顾一切跟他同居，也没要求名分。虽然最近他不常来看你，可是你了解他，认为他这样做是情非得已，而且你信任他说的话，所以对他很放心。

工作者2：你刚刚提到，他最近一年不常到你这里来，不知道他这一年来共找过你几次？

工作者3：虽然你没有名分，而他最近很少到你这里来，不过想到他3年前说的誓言，你就安心了。虽然你这样认为，可是我却从你的动作表情看到你内心的焦虑，似乎你对他的誓言不再有信心。不知道我的感觉对不对？

请回答下列问题：

● 在这一案例中，你将怎样使用面质技术？对求助者有什么样的影响？

案例点评

本案例中，工作者1使用的技术是内容反应技术，非面质技术。工作者2使用的技术是具体化技术，非面质技术。工作者3面质求助者语言行为与非语言行为之间的矛盾，协助求助者觉察内在的冲突。

②分组练习。在合组训练的基础上，每3人一组，1人扮演求助者，1人扮演工作者，另1人为观察者；可以从生活中的事件和已有资料中收集案例；由"观察者"介绍案例，"求助者"与"工作者"扮演案例中的角色；"工作者"要使用面质技术予以回应，并在回应中结合训练要求与训练要点；"求助者"要仔细体会对"工作者"的感受，然后将自己的感受反馈给"工作者"；完成后，互换角色继续训练。

2. 解释技术

（1）要点提示。解释是运用某一理论来描述求助者的思想、情感和行为的原因、实质等。解释使求助者从一个全新的、更全面的角度来重新面对困扰、周围环境及自己，并借助于新的观念和思想来加深对自身的行为、思想和感情的了解，产生领悟，提高认识，促进变化。在使用解释技术时，要注意解释应该建立在对求助者情况的准确把握基础上，在进行解释时要明确自己想解释的内容是什么，还要灵活运用解释的方法。根据实际情况就求助者情况做出合适的解释。

（2）技术训练

1）训练目的。使学习者凭借自己的理论和经验，针对不同求助者的不同问题做出各种不同的合适解释，从而提高自己理论联系实际的能力。

2）训练实施

①合组练习。将所有学员分为几个小组，每组 10 ~ 15 人，设训练主持 1 人，主持助理 1 人，其他同学为组员。设置不同情境下的求助者案例多个，选择其中一个案例，推选几名组员进行角色扮演，分别扮演工作者、求助者，其余人观察并练习倾听。

本训练的指导语如下：下述案例可能有不同的处理方案，扮演工作者、求助者的同学可根据自己的理解进行表演。每一个表演结束后，请讨论案例中所用的心理治疗理论，并请每一位小组成员做出自己的回答，小组讨论之后请训练主持点评。

【案例 3—10】

求助者 62 岁，男性，因为无法与异性维持持久的关系而求助。

求助者：去年我总共交了三个女朋友，最长的维持了两个月，最短的只维持了一星期。现在一想谈恋爱就害怕。我怀疑是我自己魅力不够，无法留住女朋友的心；但又觉得自己外表不差，经济条件也很好，就是不知道为什么，女朋友老是跑掉。

工作者：去年你交了三个女朋友，却留不住任何一个，让你觉得很丧气。你感到不解的是，你自己的条件不错，为什么女朋友老是跑掉。

求助者：我现在对自己没有信心，可又不甘寂寞。真是不知道该怎么办了。

工作者：您能谈谈你跟你前妻的关系吗？这种情况可能与你同异性交往的方式有关系。一般来说，一个人的人际关系模式有一定的稳定性。你的各方面条件不比别人差，可就是不能留住女朋友的心，说明你还有待于改进和挖掘，可以重新反思一下你的亲密关系模式，从中找到启发。

案例点评

本案例中，工作者使用了家庭治疗理论对求助者的问题进行解释。

②分组练习。在合组训练的基础上，每 3 人一组，1 人扮演求助者，1 人扮演工作者，另 1 人为观察者；可以从生活中的事件和已有资料中收集案例；由"观察者"介绍案例，"求助者"与"工作者"扮演案例中的角色；"工作者"要使用解释技术予以回应，并在回应中结合训练要求与训练要点；"求助者"要仔细体会对"工作者"的感受，然后将自己的感受反馈给"工作者"；完成后，互换角色继续训练。

3. 指导技术

（1）要点提示。指导是指工作者直接地指出求助者该如何做某事、说某些话或以某种方式行动。指导是影响力最明显的一种技巧，如果能够灵活而正确地运用可以强有力地提高咨询效果。

（2）技术训练

1）训练目的。使学习者了解指导技术的作用，掌握指导技术的运用方法，提高咨询的效果。

2）训练实施

①合组练习。将所有学员分为几个小组，每组 10~15 人，设训练主持 1 人，主持助理 1 人，其他同学为组员。设置不同情境下的求助者案例多个，选择其中一个案例，推选几名组员进行角色扮演，分别扮演工作者、求助者，其余人观察并练习倾听。

本训练的指导语如下：下述案例可能有不同的处理方案，扮演工作者、求助者的同学可根据自己的理解进行表演。每一个表演结束后，请讨论案例中所用的指导技术的应用，并请每一位小组成员做出自己的回答，小组讨论之后请训练主持点评。

【案例 3—11】

求助者 65 岁，男性，因为后悔自己对妻子的不良态度而过分自责，前来求助。

求助者：我现在很后悔，一直在自责。我骂她自私自利，整天跑到外面去唱歌跳舞，家里的事情不能尽心尽责。我也知道她这几天照顾孙子其实也很辛苦。我这几天一直都睡不好。

工作者：你后悔当初不该这样责备她。似乎你内在有个强烈的自责声音，让你无法安心。我想让你内心自责的声音具体化，看看它如何责备你，让你睡不好。这边有一堆垫子，请你从里面选一张，代表内心责备的声音，另一张代表自己。当责备的声音和你说话时，你就坐到相应的垫子上。好，现在开始。

案例点评

本案例中，工作者使用指导技术处理求助者个人内在的冲突。

②分组练习。在合组训练的基础上，每3人一组，1人扮演求助者，1人扮演工作者，另1人为观察者；可以从生活中的事件和已有资料中收集案例；由"观察者"介绍案例，"求助者"与"工作者"扮演案例中的角色；"工作者"要使用指导技术予以回应，并在回应中结合训练要求与训练要点；"求助者"要仔细体会对"工作者"的感受，然后将自己的感受反馈给"工作者"；完成后，互换角色继续训练。

4. 情感表达技术

（1）要点提示。情感表达技术是根据求助者的问题，工作者告知自己的情绪、情感活动状况，让求助者明白的一种工作技术。需要注意的是情感性表达不是为了表达自己而表达，工作者通过情感性表达为求助者服务，表达内容和方式应该以有利于咨询的进行为原则。

（2）技术训练

1）训练目的。使学习者学会正确情感表达的技巧及适用场合，并区分与情感反应的不同。

2）训练实施

①合组练习。将所有学员分为几个小组，每组10~15人，设训练主持1人，主持助理1人，其他同学为组员。设置不同情境下的求助者案例多个，选择其中一个案例，推选几名组员进行角色扮演，分别扮演工作者、求助者，其余人观察并练习倾听。

本训练的指导语如下：下述案例可能有不同的处理方案，扮演工作者、求助者的同学可根据自己的理解进行表演。每一个表演结束后，请讨论案例中情感表达技术的应用，并请每一位小组成员做出自己的回答，小组讨论之后请训练主持点评。

【案例 3—12】

求助者 60 岁，男性，因为工作问题，前来求助。

求助者：公司不能公平对待员工。虽然我是退休返聘的，但我工作一直兢兢业业，不能因为我年龄大了，就一脚把我踢开吧。

工作者：听起来你对单位失望极了，可以说说发生什么事吗？

求助者：我自从 55 岁退休后，就到这家公司工作，因为我工作经验丰富、任劳任怨，他们非常欣赏我，我是公司里不可或缺的人。这几年，公司发展壮大很快，分工越来越细，我能做的工作也越来越少而且越做越基层。前几天，因为别人工作的失误，主任责备我，说我这个位置，任何人都可以胜任。我很委屈，觉得自己太傻了，被人家利用了这么久，现在人家成功，就想把我一脚踢开。

工作者：我理解你现在的感受，我也为你感到委屈和愤怒，有一种为人作嫁衣裳的感觉，公司让人感到很失望，自己的付出得不到相应的回报。我很欣赏你的直率和真诚，也佩服你对公司的付出，公司这样对你，确实让人接受不了。

案例点评

本案例中，工作者使用情感表达技术表达了自己对公司、求助者的情感，运用得当。

②分组练习。在合组训练的基础上，每 3 人一组，1 人扮演求助者，1 人扮演工作者，另 1 人为观察者；可以从生活中的事件和已有资料中收集案例；由"观察者"介绍案例，"求助者"与"工作者"扮演案例中的角色；"工作者"要使用情感表达技术予以回应，并在回应中结合训练要求与训练要点，"求助者"要仔细体会对"工作者"的感受，然后将自己的感受反馈给"工作者"；完成后，互换角色继续训练。

5. 内容表达技术

（1）要点提示。内容表达技术是指工作者传递信息、提出建议、提供忠告、给予保证、进行褒贬和反馈等。内容表达技术要求工作者的表达要清晰、准确、通俗易懂，能让求助者准确理解并具有可操作性。内容表达时应注意措辞的缓和、尊重，不应该认为自己的忠告、意见是唯一正确的、必须实行的。

（2）技术训练

1）训练目的。使学习者学会正确的内容表达技巧及注意事项。

2）训练实施

①合组练习。将所有学员分为几个小组，每组 10~15 人，设训练主持 1人，主持助理 1 人，其他同学为组员。设置不同情境下的求助者案例多个，选择其中一个案例，推选几名组员进行角色扮演，分别扮演工作者、求助者，其余人观察并练习倾听。

本训练的指导语如下：下述案例可能有不同的处理方案，扮演工作者、求助者的同学可根据自己的理解进行表演。每一个表演结束后，请讨论案例中内容表达技术的应用，并请每一位小组成员做出自己的回答，小组讨论之后请训练主持点评。

【案例 3—13】

求助者 75 岁，男性，因与女儿发生矛盾前来求助。

求助者：因为我老伴儿在一年前去世了，从那时起我就一直一个人住。当时，我女儿就提出要和我一起住。让我住到她家里去，或者她们一家三口搬到我这里来。我知道女儿是一片孝心。但是，我觉得老年人和孩子们有代沟，生活方式也不一样，生活在一起肯定有很多不方便的地方。特别是我喜欢抽烟，她们一直反对我，但我就是喜欢。而且我还有一些好朋友经常来家里玩，如果她们搬回来住，我就不能请朋友来家里玩，如果住到她们家里去，那基本就是和朋友断交了。

工作者：您的女儿想和您一起住，能够照顾到您，说明她很有孝心，我为您有这样一个女儿替您高兴。但是，我也看到您这么多年来，有自己的生活圈子，有自己的生活习惯，一时间也不想打破，更重要的是您不想给女儿一家添麻烦。您现在处于一种矛盾与冲突的状态，对不对？

案例点评

本案例中，工作者从自己的角度发表了自己对问题的看法，并提供了一些应对问题的建议，属于内容表达技术。

②分组练习。在合组训练的基础上，每3人一组，1人扮演求助者，1人扮演工作者，另1人为观察者；可以从生活中的事件和已有资料中收集案例；由"观察者"介绍案例，"求助者"与"工作者"扮演案例中的角色；"工作者"要使用内容表达技术予以回应，并在回应中结合训练要求与训练要点；"求助者"要仔细体会对"工作者"的感受，然后将自己的感受反馈给"工作者"；完成后，互换角色继续训练。

6. 自我开放技术

（1）要点提示。自我开放也称自我暴露、自我表露，指工作者提出自己的情感、思想、经验与求助者共同分享。它是情感表达与内容表达的一种特殊组合。工作者开放自己的经验最重要的是让求助者领悟到工作者的平凡，将自己与工作者放在平等的位置上，并且愿意对问题负责。当求助者看到工作者像自己一样也曾被类似的问题所困扰，就能够比较客观地看待自己，并且增加自己克服困难的勇气。之所以使用自我开放技术，是为了回应求助者自我贬低、对工作者过度依赖的情况，使自己成为能够深入探索自己、发现自己，并进而解决问题的自我负责的人。

（2）技术训练

1）训练目的。使学习者掌握自我开放的基本技巧、适用时机及功能，以便更好地促进求助者自我开放。

2）训练实施

①合组练习。将所有学员分为几个小组，每组10～15人，设训练主持1人，主持助理1人，其他同学为组员。设置不同情境下的求助者案例多个，选择其中一个案例，推选几名组员进行角色扮演，分别扮演工作者、求助者，其余人观察并练习倾听。

本训练的指导语如下：下述案例可能有不同的处理方案，扮演工作者、求助者的同学可根据自己的理解进行表演。每一个表演结束后，请讨论案例中自我开放技术的应用，并请每一位小组成员做出自己的回答，小组讨论之后请训练主持点评。

【案例3—14】

求助者66岁，女性，因老伴儿去世，想与其他男性交往而屡屡受挫前来求助。

求助者：他去世后，我一直过得很不安稳。想再找一个像他那样的伴侣，可是一再失望，渐渐地，我觉得孤单，后来我逐渐退出交友圈，总是独来独往。夜深人静时，我常常以泪洗面。

工作者1：我觉得你的想法有些偏激。伴侣本来就难找，如果将自己封闭起来，就更找不到了。你这样下去，还可能失去友谊。不但没有伴侣，连普通朋友也没有了呢。

工作者2：我以前曾经跟你有类似的经验与想法，可是没有坚持多久。没有朋友的日子好可怕。有一次我生病，等人发现时我已经昏死过去。所以，我劝你还是不要远离人群，毕竟人人都需要朋友的帮助。

工作者3：自己相知相惜的人去世后，觉得整个世界都没有人可以跟他相比，最后让自己陷入最深的孤独，这种经验我曾经有过。我的男朋友意外去世后，我觉得世界上再也找不到人可以托付终身。经过一段很孤独的时间后，有个朋友告诉我，他想和我交往，可是我的想法让他却步。他认为虽然跟我过去的男朋友不同，但他有他的特点，至少该给他机会让两人交往后再做论断，这也是给自己机会。

案例点评

本案例中，工作者1的自我开放是对求助者行为的批评，因为对求助者的问题没有帮助。工作者2利用自我开放的机会说服求助者做某种决定，这种做法有违咨询伦理，因此对求助者的问题没有帮助。工作者3的自我开放，协助求助者注意问题的关键，以及可以运用的资源。

②分组练习。在合组训练的基础上，每3人一组，1人扮演求助者，1人扮演工作者，另1人为观察者；可以从生活中的事件和已有资料中收集案例；由"观察者"介绍案例，"求助者"与"工作者"扮演案例中的角色；"工作者"要使用自我开放技术予以回应，并在回应中结合训练要求与训练要点；"求助者"要仔细体会对"工作者"的感受，然后将自己的感受反馈给"工作者"；完成后，互换角色继续训练。

7. 影响性概述技术

（1）要点提示。工作者将自己所陈述的主题、意见等经组织整理后，以简明扼要的形式表达出来，就是影响性概述技术。影响性概述能够使整个咨询过程脉络清楚、条理分明，有利于求助者把握全局、加深印象。一般来说，影响性概述可以在面谈中使用，也可在结束时使用。特别是在面谈结束时，工作者会总结求助者的主要问题、原因及影响等，然后小结咨询双方所做的工作，概述自己所阐述的主要观点。

（2）技术训练

1）训练目的。使学习者掌握影响性概述的基本技巧，了解其功能及相关注意事项。

2）训练实施

①合组练习。将所有学员分为几个小组，每组 10～15 人，设训练主持 1 人，主持助理 1 人，其他同学为组员。设置不同情境下的求助者案例多个，选择其中一个案例，推选几名组员进行角色扮演，分别扮演工作者、求助者，其余人观察并练习倾听。

本训练的指导语如下：下述案例可能有不同的处理方案，扮演工作者、求助者的同学可根据自己的理解进行表演。每一个表演结束后，请讨论案例中影响性概述技术的应用，并请每一位小组成员做出自己的回答，小组讨论之后请训练主持点评。

【案例 3—15】

求助者 72 岁，女性。因无法和老伴儿和谐相处，导致婚姻失调而求助。五次咨询后，求助者和丈夫的关系改善，夫妻的冲突已经降低。

工作者：在前几次咨询中，我们同意今天是最后一次咨询，并且在今天结束咨询。进入主题之前，我想了解，你对最后一次咨询的感觉与想法。

求助者：我觉得有些难过。我不能每个礼拜来找你，有了问题需要自己解决，我担心自己是否能应对得了。

工作者：咨询结束后，你必须独自面对问题，但你担心自己的能力不足。

求助者：虽然现在我和老公的关系有所改善，但这些是因为有你的帮助，让我能看清自己的问题。我不知道我和我老公以后会不会再有矛盾，到时候真不知道要怎么办。

工作者：你觉得能力不够，感到有些着急。

求助者：没错！没错！我就是这个意思。

工作者：我理解你的担心，人要独自面对一些困难时总会有这样的想法。不过，我相信你已经具备了这样的能力，即使以后再出现矛盾，你也会根据我们讨论过的方法去妥善解决。就你跟先生的沟通问题，你也顿悟到是自己跟父母问题的反映，沿着这条思路去慢慢解决吧。首先要真正认清自己存在的问题，以及和先生关系的处理方法。你看是不是这么回事？所以，根源还在你跟父母的关系上，希望你以后能很好地处理自己的问题。

案例点评

本案例中，工作者运用影响性概述将求助者的问题从头到尾梳理了一遍，让求助者更清晰地理解自己的问题所在，这对于后续问题的解决奠定了基础。

②分组练习。在合组训练的基础上，每 3 人一组，1 人扮演求助者，1 人扮演工作者，另 1 人为观察者；可以从生活中的事件和已有资料中收集案例；由"观察者"介绍案例，"求助者"与"工作者"扮演案例中的角色；"工作者"要使用影响性概述技术予以回应，并在回应中结合训练要求与训练要点；"求助者"要仔细体会对"工作者"的感受，然后将自己的感受反馈给"工作者"；完成后，互换角色继续训练。

第 3 节　老年人团体心理辅导技能

学习单元 1　老年人团体心理辅导的阶段

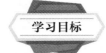

掌握老年人团体心理辅导的实施步骤

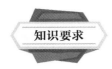

团体心理辅导是心理辅导的重要方法之一，对于老年人而言，团体辅导是一个增进老年团体成员的相互支持，改善其态度、人际关系和应对实际生存环境等的社会生活功能，以及满足老年人工具性和情感性需求的过程。团体心理辅导的过程主要包括团体形成前的准备阶段、团体初期阶段、团体转换阶段、

团体中期阶段和团体结束阶段。

一、团体形成前的准备阶段

团体心理辅导是一项专业活动，是有计划、有目的的专业行为。工作者在小组开始前，需要通过团体规划理清思路，制订好行动计划。团体规划的主要内容包括：

团体的类型是什么？即小组主要偏向治疗性小组、支持性小组还是社交与娱乐小组？

团体的目标是什么？机构的目标是什么？领导者希望达成的目标是什么？

团体将服务于哪些人？他们的需要是什么？有多少人会成为小组的组员？如何选择他们？他们将做什么准备？

团体将在哪里聚会？聚会的时间、频率和长度分别是什么？

谁将带领这个团体？他是否具有带领团体的资质和能力？

团体将探讨的主题是什么？

是否有机构和组织的政策影响团体的发展？

需要进一步与哪些重要的人做接触，以寻求他们的赞同、建议和支持？

团体将被谁评估？用什么方法评估？

二、团体初期阶段

团体初期阶段是指从团体的第一次会期到团体形成的这段时间。由于这是组员对团体产生认同，工作者与组员、组员与组员之间形成最初的相互关系的时期，所以显得特别重要，它为后来团体工作的开展奠定了极为重要的基础。多数团体辅导员认为，在整个团体的生命历程中，团体初期通常是最困难与最具挑战性的时期。

在团体初期阶段，如何有效地开始团体的第一次活动，是对工作者的最大挑战。第一次团体活动会为团体定下一定的风格和基调，对团体日后的发展产生决定性的作用。有的工作者是以独特的自我介绍开始，有的工作者以新颖的暖身活动开始，还有的工作者以一首切合主题的音乐开始。无论哪种方式，工作者一定要留意自己的一言一行，务必表达出自己对组员的尊重、真诚和接

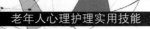

纳。第一次团体活动的一个很重要的工作是让组员相互认识，可以是以自画像的方式、相互采访的方式或配对沟通的方式等，可以根据组员的特征和团体的类型做一些有创意的设计。接下来，还需要澄清团体和组员的目标并订立团体契约，以及协助团体产生信任的团体氛围。在这个阶段，工作者在团体中处于中心地位，因此，工作者要做好一个联结者的角色并承担示范者的角色，努力带领小组确定共同的目标并形成相互支持、尊重和接纳的团体气氛。

三、团体转换阶段

从团体最初形成到团体进入工作期这一段时间称为团体转换期。在这个阶段中，工作者和团体成员会面临各种防卫性的抗拒，经历各种控制和权力的争夺，出现各种冲突，这是一段很艰难的时期。在这个阶段，组员的任务一方面是面对自己的情绪和反应，并学会去表达它；另一方面必须学会用一种关怀和建设性的方式去面对其他成员，以及愿意保持开放和非防卫的态度去接受其他组员的回馈。对于工作者来说，他的任务是引导组员之间有更进一步的互动，处理团体中可能出现的抗拒行为，协助团体产生更强的凝聚力，如果发生冲突，帮助团体发展自己的力量面对和解决它。

四、团体中期阶段

团体中期，实际就是团体成熟后进入的工作期。在这个阶段，团体由仅仅是组员一般聚会的虚体变成由相互间关系联结而成的实体，此时团体的结构稳定，组员更了解、接纳他人，更愿意相互帮助，尝试行为改变及解决问题，以追求个人及团体目标的达成。

团体中期主要有以下特点：第一，团体的凝聚力增强。团体间信任逐渐加强，每个人都可以自由地表达，组员觉得彼此间、与领导者之间有紧密的情感联系，团体对组员来说，是有吸引力的。第二，经过冲突和挣扎，组员发觉了小组对自己的尊重和接纳，组员觉得建设性的改变是有可能的，因此，组员相信借助彼此的投入，团体会促进自己的成长及困惑的解决。第三，互助合作的形成。组员在充分信任的情况下，开始彼此关怀，通过持续不断的回馈、互相协助、真诚面质，分享经验、知识和技能，交流与合作，帮助其他组员，也被其他组员帮助，小组互助网络形成。

团体中期阶段的主要任务在于维持团体良好的互动，协助组员从团体中获得新的认知，协助组员把感悟转化为行动并协助组员解决问题。

五、团体结束阶段

团体在中期完成工作任务，组员基本达到目标后就进入了结束期，这是团体的最后阶段。团体的结束是组员在达到他们的目标后到小组解散的一段时间，是一个巩固团体所学、处理未完成事件、与小组外环境相联系的动态过程。

在这个阶段，主要的工作任务包括处理组员的分离情绪，维持和巩固在团体中的所学并将其扩展到现实的生活环境中，协助组员走向独立并面对团体外的环境，计划未来，处理遗留问题并安排跟进工作。

每一个团体都有它的生命周期，有开始就一定会有结束。在和谐、祝福与期望达成中顺利结束的团体辅导才算真正完成了它的生命历程，画上了一个圆满的句号。

学习单元2　老年人团体心理辅导的技巧

掌握团体沟通的方法与技巧
掌握在团体中协同领导的方法与技巧

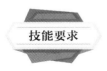

一、团体沟通技巧

团体在本质上并非是静止的结构状态，而是一种运动的有机体状态。沟通则是团体成员或团体与其内外环境之间信息的传递、交换与相互影响的过程，是个体内在和外在相结合的过程，也是团体最基本的互动过程。没有沟通根本无法形成团体，组员间也根本没有办法进行互动。沟通甚至被称作是团体的关键动力之一，是"小组的生命力"。

1. 非言语沟通技巧

（1）要点提示。非言语沟通是以手势、身体姿态、语调、发音、节奏、音量、韵律、身体空间、触摸等言语之外的信息进行的沟通。它能够重复和强调言语的内容和表达其中包含的情绪。当人们要强调某些要表达的内容时，会提高声音或者压低声音。非言语行为常常可以替代言语来进行表达。比如鼓掌表示赞许，以相互不来往的行为替代"不快"的言语表达。非言语行为（见表3—1）常常还可起到补充言语行为的作用，使我们传达给对方的信息更为完整和充分。非言语沟通的最后一个功能是调整沟通过程。比如人们在交谈的时候可以通过人际距离的调整，表示更加亲密或者更加疏远。

（2）技术训练

1）训练目的。促使团体成员彼此熟悉，了解非言语沟通的特点以及在人际沟通中的作用。

2）训练实施。将所有学员分为几个小组，每组5人，根据下述步骤进行操作。

①工作者给每位组员发一张字条，并要求组员写上"表情""工作""住址""嗜好"四个方面的有关信息。

②工作者说："寻人好难，如果不准讲话更难"。要求每人将自己的名字及以上四项资料填入字条内，然后折起。

③把组员分为两组（每组约5人），如果人数多时，可以轮番进行几次。

④以比赛形式进行。第一组先派一位代表，抽出对方一位组员的字条，并在15秒内按指示演示此组员惯常的表情、工作、住址或嗜好，让其余组员猜一猜这人是谁。代表不可以出声，只可用手势。

⑤两组轮流进行，次数视时间和兴致而定。最后，比较哪一组猜中次数较多。

操作结束后，请组员回答下列问题：

● 利用非言语来传递信息你认为最困难的是什么？

● 言语与非言语沟通的区别是什么？

● 在进行非言语沟通时，为读懂别人的意思，你要特别注意什么？

表 3—1　工作者非言语行为目录表

	期望	不期望
脸部表情	● 直接的目光接触（某些文化禁止或排斥除外） ● 温馨、关怀的脸部表情 ● 与组员平视 ● 适度地变化与生动的脸部表情	● 目光不接触 ● 凝视人或物体 ● 挑起眉毛，紧皱眉头 ● 目光不平视（向上看或向下看） ● 过度地点头 ● 打哈欠 ● 冷漠或僵硬的面部表情 ● 不适当的微笑 ● 紧闭嘴唇或咬紧嘴唇
姿势态度	● 适当的手势表达，适当的姿势动作 ● 身体微向前倾，呈放松状态 ● 不停地点头表示注意 ● 肯定地点头	● 僵硬的身体 ● 身体弯曲呈某个角度朝向组员 ● 双手局促不安或不停地搅动 ● 双手交叉抱在胸前 ● 身体在椅子上蠕动或晃动 ● 无精打采地坐着或把脚翘在桌子上 ● 把手或手指放在嘴上 ● 用手指着以示强调 ● 双手插在衣服口袋里 ● 不断变换身体姿势 ● 身体后仰，几乎躺在椅子上
声音	● 清楚听到，但不大声 ● 温馨的语调 ● 调整语调以反映出对组员信息的感受与情绪的差异	● 喃喃自语或听不到声音 ● 单调的声音 ● 犹豫的语调 ● 经常性的语法错误 ● 沉默的开端 ● 太过活泼的语调 ● 缓慢、快速、断音的语调 ● 使用口头禅 ● 神经质地大笑 ● 时常清喉咙 ● 非常大声地说话 ● 语调嘲讽、不屑

续表

	期望	不期望
身体接近度	● 在组员中间，不太近也不太远	● 太过接近或距离太远 ● 隔着桌子或其他障碍物交谈
使人分心的习惯		● 玩头发 ● 玩笔 ● 嚼口香糖 ● 拉扯衣服 ● 喝饮料 ● 敲手和脚

2. 沟通模式选择技巧

（1）要点提示。当组员刚刚进入一个固定地点时，沟通模式经常取决于环境的影响，如座位的安排、现场的气氛等，当团体稳定之后，内在地位对团体沟通的影响便会凸显出来。团体中一般有以下几种沟通模式：

①无反应的沟通：领导者发出信息，团体成员没有反应。

②无法建立联系的沟通：团体成员每个人都为自己的目标和需求着想，没有与其他人进行沟通的意愿，组员间无法建立起实质性的联系。

③领导者控制的沟通：团体的沟通以工作者为中心，信息的发出和接收围绕工作者，工作者与组员间一问一答，小组成员之间没有建立起沟通的网络。

④私下交谈。组员间一对一私下交谈，在小组层面没有相互沟通。

⑤次小组的沟通。小组中明显地出现了封闭或半封闭的次小组，沟通在次小组内进行，没有整个小组层次的沟通。

⑥刻板的沟通：每个人只与自己相近的人沟通，不关注也不回馈其他人。

⑦理想的沟通：沟通路径多元，每个人都可与小组中其他人沟通，所有组员共同讨论问题，解决问题，无明显的次小组出现，沟通充分。

前六种沟通形态一般出现在小组的早期，次小组和刻板的沟通也可能出现在小组的中期。第七种方式通常出现在小组转换期后，小组达到这种状态后，组员会比较开放，参与较多，在小组中能够获得较大的满足，团体动力形成并保持良好，团体进入成熟状态。

（2）技术训练1——人际彩带

1）训练目的。促使成员觉察自己人际互动的态度与方式，接受多元的人际观念，学会求同存异。

2）训练实施。将所有学员分为几个小组，每组 5 人，根据下述步骤进行操作。

①邀请一个成员作为人际彩带的主角，其他成员分别扮演该成员的社会关系中的不同角色，如父母、亲戚、朋友等。

②从该成员向其他成员延伸出不同距离（代表亲疏程度）的人际彩带，形成人际彩带网络。

③该成员分别向每位成员做此时此地的表达，每位成员先以走近、保持或远离的姿态反馈感受，然后再用语言反馈自己的感受和想法。对于处在紧张状态的彩带关系，成员要想办法通过沟通的方式调整，达到相对放松的状态。期间，其他角色的成员可以给该成员建议或支持。

④该成员体验整个活动后分享感受和想法。

⑤时间充足可以让其他成员分别成为主角进行体验分享。

（3）技术训练 2——寻找知音

1）训练目的。加强团体成员之间的进一步了解，体会什么是开放式沟通及其优缺点。

2）训练实施。将所有学员分为几个小组，每组 5 人，根据下述步骤进行操作。

①团体工作者告诉组员本次活动是寻找与自己有相同特征的成员，组员在找寻过程中可以随意走动，尽量加强彼此的沟通。

②第一次工作者可以让组员在组内找到与自己在最喜欢的一种颜色、最喜欢吃的一种水果和最喜欢的一位明星三个方面爱好都相同的同学结成一组，看哪组成员速度最快。

③下一轮工作者可以加大难度，改成找寻与自己四个方面相同的组员结成一组。

④找到知音的组员可以就相同的爱好展开进一步讨论。

二、团体领导技巧

任何一个团体的运作和发展，都需要一位优秀且有效能的团体领导者，他将引导整个团体的基本走向，甚至是团体成败的关键。

1. 团体领导的角色

（1）要点提示。为了完成团体工作的任务，工作者需要承担一定的角色，以下介绍几种主要的工作者角色。

1）引导者。工作者引导团体的产生和团体的过程，并在动力形成后，引导团体朝向目标。作为引导者，工作者需要不断地澄清团体目标，指明团体的方向。但是引导不是强制或过度的干预，那样，将会减少组员的自决和小组本身动力的形成。

2）促进者。团体的动力不会自发地产生，工作者需要对团体中发生的事件做出及时的反应，培育出团体中信任、温暖的气氛和组员间朝向团体目标的正向互动行为。

3）调解者。团体成员来自不同背景，每个人都有自己的独特性，有自己在团体中的目标。因此当他们之间出现矛盾与冲突时，工作者需要适时地进行调解，促使小组顺利地发展。

4）代理人。代理人的角色在团体内外同时存在。在团体内，工作者作为机构的代理人提供团体成员所需的资源和信息；在团体外，作为团体成员的代理人与其他机构、组织或团体沟通协调，争取组员所需的资源和信息。

5）评估者。在团体过程的任何一个阶段，工作者都是一个评估者，需要评估成员的需求、在团体中的成长与改变、团体进程的快慢、团体目标达成的程度等，并根据评估及时总结工作的得失，决定介入的行为。

（2）技术训练

1）训练目的。让学员理解领导者在团体工作中可能担当的角色以及不同角色间的区别。

2）训练实施。将所有学员分为几个小组，每组5人，根据下述步骤进行操作。

①让组员选择一个大家都感兴趣的话题。由成员轮流来主持小组，每人5分钟。最好每个成员扮演的领导者角色不要重复，这样5个人刚好把每种角色都扮演一次。

②整个过程实际就是一个角色扮演活动，要求组员积极配合，不能过分抵制。在这个练习中，角色的扮演有很强的人为性，角色转换也非常快，因此，

团体成员不用像在正式团体中那样高度敏感。

③角色扮演结束后，全体成员讨论以下问题：每个团体中角色扮演最出色的是哪位成员？为什么？如果你来扮演这个角色，你会怎么处理？

④指导教师对学员表现进行点评。

2. 协同领导

（1）要点提示。所谓协同领导是指由两个互相合作的领导者一起带领一个团体的模式。配合默契的协同领导对于团体工作的开展有着一定的优势。两位领导者可以分享自己的生活和工作经验，互相支持，取长补短；在工作中能互相提供有价值的反馈，商讨工作中出现的问题并提出可能的解决方案；同时，协同领导也可以在如何与他人、团体建立关系方面，为团体成员提供榜样。

当然，协同领导也存在弊端。不和谐的协同领导者之间会产生权力之争，最终导致团体成员之间的帮派斗争而使团体走向分裂。因此，协同领导者之间的态度、风格、团体目标的一致性以及配合的默契程度将影响到协同领导的成功与否。

（2）技术训练

1）训练目的。让学员练习在团体工作中使用协同领导以及体会协同领导的优缺点。

2）训练实施。将所有学员分为几个小组，每组 6~8 人，以成员组成为偶数为佳。

①让组员选择一个大家都感兴趣的话题，结成小组。然后组员根据需要扮演这些小组的成员。

②每两个学员一组，分别协同带领小组 10 分钟，引导组员就设定主题展开讨论。

③全体学员讨论以下问题：你认为哪组学员领导得最好？为什么？与他人协同领导最困难的是什么？根据已有经验，在领导一个团体之前，你希望与自己协同领导的同伴谈论什么问题？自己要在哪些方面做好准备？

学习单元 3　专用于老年人的团体心理辅导方法

了解专用于老年人的团体心理辅导方法

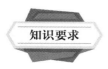

　　运用团体方式对老年人进行心理辅导具有很大的优势。首先，团体的动力性作用可以让老年人们建立起融洽的关系，相互支持与帮助，在更短的时间内为更多的老年人提供必要的辅导帮助。相较于其他人群，老年人因为其特有的身心特点，在团体心理辅导过程中需要顾及这些因素，挑选适合老年人的团体辅导方式对老年人的帮助会更大。现实辨识小组或者动机激发小组可以用于认知能力明显有限的老年人。身心功能较好的老年人可以参加正规的治疗小组、社交或娱乐小组等。

一、现实辨识小组

　　近年来，随着我国人口老龄化的加剧，老年人寿命的延长，患有痴呆症的老年人的数量也呈上升态势。据一项调查显示，上海 80 岁以上老年人认知障碍患病率高达 30%。因此，延缓老年人的认知老化，预防老年痴呆症的发生，就显得尤为必要。现实辨识小组是老年人，特别是存在轻度和中度认知障碍的老年人比较需要的一种小组形式。现实辨识小组隐含的假设是，如果向老年人提供持续的刺激和适当的环境提示，帮助他们重新搞清楚自己目前身在何处，可能会有助于阻止老年人的记忆力丧失。

　　一般来说，现实辨识小组最适合于轻度到中度头脑混乱或具有记忆力丧失问题的老年人。能够意识到自己对时间、方位或人的辨识能力下降，但仍有能力动员起足够的认知技能，运用环境提示实现认知功能的老年人最适合参加现实辨识小组。小组成员在认知能力上应该处于同一水平。现实辨识小组的理想人数为 5~7 人。在时间安排上，每天安排 1~2 次小组活动，每次 30 分钟。

现实辨识小组会将多种活动组合在一起，目的是用实际的辨识活动刺激老年人，让他能弄明白时间、方位或者是人。现实辨识小组的核心工具有导向板、活动挂图、公示板或者是黑板，上面列出当前的时间、季节、天气情况、即将到来的节日和活动、小组聚会的地点或者是其他的环境线索，帮助老年人增强辨识能力。在小组开始时，大家要一起回答今天是几号、什么季节等问题。接下来的环节是要通过一系列的活动刺激老年人的感觉系统，教老年人一些新东西，或者让他们筹划将来过节的活动或者是围绕一些事件的活动。这类活动可能包括听音乐、制作艺术品、做简单的身体运动或者是智力游戏，以及其他可以刺激认知、改进身体功能的活动。

二、动机激发小组

老年人中会有一部分人因为各种原因缺乏参与的动机，而通过一定方式激发老年人的动机可以帮助他们改善自尊，重新获得有能力把握生活的感受，并学习新的角色和技能，重返主流社会。开办动机激发小组的目的是在尊重老年人的前提下，为他们提供机会，重新肯定他们毕生的能力和技能，或者让老年人发展出新的兴趣。

往往最需要参加这类小组的老年人可能是最没有动力加入小组的人，因此通过挑选相互了解的人或有共同兴趣的人做组员可以减少一些老年人对加入小组的犹豫。在选择组员时，工作者需要非常了解每一位老年人，能够拟定对可能成为组员的老年人有感召力的小组活动，然后运用掌握的老年人情况去激发每个人的兴趣。通常的情况是，工作者运用跟老年人建立的温暖的个人关系，让他再进一步，同意至少参加一次小组活动，并从中获得乐趣，进而继续参加小组的活动。动机激发小组可以由 10~15 位老年人组成，成员没有患老年痴呆症或抑郁症等情况，还要具备一定的听力和语言表达能力，能积极参与小组活动。

在动机激发小组的活动安排上，此类小组应该聚焦于让人愉悦的活动上，避免把重点放在让老年人感到烦恼的关系、健康问题或无望的事情上，应该以节日传统、假期记忆、宠物和动物、园艺、艺术和个人爱好等主题来让老年人感受到参加小组的乐趣，并从中找到新的兴趣点。

三、社交与娱乐小组

如果说动机激发小组是为了重新点燃老年人对与他人接触的兴趣，并从团体活动中找到乐趣，那么社交与娱乐小组则是为了那些想保持与社会接触的老年人寻找同路人，寻找学习新东西的机会，或者和其他老年人分享自己的兴趣。这些小组的着眼点主要是获得乐趣。

社交与娱乐小组的成员如果具备多种才艺和多样化的兴趣，并且个人能力和水平差不多，小组活动就会搞得很成功。社交与娱乐小组对可以开展什么样的活动没有限制。它完全取决于目标老年人的兴趣。活动可以简单到每周玩一次麻将，也可以是组织大家一起唱歌。在社交与娱乐小组中，带领者的角色指导性较弱，催化性较强。带领者可能要给小组计划和安排一些基本的活动，并在小组刚开始建立关系的阶段起辅助推动作用。随着小组形成团队精神后，团队领袖自然涌现，这时带领者主要起到监督和协调功能。

四、支持性小组

支持性小组是老年人中常用的团体心理辅导方式之一，它主要针对那些具有共同经历的老年人。尽管所有类型的小组都会向老年人提供某种社会支持，但是支持性小组专门用来帮助老年人应对与年迈联系在一起的艰难的生活转变，如丧偶、患慢性病、变更住所或者是有令人困扰的家庭关系。一般来说，小组把能够成功应对生活挑战的老年人和刚刚经历危机的老年人组合在一起有助于帮助那些用习惯化的方式解决问题的老年人找到更好的调适方法。参加小组的老年人最好自己愿意并且能够跟他人谈论个人感受，也能够听得进别人的话并投入到小组活动中去。

支持性小组的成功取决于小组是否形成温暖的、相互尊重的气氛，以及鼓励成员在小组中讲述自己的"故事"。谈论自己对于生活转变的感受可以帮助老年人往前走，而在谈论过程中，其他小组成员充当参谋，给充满问题的老年人提供反馈经验可以为当事者提供宝贵的支持。支持小组的作用不只是让老年人宣泄不好的感受，还帮助老年人找到一些方法超越这些感受，调整适应改变了的生活。在准备结束小组的时候，小组中的互助可以渐渐演变成小组外正式与非正式的助人网络。

五、治疗性小组

治疗性小组是一种临床服务模式的小组，这类小组中的成员应该是环境适应不良或环境无法满足其需要的，有较严重的情绪和行为问题的个体。治疗性小组是在组员对自己了解的基础上，利用小组的环境和资源，进行心理、行为治疗，获得问题解决的能力，并重建自身社会支持网络的结构性小组，如情绪障碍者小组、社交恐惧症小组以及有药瘾、酒瘾或其他成瘾者的小组等。

治疗性小组是个人取向的小组，其目的在于每一位小组成员的认知行为改变、人格重建和潜能挖掘；治疗性小组持续时间较长，活动频率较高，且需要以一定的理论取向为基础，因为不同的理论流派各自都有特定的小组活动规程，提供了有计划地、系统地进行小组干预的方法。认知行为派帮助老年人识别导致不良适应行为的思维模式，心理动力派则关注老年人过去和现在未解决的冲突导致的情绪受困扰的行为后果，强调防卫机制如何会造成失调行为。治疗性小组中，带领者的角色是专家和导致改变的媒介，比在支持性小组或社交性小组中发挥更强的指导作用和干预作用。

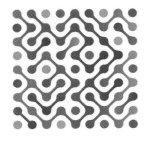

第4章

老年人心身疾病的心理护理

心身疾病是老年期最常见的疾病类型，它是一组与心理和社会因素密切相关，以躯体症状表现为主的疾病，疾病的发生、发展以及转归过程都与心理、社会因素的刺激有关。学习与心身疾病相关的知识，并了解常见心身疾病的心理护理方法，有助于提高老年人的心理健康水平，使老年人在身心愉悦的状态下度过晚年。

第1节　糖尿病老年人的心理护理

学习单元1　老年糖尿病的临床表现和影响因素

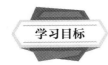

掌握老年糖尿病的定义和临床表现
了解老年糖尿病的主要影响因素

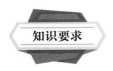

一、老年糖尿病的定义

所谓糖尿病，是一种常见的由于胰岛素分泌缺陷和（或）胰岛素作用缺陷而引起的一组以慢性血浆葡萄糖水平增高为特征的代谢疾病。久病可引起多系统损害，如肾、眼、神经、血管等部位的慢性系统疾病。病情严重时可发生急性代谢紊乱。

老年糖尿病患者是指年龄在 60 岁以上的全部糖尿病患者，包括两部分人群：60 岁以后新确诊的和 60 岁以前发病而后进入该年龄组的老年人。有糖尿病症状并且随机血浆葡萄糖浓度不小于 11.1 mmol/L，或者空腹血浆葡萄糖浓度不小于 7 mmol/L，即可诊断为糖尿病。随着我国人口老龄化程度的不断加剧，老年糖尿病的患病率在逐年增加。据统计，糖尿病已经成为继心脑血管疾病、肿瘤之后的第三大杀手，每年因糖尿病死亡的人数已高达 300 万人以上。

二、老年糖尿病的临床表现

1. 老年糖尿病患病率高，绝大多数为 Ⅱ 型糖尿病。据流行病学调查显示，40 岁以下的患者发病率仅为 0.04%，40 岁以上即升高至 2.5%，60 岁以上患病率为 4.3%。在老年糖尿病患者中，绝大多数为 Ⅱ 型糖尿病，也即成人发病型糖尿病。由于老年人的口渴反射不敏感，不易出现口渴多饮症状，而老年人的肾糖阈高于年轻人，空腹血糖超过 12~13 mmol/L 时老年人才会有多尿表现，因此临床典型三多一少症状不明显，很多老年糖尿病患者是在体检时或因其他疾病住院后才发现的，造成诊断治疗不及时。

2. 老年糖尿病患者常出现乏力、轻度口渴、尿频、皮肤瘙痒、视力模糊、多汗等非特异性症状。许多老年糖尿病患者也有多重代谢异常表现，主要包括中心性肥胖、高血压、高脂血症、冠心病等。

3. 老年糖尿病常伴有多重慢性并发症，如糖尿病视网膜病变、糖尿病肾病、糖尿病神经病变、糖尿病大血管病变、糖尿病足、糖尿病心肌病、糖尿病皮肤病变等。慢性并发症的表现与其他 Ⅱ 型糖尿病患者相同。慢性并发症是老年患者长期血糖控制不佳的结果，是造成糖尿病患者日后致残、生活质量下降的主要原因。

4. 老年糖尿病的急性并发症也有很多，主要包括：

（1）高渗透性非酮症性糖尿病昏迷。此并发症是由于老年人口渴感觉减退或消失，自我认知能力降低，未控制血糖水平又未保证水分充足，所引起的脱水现象。主要表现为先有多尿、多饮，但多食不明显，或食欲减退；晚期尿少甚至无尿，严重脱水，休克，常有不同程度的意识障碍或昏迷。此并发症的死亡率较高。

（2）糖尿病酮症酸中毒。老年糖尿病患者在感染、胰岛素治疗不当、创伤、手术、严重刺激等应激情况下发生此并发症，一旦发生病情危重，预后差。此症主要表现为乏力，四肢无力，三多一少症状加重，食欲减退，恶心，呕吐，伴有烦躁、头痛、嗜睡、呼吸深快且有烂苹果味等。

（3）低血糖。老年糖尿病患者由于自我保健意识差、药品使用不当，如口服降糖药、注射胰岛素过量，会造成老年人突然出现乏力、心悸、出汗等症状，这是老年人常见的急性并发症。

（4）认知能力下降或痴呆。老年糖尿病患者与非糖尿病患者相比，认知能力下降明显。有研究发现，Ⅱ型糖尿病老年患者与非糖尿病老年患者相比，脑血管病变和神经退行性病变的危险性明显增高，老年糖尿病患者的认知能力下降及痴呆与糖尿病及糖尿病相关的疾病（高血压、高血脂、高胰岛素血症）都有关系。

三、老年糖尿病的影响因素

老年人糖尿病的患病率比较高，我国 60 岁以上老年人患糖尿病的概率超过 12.34%。其病因和发病机制极为复杂，主要影响因素归纳为生物环境因素和心理社会因素两大类。

1. 生物环境因素

（1）遗传因素。有研究显示，老年人患有糖尿病有很明显的家族遗传性。糖尿病属于多基因—多因子遗传性疾病。中国人为好发人群。

（2）环境因素。环境因素在老年糖尿病的发病中也占有重要地位。由于近几年来经济发展，人们的生活水准普遍提高，饮食结构转变，而老年人随着年龄增长全身代谢减慢，老年人在进食过多和运动减少后容易引起肥胖。当人衰老时，机体对葡萄糖的代谢能力明显下降，出现空腹和餐后血糖水平不同程度的升高，从而使胰岛素分泌增加，造成 β 细胞对葡萄糖刺激的代偿功能降低，最终导致Ⅱ型糖尿病的发生。

（3）其他因素。不良的生活方式（如吸烟、饮酒）也是导致 II 型糖尿病的主要因素，社会经济不发达，尤其是文化水平低下会增加 II 型糖尿病的发病风险。高血压、高血脂、冠心病和慢性阻塞性肺部疾病也被认为是 II 型糖尿病的重要危险因素。

2. 心理社会因素

糖尿病是一种比较典型的心身疾病，生活事件、人格特点、心理应激、情绪等不良心理社会因素在老年糖尿病发生和发展过程中起着重要作用。心理社会因素始终贯穿于糖尿病发生、发展、预后的整个过程中，不良心理社会因素刺激会引起心理应激反应，进而使机体产生生理应激反应，最后使病人的血糖代谢失调，导致 II 型糖尿病的发生。

（1）生活事件因素。生活事件，特别是亲属去世、家庭破裂、社会角色改变、遭受严重意外等不良生活事件，对老年糖尿病血糖水平由正常转化为糖尿病和糖耐量低下转化为糖尿病均起到重要作用。生活事件与糖尿病的控制也密切相关，在饮食和治疗不变的情况下，一些糖尿病患者由于生活事件的突然刺激，病情可迅速恶化。

（2）人格特点。关于糖尿病与人格特征的研究，通常采用量表法测量糖尿病人的人格特征来进行。有研究发现糖尿病人的艾森克测验中的内向型分数是导致糖尿病的一个易感因素。还有研究显示，A 型性格与 II 型糖尿病有显著关系。而有关人格因素与糖尿病之间关系的问题有待深入研究。

（3）情绪因素。当情绪不佳时，大脑会刺激身体分泌拮抗胰岛素分泌的激素，胰岛素分泌不足，血糖就会升高。焦虑情绪对糖尿病患者的代谢控制及病情转归具有消极影响，严重影响到患者的生活质量。而抑郁则不仅仅是糖尿病的后果，也是其不易被控制、加速并发症恶化的重要原因。抑郁可以抑制胰岛细胞的分泌，降低老年 II 型糖尿病患者的糖代谢调节能力。

学习单元 2　针对糖尿病老年人的心理护理

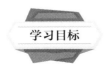
学习目标

了解糖尿病老年人的心理特点
掌握针对糖尿病老年人的心理护理方法

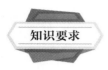

糖尿病老年人的心理特点如下：

一、焦虑和担忧

焦虑是糖尿病老年人最常见的心理变化。由于糖尿病是一种慢性终身性疾病，病程长，需要严格控制饮食，同时可引发多脏器的并发症，易使患者产生焦虑抑郁情绪，对治疗缺乏信心，治疗的依从性差，甚至抗拒治疗。这种不良心理状态不但影响患者治疗及日常生活，还会导致患者生活质量严重下降。

二、恐惧和悲观

糖尿病目前还没有找到根治的办法，只能长期依赖于食物和药物控制，而且治疗过程复杂，如定期血糖监测、注射胰岛素或口服药物等，同时食物的种类及数量需要严格控制，生活方式的改变及漫长的治疗过程，增加了患者的心理负担。随着病程的发展，久病不愈导致患者出现恐惧、悲观、精神紧张、多愁善感、烦躁易怒、失眠等情绪。这种负面情绪会使血糖升高，形成恶性循环。

三、否认和依赖

Ⅱ型糖尿病起病晚，且症状不明显，很多人常常不太在意，甚至在疾病确诊后依然表现出对诊断的怀疑，以为只是血糖升高对身体没有影响，因而贻误治疗。老年人患病后由于长期受疾病的折磨，变得敏感脆弱，同时需要定期进行血糖监测及胰岛素注射等治疗，自觉能力、信心不足，在对医护人员和家属建立了信任关系后会产生一种依赖心理。

四、无价值感和孤独感

糖尿病老年人往往会因为各种并发症的折磨，降低了自己的生活能力，出现内疚、自责心理。特别是经济条件较差的家庭，医疗保障不到位，家人不重视、不关心、照顾不周等容易使病人出现失望、丧失信心的情况，还会产生孤独、寂寞、无价值感，导致情绪低落、自暴自弃甚至自杀。

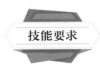

技能要求

一、针对患糖尿病老年人的自我管理教育

【要点提示】

糖尿病作为一种行为（或生活方式）疾病，自我管理能力能够有效地帮助患者进行血糖控制，预防和控制并发症，改变生活行为方式。糖尿病自我管理教育的目的是帮助患者获得有效的疾病自我管理所需要的态度、知识和自我照护技巧，从而改善疾病适应状况。自我管理教育作为糖尿病治疗实施手段之一，是糖尿病管理的基础，可以使糖尿病患者了解病情，掌握自我管理的技能，从而有效控制病情，降低糖尿病患者的心理压力，提高患者的生活质量，减少并发症的发生及医疗开支。

【实施方法】

1. 集体授课

采用幻灯片讲座形式每月1次，每次约1小时，每次1个主题。可以展开讲座的主题有糖尿病基础知识、糖尿病危害认识、自我检测知识、并发症预防知识等。心理护理员在讲授过程中要尽量做到生动、形象、简单易学，课后留出时间，让患者提问。

2. 个别指导

心理护理员对患者提出的问题进行耐心的解答，并且指导患者更为正确地使用诺和笔和血糖仪。

3. 发放糖尿病宣传材料

糖尿病宣传材料应图文并茂，语言通俗易懂，主要内容应该包括食物营养构成分析、饮食安排规则、运动方式介绍、用药指导、血糖监控指导和不良情绪疏导方法等。

二、针对患糖尿病老年人的放松疗法

【要点提示】

糖尿病患者因为长期服药和疾病的痛苦，不同程度地存在焦虑情绪，放松疗法是一种缓解焦虑的有效方法。它是按照一定的练习程序，学习有意识地控制或调节自身的心理生理活动，以达到机体唤醒水平，调整那些因紧张刺激而紊乱的功能。放松疗法的原理是：一个人的心情反应包含"情绪"与"躯体"两部分，假如能改变"躯体"的反应，"情绪"也会随着改变。放松训练具有良好的抗应激效果。在进入放松状态时，交感神经活动功能降低，表现为全身骨骼肌张力下降，即肌肉放松，呼吸频率和心率减慢，血压下降，血糖的分泌量也相应减少，并有四肢温暖、头脑清醒、心情轻松愉快、全身舒适的感觉。同时加强了副交感神经系统的活动功能，促进合成代谢及有关激素的分泌。经过放松训练，通过神经、内分泌及植物神经系统功能的调节，可影响机体各方面的功能，从而达到增进心身健康和防病治病的目的。

【实施方法】

心理护理员使用以下指导语对患糖尿病老年人实施放松疗法。

1. 深深吸进一口气，保持一会儿。（大约 15 秒）好，请慢慢把气呼出来，慢慢把气呼出来。（停一停）我们再来做一次，请你深深吸进一口气，保持一会儿。（大约 15 秒）好，请慢慢把气呼出来，慢慢把气呼出来（停一停）。

2. 伸出你的前臂握紧拳头，用力握紧，注意你手上的感受。（大约 15 秒）好，然后请放松，彻底放松你的双手，体验放松后的感觉，你可能感到沉重、轻松，或者温暖，这些都是放松的标志，请你注意这些感觉。（停一停）我们再做一次（指导语同上）。

3. 现在开始放松你的双臂，先用力弯曲绷紧双臂肌肉，保持一会儿，感受双臂肌肉的紧张。（大约 15 秒）好，放松，彻底放松你的双臂，体会放松后的感受。（停一停）我们再做一次（指导语同上）。

4. 现在，开始练习如何放松双脚。好，紧张你的双脚，用脚趾抓紧地面，用力抓紧，用力，保持一会儿。（大约 15 秒）好，放松，彻底放松你的双脚。（停一停）我们再做一次（指导语同上）。

5. 现在，放松你小腿部位的肌肉。请你将脚尖用力上翘，脚跟向下向后紧压地面，绷紧小腿上的肌肉，保持一会儿，保持一会儿。（大约 15 秒）好，放松，彻底放松你的双脚。（停一停）我们再做一次（指导语同上）。

6. 放松你大腿的肌肉。请用脚跟向前向下压紧地面，绷紧大腿肌肉，保持一会儿。（大约 15 秒）好，放松，彻底放松。（停一停）我们再做一次（指导语同上）。

7. 现在我们放松头部肌肉。请皱紧额头的肌肉，皱紧，皱紧，保持一会儿。（大约 15 秒）好，放松，彻底放松。（停一停）现在，转动你的眼球，从上，至左、至下、至右，加快速度。好，现在朝反方向旋转你的眼球，加快速度，好，停下来，放松，彻底放松。（停一停）现在，咬紧你的牙齿，用力咬紧，保持一会儿。（大约 15 秒）好，放松，彻底放松。（停一停）现在，用舌头顶住上颚，用力上顶，保持一会儿。（大约 15 秒）好，放松，彻底放松。（停一停）现在，收紧你的下巴，用力，保持大约 15 秒。

8. 现在，请放松躯干上的肌肉群。好，请你往后扩展你的双肩，用力向后扩展，用力扩展保持 15 秒，（停一停）我们再做一次（指导语同上）。

9. 现在，向上提起你的双肩，尽量使双肩接近你的耳垂。用力上提双肩，保持 15 秒。

10. 现在，向内收紧你的双肩，用力收，保持一会儿。（大约 15 秒）好，放松，彻底放松。（停一停）我们再做一次（指导语同上）。

11. 请抬起你的双腿，向上抬起双腿，弯曲你的腰，用力弯曲腰部，保持一会儿。

12. 现在，紧张臀部肌肉，会阴用力上提，保持一会儿。（大约 15 秒）好，放松，彻底放松。（停一停）我们再做一次（指导语同上）。

（休息 3 分钟，从头到尾再做一遍放松）

【注意事项】

1. 第一次进行放松训练时，作为示范，心理护理员也应同时做。这样可以减轻老年人的羞涩感，也可以为老年人提供模仿对象。事先需要告诉老年人，如果不明白指示语的要求，可以先观察一下心理护理员的动作，再闭上眼睛继续练。

2. 随后进行的放松训练，最好用心理护理员的口头指示。以便在遇上问题时，能及时停下来。心理护理员还可以根据情况，主动控制训练的进程，或者有意重复某些放松环节。

3. 在放松过程中，为了帮助求治者体验其身体感受，心理护理员可以在步与步的间隔时，指示病人，如"注意放松状态的沉重、温暖和轻松的感觉""感到你身上的肌肉放松"或者"注意肌肉放松时与紧张的感觉差异"等。

三、针对患糖尿病老年人的同伴支持小组

【要点提示】

同伴支持是指具有相同年龄、性别、生活环境和经历、文化和社会地位或由于某些原因使其具有共同意愿的人在一起分享信息、观念、情感或行为技能的教育形式。它是在当前糖尿病等慢性病管理中常用的方法，通过信息支持、情感支持和评价支持，病人能够更好地进行日常生活的调整，激发动机，应对糖尿病所带来的压力，帮助患者达到和维持复杂的自我管理行为，以控制症状、维持健康。

【实施步骤】

步骤1 招募同伴组长

同伴支持小组的组长是一个非常重要的角色，在小组中不但要有"普通人"，还要有"同伴"，更要有"准专业人士"，这些"准专业人士"就是同伴组长。

组长应该具备以下几个条件：是糖尿病病人，热心为大家服务，了解糖尿病基本知识，有比较灵活的时间保证，具有责任心和领导力。

步骤2 同伴组长培训

在同伴组长招募完成后，要对他们进行一定的专业知识和技能的培训。主要的培训内容见表4—1：

表4—1 同伴组长培训方法和目的

培训方法	目的
记忆小卡片	强化内容
组长模拟	在小组里说话不紧张
小组头脑风暴	练习带领活动来产生想法、范例或回应

续表

培训方法	目的
小组分享	练习带领话题，讨论有关个人经验、感觉和想法
技能发展	有效沟通和行为改变技巧
角色扮演	以配对方式彼此练习应对技巧
配对分享	与他人分享个人糖尿病相关经验
小组引导和模拟	练习小组引导技巧
短讲	练习简短介绍

步骤 3　确定支持模式并开展活动

通常小组活动每次招募 10～15 位病人，其中要确定 1～2 人为小组长，每次聚会 1～1.5 小时，聚会次数为每周一次、每两周一次或者每月一次。小组活动的形式可以是聚会、讨论、请医生讲课、社区医生辅导、社区医生给予集体咨询等。

【案例 4—1】　糖尿病同伴支持小组示范

小组名称：堂糖做人，从我做起

次数	单元名称	单元目标	活动内容	时间
1	你我有缘	①成员认识 ②了解小组意义，制定小组规划，提出期望 ③前测	①组长自我介绍 ②小组介绍 ③规则介绍 ④前测 ⑤我的心愿单 ⑥总结	90 分钟
2	与糖共舞	①分享糖尿病的身体感觉与影响 ②分享现在处理问题的方法和行动	①贴鼻子游戏 ②分享体验 ③斗糖高手秘籍 ④高手颁奖礼 ⑤总结	90 分钟
3	治疗进行时	①通过专家讲解，了解关于糖尿病的相关知识 ②共同讨论如何实践	①治疗经验分享 ②专家引导 ③讨论 ④总结	90 分钟

续表

次数	单元名称	单元目标	活动内容	时间
4	心灵港湾	①分享治疗和生活中的困惑与情绪 ②共同讨论如何解决这些问题	①心理困扰分享 ②专家引导 ③讨论 ④总结	90分钟
5	我的生活我做主	①共同回顾所学内容，检验运用所学方法的情况 ②将以往问题抛出，请大家讨论解决办法 ③现在问题的提出	①共谱新篇 ②回首过去 ③未来之路	90分钟
6	堂糖做人	①总结小组中学到的方法 ②小组历程和感受分享 ③后测 ④道别	①心得分享 ②后测	90分钟

第2节 冠心病老年人的心理护理

学习单元1 老年冠心病的临床表现和影响因素

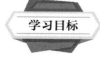

掌握老年冠心病的定义和临床表现
了解老年冠心病的主要影响因素

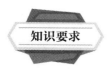

一、老年冠心病的定义

冠心病是冠状动脉性心脏病的简称，是一种最常见的心脏病，是指因冠状动脉狭窄、供血不足而引起的心肌机能障碍和（或）器质性病变，故又称缺血性心肌病。国际心脏病协会、世界卫生组织对冠心病的定义是由于冠状动脉循环改变引起冠状血流和心肌需求之间不平衡而导致的心脏损伤。

冠心病是动脉粥样硬化导致器官病变的最常见类型，也是严重危害人类健康的常见病。当前心脑血管疾病以其发病率第一、致残率第一、死亡率第一的特点，成为威胁人类健康的头号杀手，是全球关注的公共卫生问题。根据世界卫生组织 2011 年的报告，中国的冠心病死亡人数已位列世界第二。世界心脏基金会将每年的 9 月 29 日定为世界心脏病日。

冠心病多发于老年人，是由于体内脂代谢异常，血液中的脂质附着在动脉内壁上，形成白色粥状斑块，导致动脉血管堵塞，冠状动脉痉挛，血液流动受阻，造成心肌缺血或坏死而引起的心脏病。老年冠心病有以下几个特点：无症状冠心病发生率高，心绞痛症状常不典型，心绞痛发作时疼痛部位可不典型，急性心肌梗死临床症状可不典型，心肌梗死并发症较多。

二、老年冠心病的临床表现

1. 心绞痛

心绞痛表现为胸骨后的压榨感、闷胀感，伴随明显的焦虑，持续 3～5 分钟，常发散到左侧臂部、肩部、下颌、咽喉部、背部，也可放射到右臂。有时可累及这些部位而不影响胸骨后区。用力、情绪激动、受寒、饱餐等增加心肌耗氧情况下发作的称为劳力性心绞痛，可休息和含化硝酸甘油缓解。有时心绞痛不典型，可表现为气紧、晕厥、虚弱和嗳气。

2. 心肌梗死

梗死发生前一周左右常有前驱症状，如静息和轻微体力活动时发作的心绞痛，伴有明显的不适和疲惫。梗死时表现为持续性剧烈压迫感、闷塞感，甚至刀割样疼痛，位于胸骨后，常波及整个前胸，以左侧为重。部分病人可沿左臂尺侧向下放射，引起左侧腕部、手掌和手指麻刺感，部分病人可放射至上肢、肩部、颈部、下颌，以左侧为主。疼痛部位与以前心绞痛部位一致，但持续更久，疼痛更重，休息和含化硝酸甘油不能缓解。

3. 隐性冠心病

很多病人有广泛的冠状动脉阻塞却没感到过心绞痛，甚至有些病人在心肌梗死时也没感到心绞痛。部分病人由于心电图有缺血表现，发生了心律失常，或因为运动试验阳性而做冠脉造影才发现。这类病人发生心脏性猝死和心肌梗死的机会和有心绞痛的病人一样，所以应注意平时的心脏保健。

4. 心力衰竭和心律失常

部分患者原有心绞痛发作，以后由于病变广泛，心肌广泛纤维化，心绞痛逐渐减少到消失，却出现心力衰竭的表现，如气紧、水肿、乏力等，还有各种心律失常，表现为心悸，还有部分患者从来没有心绞痛，而直接表现为心力衰竭和心律失常。

5. 猝死

猝死是由于冠心病引起的不可预测的突然死亡，在急性症状出现以后6小时内发生心脏骤停所致。猝死主要是由于缺血造成心肌细胞电生理活动异常而发生严重心律失常。

三、老年冠心病的影响因素

冠心病是一种受多种因素影响的疾病，目前认为与冠心病有关的主要风险因素包括环境因素、生理因素及心理社会因素，这些因素均可增加冠心病的发病率。1978年世界心肺和血液研究协会确认A型性格是冠心病的重要危险因素。了解导致冠心病和影响冠心病发展进程的危险因素，可以有效地延缓和减少冠心病的发生。

1. 遗传因素

遗传因素决定了个体是否具有容易患冠心病的躯体素质，是冠心病的首要危险因素。在患心动过速的家系中，第11对染色体上的显性等位基因存在缺陷；而心肌肥大可能与第14对染色体的缺陷有关。有研究已证实，家族中有65岁以前的男性或55岁以前的女性发生过冠心病者，家庭成员易患冠心病。双亲均在年轻时便患冠心病，其子女发病率是无这种情况家庭的3倍。

2. 疾病

（1）高血脂症。除年龄外，脂质代谢紊乱是冠心病的最重要预测因素。总胆固醇（TC：Total Cholesterol）和低密度脂蛋白胆固醇（LDLC：Low Density Lipoprotein Cholesterol）水平与冠心病事件的危险性之间存在着密切关系。LDLC水平每升高1%，则患冠心病的危险性增加2%～3%。甘油三脂（TG：

Triglyceride）是冠心病的独立预测因子，往往伴有高密度脂蛋白胆固醇
（HDLC：High Density Lipoprotein Cholesterol）和糖耐量异常，后两者也是冠心
病的危险因素。

（2）高血压。高血压与冠心病的形成和发展有密切关系。高血压可使血
管内皮细胞受损，平滑肌细胞增殖，而易发生动脉粥样硬化。本病与收缩压和
舒张压增高均有密切关系。70%的冠心病患者合并高血压，而高血压患者患冠
心病的概率也较普通人高数倍。

（3）高血糖。高血糖患者，尤其是 40 岁以上的患者，50% 有冠心病。糖
尿病患者的冠心病发病率较无糖尿病者高 2 倍。

（4）肥胖症。经流行病学研究表明，肥胖是冠心病的首要危险因素，可
增加冠心病死亡率。冠心病中肥胖患者的发病率为瘦小型的 5 倍，强力型体质
较无力型体质更容易患冠心病。

3. 不良习惯

（1）吸烟。吸烟是冠心病的重要危险因素，吸烟与冠心病之间的联系简
单而直接，且吸烟量与心肌梗死和心性猝死有直接关系。其根本的机制在于吸
烟增加了动脉血管中胆固醇的沉积，并且吸烟越多，动脉粥样硬化程度越严
重。有研究表明，戒烟 5 年将明显减少冠心病的发生危险，戒烟 15 年者，发
生冠心病的危险几乎与从未吸烟者无差别。

（2）活动缺乏。老年人体力活动明显减少，不爱运动的人冠心病的发生
和死亡危险性明显增高。缺乏运动使体内脂肪特别是腹部脂肪增加，导致肥
胖，从而引发一系列功能紊乱，增加患病风险。有研究显示，那些每天自愿
运动 30 分钟至 1 小时者与每天运动 30 分钟以下者相比，致死性心肌梗死发
生率减少了 1/3。额外增加运动量并不能降低死亡率，但的确能减少非致死
性冠心病的发作。当控制了其他危险因素后，运动和冠心病之间的负相关仍
然成立。

4. 年龄与性别

在性别差异方面，男性患冠心病的比例比女性更高，男女比率为 2.5∶1；
同时，因心肌梗死而猝死的情况男性远高于女性。年龄是不可改变的危险因
素，男性 45 岁以上，女性 55 岁以上为冠心病高发人群，多见于男性，但绝经
期后女性发病率变得与男性相当。

5. 心理社会因素

心理社会因素是冠心病的重要发病原因，过大的情绪负荷、心理压力、情绪波动极易诱发心绞痛和心肌梗死。冠心病发病率存在西方发达国家高于发展中国家、城市高于农村、脑力劳动者高于体力劳动者的特点，这些结果都间接地证明了心理社会因素与冠心病之间的密切关系。

（1）应激。应激会使许多疾病——特别是受免疫系统控制的疾病发生的危险性增加。有大量研究显示应激与冠心病有关，如刘宝英等人（2006）的研究显示冠心病发病率与职业紧张暴露有关。其他诸如亲人生病或离世、生活环境改变、工作压力增大等都可加速动脉硬化及粥样斑块的形成，引发冠心病的发生。

（2）性格。A 型性格与冠心病显著相关。A 型性格最早由弗里德曼和罗斯曼（1974）共同提出。他们把那些总是非常具有时间观念、缺乏耐心、缺乏安全感、有强烈的竞争意识与攻击性、充满敌意、不懈努力的人称为 A 型性格。与之对应的是 B 型性格，B 型性格的人总是以放松的姿态面对他们所处的环境。A 型性格者比 B 型性格者具有更多的身心症状，他们有更多的血凝块形成，有更高的胆固醇和甘油三脂水平，而这些都是心血管疾病的危险信号。

除了 A 型性格外，荷兰学者德莫莱特通过对冠心病患者的人格研究提出了 D 型人格的概念。D 型人格也称忧伤人格，是一种经常体验忧虑、烦躁、易怒、悲观等负性情绪，同时在社会交往中抑制自己表达这些负性情绪的性格倾向。白俊云等人发现，在中国 D 型性格的人在冠心病人群中占 26%，D 型性格的人在面对应激事件时会出现心律增快、血压升高、儿茶酚胺释放增加、血小板聚集、血管内皮细胞产生自身免疫反应等现象，这些都会加速血液凝固，阻塞小动脉。同时，血浆中低密度脂蛋白、载脂蛋白 B、游离脂肪酸增多，血管平滑肌增生，会促进动脉粥样硬化斑块的形成。

学习单元2　针对冠心病老年人的心理护理

了解患有冠心病老年人的心理特点
掌握针对冠心病老年人的心理护理方法

冠心病老年人的心理特点如下：

一、焦虑

焦虑是一种害怕出现不良后果的复杂情绪状态。当冠心病患者胸痛发作并产生濒死感时，常常会出现焦虑和紧张情绪，过重的精神负担会引起神经及内分泌系统功能紊乱，从而加重病情。焦虑对冠心病患者主要的不良影响是引起心肌缺血，且常常是无症状心肌缺血。大规模的前瞻性研究证明焦虑与心脏猝死有高度的相关性，且存在剂量依赖关系；同时，焦虑影响冠心病躯体症状的治疗效果和预后，患者广泛存在焦虑，这类患者往往性情急躁，求康复心切，对医务人员要求较高，心理冲突较大，变化多。

二、抑郁

抑郁是冠心病的一种独立预测性危险因素，同时也影响冠心病的预后。多见于反复发病的老年人。这类患者往往因病情较重，反复发作又久治不愈，药物疗效差，对疾病的治疗和恢复失去信心；同时又担心治疗费用高，增加家庭经济负担，丧失劳动能力，拖累亲人成为累赘，从而表现出情绪低落、愁眉不展、失眠、自卑等。严重者甚至会出现自杀倾向。

三、敌视与愤怒

A型性格不仅是冠心病发病后出现的行为改变，而且是造成冠心病最重要的危险因素之一，具有 A 型行为特点的患者往往伴有"AIAI"情绪反应：恼火、激动、发怒和急躁。敌视情绪是更具心血管系统危害性的性格因素。愤怒可以使心绞痛、心肌梗死和心脏猝死发生的危险性增加 2~3 倍。

四、恐惧

冠心病患者常常会出现精神紧张状态。冠心病患者看到病友忽然发病而进行抢救后，很容易将这些情况与自身疾病和死亡联系在一起，产生不同程度的恐惧。疾病本身会引起突发的胸痛、胸闷、濒死感等，这也会使患者具有恐惧感，由于冠心病常在夜间发作或加重，有的患者每晚睡前即开始紧张。还有的患者看到一些抢救仪器及氧气装置，精神就紧张，容易使病情加重。

五、否认

老年患者常常表现为内疚、焦虑、自责、孤独、不安，更有甚者表现为消极悲观、自暴自弃、绝望厌世心理，有时还表现为抑郁少言、脾气暴躁，遇到一点小事就大发雷霆。此类冠心病患者不承认自己有病或病情严重，对可能发生的后果缺乏思想准备，不相信以往健壮的身体会得病，甚至认为医生诊断错误，病情稍好转，便拒绝进一步的治疗及护理。

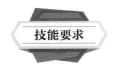

技能要求

一、针对冠心病老年人的运动康复治疗

【要点提示】

冠心病发作对心脏功能产生极为不利的影响，患者必须卧床休息以减轻心脏负担。但是，必须要意识到的是，运动是冠心病康复的中心任务，对于预防复发、改善心境、建立生活自理能力等诸多方面具有重要意义。运动康复是国际通用的冠心病康复治疗方法，通过运动康复可以提高冠心病患者的运动耐力，提高他们的生活质量，降低死亡率和心脏事件发生率。

【实施方法】

由于冠心病的亚类型较多，因此这里相对笼统地按照发病入院治疗后的不同阶段为分类标准介绍运动康复治疗的过程与内容。

1. 院内康复期

在此阶段，运动康复的目标是缩短住院时间，避免卧床带来的不利影响（如运动耐量减退、低血容量、血栓栓塞并发症），促进日常生活及运动能力的恢复，增加患者自信心，减少心理痛苦。

第一步，被动翻身，缓慢翻身、坐起、床边椅子坐立、床边坐便；

第二步，床边坐位热身，床边行走；

第三步，床旁站立热身，大厅走动 5~10 分钟，每天 2~3 次；

第四步，站立热身，大厅走动 5~10 分钟，每天 3~4 次，上一层楼梯或固定踏车训练，坐位淋浴。

此阶段应注意运动康复必须在心电和血压监护下进行，运动量控制在较静息心率增加 20 次/分钟左右，同时患者感觉不大费力。

2. 出院后康复

遵循普遍性的指导原则制定运动处方，院外康复程序可以包括以下三个步骤：

第一步，准备活动，即热身运动，多采用低水平有氧运动，放松和伸展，提高关节的灵活性，持续 5~10 分钟；

第二步，训练阶段，包含有氧运动、阻抗运动、柔韧性运动等，总时间 30~90 分钟；

第三步，放松阶段，有利于运动系统的血液缓慢回到心脏，避免心脏负荷突然增加诱发心脏事件。可以是慢节奏的有氧运动的延续或者是柔韧性训练，根据病情轻重可持续 5~10 分钟。

运动康复需要正确的运动处方和医务人员指导，根据风险评估等级的评价，不同类型病人还需要运动中心的仪器监护。

二、针对冠心病老年人的冥想训练

【要点提示】

冥想是源于东方的自我调节技术，它通过对自身生理状态和周边环境状况的微细变化的感知与注意，并由此开启与提升相应的感觉、知觉和注意能力，从而实现对自我内心思维和情绪的深入了解。已有研究显示，冥想不但能够减轻压力，还能预防心脏病的发生。对于冠心病病人而言，可以经由冥想训练，调节他们长期以来所形成的不良行为方式，缓解因冠心病所带来的压力和紧张情绪，从而促进疾病的康复。

【实施步骤】

步骤1　保持一个舒适的坐姿，注意一定要尽量挺直脊柱。可以尝试垫高臀部，使膝盖低于臀部，更有利于挺直脊柱。

步骤2　意识到自己呼吸的感觉。把注意力聚焦于自己呼吸感觉最强烈的地方，比如鼻子，或者胸部的起伏，或者腹部膨胀与收缩。不要思考或者判断，只需要感受和体验。

步骤3　将意识慢慢从聚焦于呼吸扩大到整个身体。去感觉整个身体像一座山，平稳而坚定。

步骤4　接下来就可以投入正念，聚焦于现在。如果身体的某个部位不太舒服，慢慢将气息呼入那个部位，减少不舒适感。注意，如果有消极的想法产生，接受它并且放走它。

步骤5　一段时间过后，可以开始声音正念，去感知声音。刚开始可以去感知房间内，身体周围的声音，渐渐扩大到屋外更加遥远的声音。不要费力刻意去听——让它自然发生。不要给任何声音贴上标签。比如，听到飞机声，去聆听声音本身，而不是去想"那是飞机声"。

步骤6　聆听10分钟左右后，可以开始进行思维和感觉的正念，将注意力转移到内心的思维上来。思维可以以声音的方式呈现，也可以以图像的方式呈现。不要去判断或者指责，而是去聆听或者观看你的思维，全心接受。

步骤7　接受进入思维中的任何想法，要镇定地后退一步，保持一定距离，从远处观察它。

步骤8　注意涌起的任何情绪，用开放的态度对待积极或者消极的情绪。去感受它是从哪个部分涌起的？是全新的还是所熟悉的？想逃离它还是想让它保持住？尽你所能，用友好、开放且好奇的态度去观察。

步骤9　冥想练习结束，满怀善意地祝贺自己，肯定自己的努力。

三、针对冠心病老年人的认知治疗

【要点提示】

认知治疗是以纠正和改变患者适应不良的认知为重点的一类心理治疗的总称。它以改变不良认知为主要目的，继而也产生情感及行为的变化，以促进心理障碍的好转。著名心理学家贝克于 20 世纪 60 年代发展出了一种有结构、短程、认知取向的心理治疗方法，认为人的情绪来自人对所遭遇的事件的信念、评价、解释或哲学观点，而非来自事件本身。因此此方法的主要着眼点在于患者不合理的认知问题，通过改变患者对己、对人或对事的看法与态度来改变心理问题。目前，认知治疗已被证实能够对多种心理问题具有很好的治疗效果。此方法对冠心病患者因病情发展所产生的各种不良心理状况有极大的缓解和改善作用。此方法既可以以一对一个案辅导方式开展，也可以以小组方式开展。

【实施步骤】

步骤 1　心理诊断

患者入院后，治疗师与患者进行亲切交谈，详细了解患者心理状态及不良认知的产生原因。

步骤 2　个体化认知干预

针对每个患者的不同认知原因采用个体化强化干预，如患者不良认知来自于对冠心病及冠状动脉介入手术相关知识的缺乏及预后的担忧，视患者的知识水平和认知能力，对不同缘由个体采用个体化的通俗易懂语言对患者及家属进行相关知识的宣教，采用口头及观看教学视频方式向患者介绍心脏的解剖知识、冠心病的发病机理、冠状动脉狭窄的原因及常用的治疗方法，讲解冠状动脉介入手术的必要性、方法、步骤，术中、术后可能出现的并发症及处理方法、术后预后情况、康复过程中的注意事项，并请手术成功患者做实例讲解。

步骤 3　重复性认知干预

针对个体化认知干预情况与患者尚存留的不合理认知进行辩论，可以采用质疑和夸张的方式顺着患者的认知特点推理，得出患者自己都认为不合逻辑的结论，并意识到自己的错误认知范式，并且意识到这种错误的认知方式可影响疾病的预后。

步骤 4 认知重塑

引导患者用理性方式进行思维训练，建立积极健康的应对方式。

第 3 节 高血压老年人的心理护理

学习单元 1 老年高血压的临床表现和影响因素

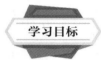

掌握老年高血压的定义和临床表现

了解老年高血压的主要影响因素

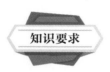

一、老年高血压的定义

高血压是常见的心血管病之一，世界各国的患病率高达 10%~20%，并可导致脑血管、心脏和肾脏的结构性改变。老年人是高血压的高发人群，年龄大于 60 岁，未使用降压药的情况下，血压持续或非同日三次以上收缩压≥140 mmHg 和（或）舒张压≥90 mmHg，就被定义为老年高血压。曾诊断过高血压，现服用降压药物，血压虽正常，仍应该诊断为高血压。我国老年人群高血压患病率高达 49%。

二、老年高血压的临床表现

1. 血压特征

（1）收缩压增高，单纯收缩期高血压常见。老年高血压患者中单纯收缩期高血压是高血压的常见类型。

（2）脉压增大。一方面老年患者由于生理和病理原因造成收缩压异常升高；另一方面，中心动脉舒张期压力由于失去了正常弹性动脉的舒张早期反射波的协同，衰减加速，舒张压也异常下降，因此导致脉压增大。

（3）血压波动大。老年晨峰高血压的发生与醒后起床和活动使交感神经系统兴奋性迅速增强，使外周血管阻力迅速升高有关；同时老年血管损伤和病变，尤其是动脉僵硬度增大导致大动脉扩张能力减退和缓冲能力显著降低，使左心室和主动脉收缩期压力增加、舒张期压力降低。

2. 并发症

（1）心脏。高血压病的心脏损伤症状主要与血压持续升高有关，后者可加重左心室负荷，导致心肌肥厚，继而引起心墙扩大和反复心衰发作。此外，高血压是冠心病的主要危险因子，常合并冠心病，可出现心绞痛、心肌梗死等症状。

（2）脑。高血压可导致脑小动脉痉挛，产生头痛、眩晕、头胀、眼花等症状。当血压忽然显著升高时可产生高血压脑病，出现剧烈头痛、呕吐、视力减退、抽搐、昏迷等脑水肿和颅内高压症状，若不及时抢救可以致死。高血压导致的主要脑部并发症是脑出血和脑梗死。

（3）肾。原发性高血压肾损伤主要与肾小动脉硬化有关，此外，与肾脏自身调节紊乱也有关系。早期无泌尿系症状，随着病情进展，可出现夜尿增多伴尿电解质排泄增加，表明肾脏浓缩功能已开始减退，继之可出现尿液检查异常。高血压导致严重肾损害时可出现慢性肾功能衰竭症状。

（4）视网膜。高血压使视网膜小动脉早期发生痉挛，中央凹反射变窄，动脉管径狭窄。如果血压长时间增高，视网膜动脉出现硬化改变，动脉发生银线反应，动静脉出现交叉；随着病情发展，视网膜可出现出血、渗出、水肿，严重时出现神经盘水肿。长时间会引起眼底出现放射状蜡样小黄点，导致病人视觉障碍，如视物不清、视物变形或变小。

三、老年高血压的影响因素

高血压的病因目前尚不十分清楚，老年高血压与其他年龄段的高血压一样，是由多种因素导致的持续高血压。

1. 生物生理因素

（1）遗传因素。高血压病人往往有阳性家族史。父母一方为高血压病患者，子女的发病率为 25% 左右；父母双方均为高血压患者，子女发病率可达 40% 左右。但是，遗传因素也受到环境、生活方式等多种因素的影响与制约，具备健康的生活方式和行为习惯，也可能不患高血压。

（2）体重。体重指数偏高是血压升高的独立危险因素。肥胖者高血压的发病率比正常体重者高得多。有研究显示在男性中有 78%、女性中有 65% 的原发性高血压与肥胖有关。男性腰围≥85 cm，女性腰围≥80 cm，患高血压的风险约为腰围低于此界限者的 3.5 倍。身体质量指数（BMI：Body Mass Index）与血压呈显著正相关，基线 BMI 每增加 1，高血压发生危险 5 年内增加 9%。

2. 生活习惯

（1）饮食习惯。食盐的摄入量多少与高血压病的发病密切相关，是人群中血压升高程度的决定因素之一。流行病学调查显示饮食中含盐量过量的群体血压偏高，由于食盐摄入过多，身体内储存的钠增加，加大心脏排血量，从而导致血压上升。

（2）吸烟。吸烟能使血输出量和周围血管阻力增加，迅速引起血压升高。吸烟对高血压病患者器官有损害作用，还可能干扰某些降压药物的作用，使降压药物疗效不明显。

（3）饮酒。大量和长期饮酒与高血压的发病和流行有关。大量和长期饮酒者收缩压和舒张压均升高，以收缩压的升高更为明显。饮酒也同样使降压药物疗效不显著。

（4）缺乏运动。缺乏运动的久坐人群中高血压的发病率比有运动习惯的人群高，有规律的有氧运动可致血压下降。

3. 心理社会因素

（1）应激因素。突发性创伤事件或生活变故与持久性高血压有关，且与疾病的发展和转归密不可分。不良的应激事件可以通过增加机体儿茶酚胺的分泌，导致血压短期内升高。交感神经也可促进肾上腺素的释放，经血管紧张素导致醛固酮分泌增加，最终导致血压升高。长期精神紧张、压力、焦虑或长期环境噪声、视觉刺激可引发高血压。因此，驾驶员、飞行员、医生、记者等职业是高血压的高危人群。

（2）情绪因素。外界刺激所引起的强烈、反复、长时间的精神紧张及情绪波动可导致大脑皮层功能紊乱，从而丧失对血管舒缩中枢的正常调节，使血管多处于收缩状态，引起全身小动脉痉挛而致血压的持续升高。焦虑、紧张、恐惧、愤怒、抑郁等都能导致血压升高。焦虑、恐惧时由于血输出量增加，以收缩压升高为主；愤怒和敌意时由于动脉阻力增加，血压以舒张压升高为主。

（3）人格因素。人格特征也是诱发高血压的一个重要因素。与高血压有关的人格特质包括高度敏感性、脱离实际、愤怒和敌意、情绪的压抑、恐怖、焦虑、强迫性冲动行为、各种形式的神经质和不稳定性等。

学习单元 2　针对高血压老年人的心理护理

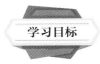

　　　　了解高血压老年人的心理特点
　　　　掌握高血压老年人的心理护理方法

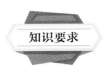

高血压老年人的心理特点如下：

一、焦虑与紧张

焦虑是高血压患者常见的心理反应，通常是指烦躁、易怒、坐立不安、神经过敏、紧张以及由此产生的躯体征象。由于高血压难以控制，需要长期服药，又无其他治疗方法，并且老年人对高血压疾病知识缺乏了解，担心疾病的预后，害怕会增加家庭的经济负担，担心疾病加重影响生命而出现精神紧张、焦虑、烦躁等不良情绪。焦虑能激发交感神经兴奋，使血压增高，患者出现焦虑，由此形成恶性循环。

二、悲观与抑郁

老年高血压常常合并冠心病、糖尿病、脑梗死等多种慢性疾病，患者长期患病，久治不愈，会对治疗失去信心和希望。同时，老年人又害怕自己忽然发

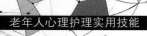

生脑出血、偏瘫等并发症，担心疾病加重有生命危险，再加上有些老年高血压患者活动能力下降，生活不能自理，个别需要长期卧床，身边没有亲人陪伴，无人倾诉，因此产生不同程度的悲观抑郁情绪。

三、依赖心理

随着年龄增长，老年人在体力、记忆力、视力、听力等功能上都开始衰退，生活自理能力下降，这些变化造成老年人对他人的依赖性增强。高血压患者需要定期进行血压监测与服药，部分老年人认为自己年纪大，大脑反应迟钝，手脚不灵活，在日常生活中一味地依赖医院和家人，长此以往，会变得萎靡不振、优柔寡断，凡事都希望别人照顾，独立性逐渐丧失。

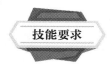
技能要求

一、针对高血压老年人的自我管理教育

【要点提示】

高血压老年人的自我管理指的是患者自身承担一些血压控制所需的预防性和治疗性活动。良好的自我管理可以在一定程度上降低血压，减少抗高血压药物的使用量，最大限度地发挥药物疗效，降低心脑血管疾病发病风险。高血压自我管理的六要素为按时服药、调整饮食、适量运动、控制体重、戒烟限酒、定期测量血压。在国际上，高血压自我管理教育是高血压病治疗的重要组成部分。

【实施方法】

1. 集体授课

采用幻灯片讲座形式每月 1 次，每次约 1 小时，每次 1 个主题，可以展开讲座的主题有高血压基础知识、高血压危害认识、自我检测知识、并发症预防知识等。心理护理员在讲授过程中要尽量做到生动、形象、简单易学，课后留出时间，让患者提问。

2. 个别指导

护理员对患者提出的问题进行耐心的解答，并且指导患者正确使用血压仪和对高血压进行判断。

3. 发放高血压宣传材料

高血压宣传材料应图文并茂，语言通俗易懂，主要内容应该包括限制钠盐摄入、减少饱和脂肪酸和脂肪总量摄入、运动方式和运动原则介绍、如何有效控制体重、戒烟戒酒、监测血压和不良情绪疏导方法等。

二、针对高血压老年人的音乐治疗

【要点提示】

高血压是以原发性动脉血压增高为主的全身性疾病，而长期的精神压力和心情抑郁是引发高血压的重要原因之一，且不良情绪常导致高血压病情加重。音乐治疗是一个系统的干预过程，在这个过程中，治疗师利用音乐体验的各种形式以及在治疗过程中发展起来的，作为治疗动力的治疗关系来帮助高血压老年人达到健康的目的。有大量研究表明，音乐治疗能够改善高血压老年人的自主神经平衡状态，从而降低血压，同时能够有益于缓解高血压老年人的焦虑、紧张情绪。

【实施步骤】

步骤 1　由患者自由选择自己喜欢的音乐，包括中国古典音乐、宗教音乐、西方古典音乐、柔和轻松的音乐等。

步骤 2　在治疗开始之前向患者介绍音乐治疗的目的及方法。

步骤 3　让病人排空大小便并采取舒适的体位，休息 5 分钟。

步骤 4　轻轻闭上眼睛，身体尽量放松，听放松性音乐 25 分钟，再慢慢睁开眼睛。

在治疗过程中需要注意的事项为在听音乐的过程中限制灯光、声音、探访者、电话等，每天一次，坚持三个月。

三、针对高血压老年人的同伴支持小组

【要点提示】

同伴支持是指具有相同年龄、性别、生活环境和经历、文化和社会地位或由于某些原因使其具有共同意愿的人在一起分享信息、观念、情感或行为技能

的教育形式。它是在当前高血压等慢性病管理中常用的方法，通过信息支持、情感支持和评价支持，病人能够更好地进行日常生活的调整，激发动机，应对高血压所带来的压力，以帮助患者达到和维持复杂的自我管理行为，控制症状，维持健康。

【实施步骤】

步骤1　招募同伴组长

同伴支持小组的组长是一个非常重要的角色，在小组中不但要有"普通人"，还要有"同伴"，更要有"准专业人士"，这些"准专业人士"就是同伴组长。

组长应该具备以下几个条件：是高血压病人，热心为大家服务，了解高血压基本知识，有比较灵活的时间保证，具有责任心和领导力。

步骤2　同伴组长培训

在同伴组长招募完成后，要对他们进行一定的专业知识和技能的培训。

步骤3　确定支持模式并开展活动

通常小组活动每次招募10~15位病人，其中要确定1~2人为小组长，每次聚会1~1.5小时，聚会次数可为每周一次、每两周一次或者每月一次。小组活动的形式可以是聚会、讨论、请医生讲课、社区医生辅导、社区医生给予集体咨询等。

【案例4—2】　高血压同伴支持小组示范

小组名称：扬着高帆起航

次数	单元名称	单元目标	活动内容	时间
1	高手结盟	①成员认识 ②了解小组意义，制定小组规划，提出期望 ③前测	①组长自我介绍 ②小组介绍 ③规则介绍 ④前测 ⑤我的心愿单 ⑥总结	90分钟
2	高人一等的感觉	①分享高血压的身体感觉与影响 ②分享现在处理问题的方法和行动	①手指操 ②高人体验 ③高人秘籍 ④高人颁奖礼 ⑤总结	90分钟

续表

次数	单元名称	单元目标	活动内容	时间
3	高手指路（一）	①通过专家讲解，了解关于高血压的相关知识 ②共同讨论如何实践	①高手答题 ②专家引导 ③高手指路 ④总结	90分钟
4	高手指路（二）	①检验组员对相关知识的实践情况 ②共同讨论如何解决这些问题	①高手分享 ②专家引导 ③高手指路 ④总结	90分钟
5	修炼完成	①共同回顾所学内容，检验运用所学方法的情况 ②将以往问题抛出，请大家讨论解决办法 ③大家共同讨论现在还有的问题	①共编秘籍 ②回首过去 ③未来之路	90分钟
6	高手出征	①总结小组中学到的方法 ②小组历程和感受分享 ③后测 ④道别	①心得分享 ②后测	90分钟

第4节　癌症老年人的心理护理

学习单元1　老年癌症的临床表现和影响因素

掌握老年癌症的定义和临床表现
了解老年癌症的主要影响因素

一、老年癌症的定义

癌症也被称为恶性肿瘤，是100多种相关疾病的统称。人体内所有器官都是由细胞组成的，细胞的增长和分化可以满足身体需要，这种有序的过程可保持身体的健康。但是，如果机体在各种致瘤因素作用下，局部组织的细胞在基因水平上失去对其生长的正常调控导致异常增生与分化而形成新生物，新生物一旦形成，其生长不受正常机体生理调节，而是破坏正常组织与器官，易发生出血、坏死、溃疡等，并常有远处转移，造成人体消瘦、无力、贫血、食欲不振、发热以及严重的脏器功能受损等，最终造成患者死亡。

老年人是癌症的高危人群，据统计，在老年人的死亡原因中，恶性肿瘤高达 31.1%，构成老年人病死的主要原因之一。随着年龄的增加，机体的免疫功能下降，有免疫功能的细胞对一些突变细胞的监视和清除能力下降，使其有机会进一步转化为癌细胞。人体组织细胞的衰老，也增加了对致癌物质的"易感性"，因而造成老年人更容易患肿瘤。

二、老年癌症的临床表现

1. 局部症状

（1）肿块。肿块是由癌细胞恶性增殖所形成的，可用手在体表或深部触摸到。甲状腺、腮腺或乳腺癌可在皮下较浅部位触摸到肿块。肿瘤转移到淋巴结，可导致淋巴结肿大，某些表浅淋巴结，如颈部淋巴结和腋窝淋巴结较容易被触摸到。至于在身体较深部位的胃癌、胰腺癌等，则要用力按压才可触到。肺部等胸腔器官无法直接触摸到，但在胸片或 CT 上可以看到相应的肿块，或在锁骨上等部位触摸到转移的淋巴结肿块。

（2）疼痛。肿瘤的膨胀性生长或破溃、感染等使末梢神经或神经干受刺激或压迫，可出现局部疼痛。出现疼痛往往提示癌症已进入中、晚期。开始多为隐痛或钝痛，夜间明显，以后逐渐加重，变得难以忍受，昼夜不停，尤以夜间明显。一般止痛药效果差。

（3）溃疡。体表或胃肠道的肿瘤，若生长过快，可因供血不足出现组织坏死或因继发感染而形成溃烂。如某些乳腺癌可在乳房处出现火山口样或菜花样溃疡，分泌血性分泌物，并发感染时可有恶臭味。胃、结肠癌形成的溃疡一般只有通过胃镜、结肠镜才可观察到。

（4）出血。癌组织侵犯血管或癌组织小血管破裂可产生出血。如肺癌患者可咯血或痰中带血；胃癌、食管癌、结肠癌则可呕血或便血，泌尿道肿瘤可出现血尿，子宫颈癌可有阴道流血，肝癌破裂可引起腹腔内出血。

（5）梗阻。癌组织迅速生长而造成空腔脏器的梗阻。当梗阻部位在呼吸道即可发生呼吸困难、肺不张；食管癌梗阻食管则吞咽困难；胆道部位的癌可以阻塞胆总管而发生黄疸；膀胱癌阻塞尿道而出现排尿困难等；胃癌伴幽门梗阻可引起餐后上腹饱胀、呕吐等。总之，因癌症所梗阻的部位不同会出现不同的症状。

（6）其他。颅内肿瘤可引起视力障碍（压迫视神经）、面瘫（压迫面神经）等多种神经系统症状；骨肿瘤侵犯骨骼可导致骨折；肝癌引起血浆白蛋白减少而致腹水等。肿瘤转移可以出现相应的症状，如区域淋巴结肿大，肺癌胸膜转移引起的癌性胸水等。

2. 全身症状

早期恶性肿瘤多无明显全身症状。恶性肿瘤患者常见的非特异性全身症状有体重减轻、食欲不振、恶病质、大量出汗（夜间盗汗）、贫血、乏力等。恶病质常是恶性肿瘤晚期全身衰竭的表现，不同部位肿瘤，恶病质出现早晚不一样，一般消化道肿瘤者可较早发生。

三、老年癌症的影响因素

癌症的病因尚未完全了解，各种环境和遗传的致癌因素可能以协同或序贯的方式共同作用导致恶性肿瘤的形成。其中环境与行为因素对人类恶性肿瘤的发生有重要影响。目前，癌症在我国的发病率和死亡率均有逐年升高的趋势，因此，了解癌症的病因，做好对癌症的预防、早期筛查、诊断与治疗，对每一个人都非常必要。

1. 生物生理因素

（1）遗传。癌症的发生与遗传因素密切相关，在正常人群中，到 65 岁平均有 8% 的人会患上癌症，到 80 岁和 100 岁时，这个数字上升到 25% 和 32%。在异卵双胞胎中，其中一个人患有癌症，另一个人在 65 岁患癌的可能性就上升到 15% 以上，到 100 岁有 40% 以上可能患上癌症。如果是同卵双胞胎，一方患癌症，另一方在 65 岁时有 20% 以上会患上癌症，到 100 岁更有近 50% 的机会患癌症。在一项研究中，一共有 1 383 对同卵双胞胎和 1 933 对异卵双胞胎患上癌症。但患上同一种癌症的比例有所差异，38%的同卵双胞胎（522 对）患上同一种癌症，26%的异卵双胞胎（496 对）患上同一种癌症。也就是说，基因更为接近的同卵双胞胎，由于遗传的关系更容易患上同一种癌症。约有33%的癌症发生是由遗传因素决定的。

（2）生活习惯。不良的生活习惯是癌症发生的最重要因素。癌症发病与饮食的关系极为密切，不良的饮食习惯、偏食、不科学的烹调方法等都会诱发癌症的发生。中国医学科学院肿瘤医院公布的致癌食物黑名单里包括腌制食物、烧烤食物、熏豆腐干、油炸食品、霉变食品、隔夜熟白菜和酸菜，以及反复烧开的水，这些食物中富含致癌物，极易导致癌症发生。美国的癌症研究会指出，不良饮食习惯占致癌因素的 35%，吸烟占 30%，两者加起来就占了65%。所以养成良好的生活习惯，不吸烟、不酗酒可以有效预防癌症。

2. 环境因素

（1）化学因素。接触化学品与癌症发病率密切相关。已有研究发现苯并芘和甲醛等是致癌物，它们广泛存在于工业和烟草产品中。另一种常见的致癌物是聚氯乙烯，它主要用于生产 PVC 管。致癌化学品的聚集会使癌症风险明显增加。

（2）物理因素。物理致癌因素包括灼热、机械性刺激、创伤、紫外线、放射线等。值得高度重视的是，受辐射危害可以来自环境污染，也可来自医源性物理治疗因子，如医务人员在工作中长期接受各种放射性照射会增加癌症发生的可能。

3. 心理社会因素

（1）应激事件。如果负性生活事件对老年人强烈持久刺激，且得不到有效缓解，会使老年人血液中的糖皮质激素水平显著升高，交感神经系统中的各种肽类物质和细胞活性改变，机体的自身免疫功能降低，增加致癌因素对某些具有遗传素质的个体的易感性，进而导致细胞发生癌变。

（2）个性特征。性格与癌症的关系密切，癌症病人一般有某些特定的性格特征，具有这些性格的人较其他性格的人，容易得癌症，因此称"癌症性格"，或 C 型性格，其具体表现包括性格内向，表面上逆来顺受，内心却怨气冲天、痛苦挣扎；情绪抑郁，好生闷气，但不爱宣泄；表面上处处以牺牲自己来为别人打算，但内心却又极不情愿，等等。

学习单元2　针对癌症老年人的心理护理

了解癌症老年人的心理特点
掌握针对癌症老年人的心理护理方法

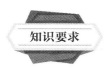

癌症老年人的心理特点如下：

当老年癌症病人得知病情后，其心理反应有五个阶段，分别是怀疑否认期、愤怒发泄期、恐惧期、抑郁期和接受升华期。

一、怀疑否认期

在刚刚得知自己被确诊为癌症时，病人对诊断结果极为否认，有的病人要求到几家医院去复查，有的病人假充病人家属找医生和护士询问，以便得到不同方面的信息，此时病人既希望确认，又希望听到不是癌症的诊断，病人的否定态度不能简单评价为负性心理状态，这种拒绝接受事实的做法是一种创伤和应激状态下的保护性心理反应，可降低病人的恐惧程度和缓解痛苦的体验，使病人逐渐适应意外打击。

二、愤怒发泄期

在否认过后，病人常会出现强烈的愤怒与悲痛，一旦证实癌症的诊断，病人会立即感到对现实的一切都有无限的愤怒和不平，有被生活抛弃、被命运捉弄的感觉，并把这种愤怒向周围的人发泄。如假借各种理由与亲人、医护人员吵闹，事事感到不顺心、不如意，还会认为所有人都对不起他。这种情绪持续下去，会消耗病人战胜疾病与正常生活的精力。

三、恐惧期

当病人极力否认而不能改变诊断结果时，患者会产生各种不良的恐惧联想，包括对疾病的恐惧，对治疗疼痛的恐惧，对离开家人和朋友的恐惧，对死亡的恐惧等。恐惧的产生与疾病带来的不确定性危险有关。患者常常会出现恐慌、哭泣、警惕、挑衅、冲动等行为，以及由恐惧带来的诸如血压升高、呼吸急促等一系列生理功能变化。

四、抑郁期

当病人在治疗或休养过程中，常常想到自己还未完成的工作和事业，想到亲人及子女的生活、前途和家中的一切而自己又不能顾及时，会从内心深处产生难以言状的痛楚和悲伤，再加上疼痛的折磨和用药后的痛苦，会进一步绝望，甚至产生轻生的念头。

五、接受升华期

当癌症病人经历过多种复杂的矛盾冲突心理后，最终会认识到现实是无法改变的，惧怕死亡是无用的。他们会以平静的心情面对现实，生活得更加充实和有价值，在短暂有限的时间里，实现自己的愿望和理想，这就是升华。升华是一种积极的心理应对反应，病人把消极的心理转化为积极的行动，以使心理通过代偿来达到平衡。病人在积极的心理状态下，不但心理平衡，而且身体状态也会随心理状态的改变朝好的方向发展。

总体而言，大多数癌症患者符合以上心理变化过程，但不同心理特征的人在不同阶段也存在差异，每个阶段持续时间也不尽相同，出现顺序也有所不同。

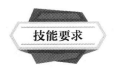

技能要求

一、针对癌症老年人的宣泄疗法

【要点提示】

宣泄疗法也叫发泄疗法。其基本原理是让老年癌症患者将因患癌症所遭遇到的不幸和所感受到的情绪发泄出来，以达到缓解和消除消极情绪的目的。常见的宣泄方法有空椅子技术、述说事件及其内心感受、情感爆发宣泄、行为宣泄等各种方法。

在这里主要介绍空椅子技术，空椅子技术是格式塔流派常用的一种技术，是使求助者的内射外显的方式之一，其目的是帮助求助者全面觉察发生在自己周围的事情，分析体验自己和他人的情感，帮助他们朝着统整、坦诚以及更富生命力的存在迈进。该技术包括倾诉宣泄式、自我对话式、他人对话式等多种不同技术方式。

【实施步骤】

步骤 1　说明原理

指导语：你内心有两个矛盾的成分，一方有很多的理由，另一方也有很多的理由，我们现在要用一种技术，帮助你把这两个矛盾的成分分开，并且更清楚地感受自己的内心。我们会用两把椅子分别代表两个矛盾，你坐在哪把椅子上就要完全持有它代表的理由，直到你把心里话全部说完为止。我们来试试好吗（不要用"你愿意试试吗?"）？

步骤 2　制作标签

用尽可能简洁的词或字，尽可能少的词或字，分别写在两张纸上。

步骤 3　选择椅子

最好是相同的两把椅子，求助者在选择椅子时，告诉求助者把两把椅子面对面放（它们之间的距离由求助者自己决定），工作者的位置在两把椅子的正中间。

步骤 4　选择开始

（由求助者自己做主）指导语："现在请把刚才写好的两个标签分别放在两把椅子上，接下来可以选择其中的一把椅子坐上去，把标签拿在手里"。此时工作者也坐在自己的椅子上，准备记录。

步骤 5　放松、想象

指导语："闭上眼睛，在椅子里保持舒服的坐姿，注意自己的呼吸，慢慢地深深地吸气，缓缓地呼出来，全身放松，思想要完全沉浸在标签上写的全部有关的理由，当你想好了，就可以说出所有的理由了"。

步骤 6　开始对话

此时工作者在做记录的同时要用余光去看求助者，不要和他有任何的交流，以免干扰他。

步骤 7　交换身份

指导语："现在，请你坐到另一把椅子上，拿起那把椅子上的标签，做深呼吸，让自己放松下来，整个身心沉浸在这把椅子所代表的全部理由里，当你准备好了，就可以说了。"

重复第 5 步

当求助者说完了后，可以问他"还有吗？还想坐到那把椅子上去吗？"只要求助者有需要，可以反复重复。工作者要把求助者坐在同一把椅子里说的话，记录在同一栏里。

步骤 8　结束、交流讨论

注意不需要和求助者谈他刚才写的每一条，可以这样说："你刚刚经过这样的一个过程，有什么想法吗？有什么感受吗？有什么想说的吗？"（要相信求助者有充分的内加工的能力）

二、针对癌症老年人的音乐治疗

【要点提示】

疼痛是癌症病人和医护人员需要面对和解决的重要问题，使用音乐来缓解疼痛是近年来发展起来的一种新兴且有效的方法。音乐治疗对于缓解癌症所导致的慢性疼痛非常有效，能够很好地调节肿瘤患者的心理状态。有研究显示，音乐治疗对于 67% 的患者缓解压力有帮助，对于 33% 的患者作用十分明显。甚至对于临终患者，音乐治疗能够激发患者对人生进行回顾和反思，有利于帮助患者发现生命真正的意义和价值，减少对死亡的恐惧。

【实施步骤】

步骤 1　选择音乐类型。音乐类型或具体音乐的选择被认为是音乐治疗中最重要的因素。不管什么类型，在音乐治疗中使用的音乐一般要求节拍较慢，即 68～80 次/分，没有强节奏或打击、不会长时间持续一个音调、抒情、中低音调、曲调柔和等。由患者自由选择自己喜欢的音乐，因为患者对所听音乐的喜欢程度使得心理与生理反应混合复杂反应，促进疼痛缓解，转移注意力。

步骤 2　在治疗开始之前向患者介绍音乐治疗的目的及方法。

步骤 3　让患者排空大小便并取舒适的体位，休息 5 分钟。

步骤 4　让患者轻轻闭上眼睛，身体尽量放松，听放松性音乐 25 分钟，再慢慢睁开眼睛。

在治疗过程中需要注意的事项为在听音乐的过程中限制灯光、声音、探访者、电话等，每天一次，坚持三个月。

三、针对癌症老年人的支持性团体治疗

【要点提示】

对于癌症患者，特别是晚期癌症患者，获得支持、鼓励、归属和认同，并在群体中寻求信息和解决困扰是一项非常重要的需求，而支持性小组恰恰能够满足他们这些需求，而且更为重要的是在所有组员的参与过程中，能够通过植入希望、相互接纳、互相学习、提供咨询和帮助等使参与小组的癌症患者生活质量得以提升，生命时间得以延长。有研究显示支持性小组是一种重要的治疗模式，对提高患者的存活率，减少复发有显著效果。

【实施步骤】

步骤 1　确定支持性小组的带领者

支持性小组的组长是一个非常重要的角色，在小组中不但要有"普通人"，还要有"同伴"，更要有"专业人士"，这些"专业人士"就是同伴组长。

组长应该具备以下几个条件：社会工作者或心理咨询师；具有扎实的专业功底和实践经验；了解癌症的基本知识；有比较灵活的时间保证；具有责任心和领导力。

步骤 2　确定支持模式并开展活动

通常小组活动每次招募 10~15 位病人，每次聚会 1~1.5 小时，聚会次数可为每周一次、每两周一次或者每月一次。小组活动的形式可以是聚会、讨论、请医生讲课、社区医生辅导、社区医生给予集体咨询等方式进行。

【案例 4—3】 癌症晚期患者支持小组示范

次数	单元名称	单元目标	活动内容	时间
1	爱汇今朝 相聚社区	①成员认识 ②了解小组意义，制定小组规划，提出期望 ③前测	①组长自我介绍 ②小组介绍 ③规则介绍 ④前测 ⑤我的心愿单 ⑥总结	60分钟
2	快乐生活 健康相随	①促进组员互动，增进信任 ②帮助组员调整饮食结构和运动方式	①活动回顾 ②饮食习惯讨论 ③运动方式讨论 ④谁是健康达人 ⑤总结	60分钟
3	歌声飞扬 共筑快乐	①小朋友表演节目 ②与孩子们一起游戏交流	①小朋友表演 ②老年人与小朋友互动 ③分享感受	60分钟
4	分享经历 共担风雨	①组员分享人生阅历，感受团体温暖 ②消除悲观情绪，鼓励形成健康心态	①活动回顾 ②信手涂鸦 ③互动交流 ④总结	60分钟
5	忘记烦恼 回忆美好	珍惜生活中的美好	①珍惜分享 ②自由交流 ③总结	60分钟
6	爱心传递 永远相伴	①总结小组中学到的方法 ②小组历程和感受分享 ③后测 ④道别	①心得分享 ②后测	60分钟

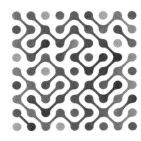

第 5 章

老年人心理疾病的心理护理

心理疾病是人们由于生理、心理或社会原因而导致的各种异常心理过程、异常人格特征及异常行为方式。它不但包括较为轻微的心理问题，也包括比较严重的心理紊乱。进入老年阶段，个体面对身体机能的衰退、家庭与社会关系的变化等诸多问题，出现心理及行为异常的比例较高。学习与心理疾病相关的知识，并了解常见的心理疾病的心理护理方法，对于提高老年人的心理健康水平，使老年人在身心愉悦的状态下度过晚年极为必要，也是当今心理护理工作的重要内容之一。

第 1 节　抑郁症老年人的心理护理

学习单元 1　老年抑郁症的临床表现及影响因素

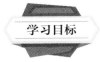

掌握老年抑郁症的定义和临床表现
了解老年抑郁症的主要影响因素

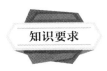

一、老年抑郁症的定义

抑郁症又称忧郁症，是一种以抑郁情绪为突出症状的心理障碍，以显著而持久的心境低落为主要临床表现，具体表现为心境低落，与其处境不相称，情绪的消沉可以从闷闷不乐到悲痛欲绝、自卑抑郁，甚至可能悲观厌世，有自杀企图或行为。每次发作持续至少两周以上，长者甚至可达数年，大部分病例有反复发作的倾向，每次发作多数可以缓解，部分可有残留症状或转为慢性。

广义的老年抑郁症是指年龄在 60 岁以上的抑郁症患者，其中既包括在青年或成年期发病，老年期复发的原发性抑郁症，也包括老年期的各种继发性抑郁；狭义的老年抑郁症则是指年龄在 60 岁以上首次发病的原发性抑郁。无论是哪一种，都有着诸多老年期的特点，如经历过更多的创伤性事件及身体健康状况不佳等。在临床上常见为轻度抑郁，但危害性不容忽视，如不及时诊治，会造成生活质量下降、增加心身疾病（如心脑血管病）的患病风险和死亡风险等严重后果。

二、老年抑郁症的临床表现

典型抑郁症的临床表现为情绪低落、思维迟缓及言语活动减少等。老年抑郁症发作的临床症状不典型，与青壮年期患者存在一定差别，主诉多为认知功能损害和一些躯体不适。

1. 情感低落

情感低落是抑郁症的核心症状，主要表现为持久的情绪低落，患者常闷闷不乐、郁郁寡欢、度日如年；既往兴趣爱好也觉得没意思，感觉生活变得枯燥乏味；提不起精神，高兴不起来，甚至会感到绝望，对前途无比失望，无助与无用感明显，自责自罪。

2. 思维迟缓

抑郁症患者思维联想缓慢，反应迟钝。自觉"脑子比以前明显不好使了"。老年抑郁症患者大多表现出一定程度的认知功能（记忆力、计算力、理解和判断能力等）损害，比较明显的表现为记忆力下降，需要与老年痴呆症相鉴别。痴呆多为不可逆的，而抑郁则可随着情感症状的改善有所改善，预后较好。

3. 意志活动减退

患者可表现出行动缓慢、生活懒散、不想说话（言语少、语调低、语速慢）、不想做事、不愿与周围人交往的特点；总是感到精力不够，全身乏力，甚至日常生活都不能自理；不但既往对生活的热情、乐趣减退或丧失，还越来越不愿意参加社交活动，甚至闭门独居、疏远亲友。

4. 自杀观念和行为

严重抑郁发作的患者常伴有自杀观念和行为。老年抑郁症患者的自杀危险性比其他年龄组患者大得多，尤其抑郁与躯体疾病共病的情况下，自杀的成功率较高。因此患者家属需要加强关注，严密防备。

5. 躯体症状

老年抑郁症主要表现为疼痛综合征，如头痛、颈部痛、腰酸背痛、腹痛和全身的慢性疼痛；消化系统症状，如腹胀腹痛、恶心、嗳气、腹泻或便秘等；类心血管系统疾病症状，如胸闷和心悸等；自主神经系统功能紊乱，如面红、潮热出汗、手抖等。此外大多数人还会表现为睡眠障碍、入睡困难、睡眠浅且易醒、早醒、体重明显变化、性欲减退等。

6. 疑病症状

患者往往过度关注自身健康，以躯体不适症状为主诉（消化系统最常见，便秘、胃肠不适是主要的症状），主动要求治疗，但往往否认或忽视情绪症状，只认为是躯体不适引起的心情不好。其对躯体性疾病的关注和感受远远超过了实际得病的严重程度，因此表现出明显的紧张不安、过分担心；辗转于各大医院，遍寻名医，进行各项检查的结果是阴性或者问题不大、程度不严重时，会拒绝相信检查的结果，要求再到其他大医院、其他科室检查，也会埋怨医生检查不仔细、不认真、不负责任等。

三、老年抑郁症的影响因素

老年抑郁症的发生是由生理、心理与社会环境诸多因素共同作用的结果。

1. 生物生理因素

（1）遗传因素。尽管有研究指出遗传对抑郁的影响不大，但依然发现二者之间有一定关系。同卵双生子抑郁同病率为 46%，而异卵双生子的同病率为 20%。还有人比较了患抑郁症、未患抑郁症的被收养者的亲属患抑郁症的比率，在匹配了两组的年龄、社会经济地位和与亲生母亲共处时间时，患抑郁的被收养者的亲属患重性抑郁的比率是控制组亲属的 8 倍，而试图自杀的比率为后者的 15 倍。

（2）生理因素。去甲肾上腺素和 5-羟色胺与抑郁的病因有关，二者的相互作用失调导致了抑郁的发生。老年人的生理功能减退，特别是脑功能的退化与抑郁症的发生存在密切关系。许多躯体或大脑疾病容易引起或伴发抑郁症，如各种脑血管病、帕金森氏病、阿尔茨海默病（老年性痴呆症）、高血压病、心血管病、糖尿病、某些代谢性疾病及肿瘤等都会导致抑郁的发生。

2. 心理社会因素

（1）人格特点。抑郁症的发病与个人的性格、心理因素有着很大的关系。老年期抑郁症患者的性格多为固执己见、依赖性强、心胸狭窄、办事认真。在衰老过程中常伴随人格特征的变化，如孤僻、依赖、固执等。人格特征的研究显示抑郁症患者与正常老年人相比有较为突出的回避和依赖性。

（2）应激事件。老年阶段是一个特殊的年龄阶段，不良生活事件不断出现，如丧偶、亲朋好友死亡，以及家庭矛盾、意外事件等因素，都容易使老年人产生悲观情绪。离退休或劳动能力丧失、经济来源减少、家庭中地位的改变也会加重老年人孤独、寂寞、无助、无望的体验，成为抑郁的主要外在诱因。

学习单元 2　针对抑郁症老年人的心理护理

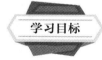

了解老年抑郁症的诊断标准
掌握针对抑郁症老年人的心理护理方法

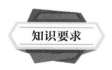

根据中华医学会精神科分会所制定的《中国精神障碍分类与诊断标准》（CCMD-3），抑郁发作的判定依据为：抑郁发作以心境低落为主，与其处境不相称，可以从闷闷不乐到悲痛欲绝，甚至发生木僵。严重者可出现幻觉、妄想等精神病性症状。某些病例的焦虑与运动性激越很显著。

1. 症状标准

以心境低落为主，并至少有下列几项中的四项：

（1）兴趣丧失，无愉快感；

（2）精力减退或有疲乏感；

（3）精神运动性迟滞或激越；

（4）自我评价过低、自责，或有内疚感；

（5）联想困难或自觉思考能力下降；

（6）反复出现想死的念头或有自杀、自伤行为；

（7）睡眠障碍，如失眠、早醒或睡眠过多；

（8）食欲降低或体重明显减轻；

（9）性欲减退。

2. 严重标准

社会功能受损，或给自己造成痛苦或不良后果。

3. 病程标准

（1）符合症状标准和严重标准至少已持续 2 周；

（2）可存在某些分裂性症状，但不符合分裂症的诊断，若同时符合分裂症的症状标准，在分裂症状缓解后，满足抑郁发作标准至少 2 周。

4. 排除标准

排除器质性精神障碍或精神活性物质和非成瘾物质所致抑郁。

说明：本抑郁发作标准仅适用于单次发作的诊断。

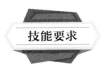

一、针对抑郁症老年人的心理预防

【要点提示】

老年抑郁症是多重因素作用的结果，因此，预防老年抑郁症的发生应该从阻断导致抑郁发生的社会心理因素的角度入手予以干预。

1. 生活照顾

老年人的生活范围相对狭小，生活逐渐变得单调，因此，让老年人安排好每天的生活，形成丰富多彩、富有节律的生活状态可以有效预防抑郁症发生。在条件允许的情况下，每天都应安排老年人进行一段时间的户外活动，如下棋、唱歌、打太极拳、练气功等多种形式的活动，因为日光疗法可以预防老年抑郁症的发生。鼓励老年人参加兴趣小组和社区举办的公共活动，培养新的兴趣爱好，多多建立与他人的交往联系。家人，特别是子女要多回家陪伴老年人，与老年人多聊天，以避免老年人产生孤独感。

2. 饮食护理

应在饮食上进行调理，以老年人的喜好为主，并注意营养均衡搭配。还要注意让老年人多饮水、忌烟酒，避免辛辣刺激食物，密切观察噎食可能。多多进食一些鱼油、坚果、香蕉、B群维他命、菠菜、大蒜等食物，这类食物均有辅助安定神经、缓和情绪的效果。

3. 正确对待疾病

老年人大多有些慢性躯体性疾病，如高血压、糖尿病、心脑血管疾病等，这些慢性病往往会降低老年人的生活质量，久之产生情绪低落也非常常见。所以针对慢性病的治疗应尽量做好，如果能把疾病稳定在最佳状态，可明显减少老年人因这些疾病产生的心理负担及经济负担，提高他们的生活质量。许多老年人所服的药物种类、数量较多，有些药物长期服用可以引起抑郁，所以，治疗躯体性疾病时一定在医生的指导下服用药物。

4. 精神沟通

在日常生活中，家属、朋友及与老年人有接触的人应该多多与老年人沟通，从老年人微小的情绪变化上发现其内心的矛盾、冲突等，并进行鼓励和开解，帮助老年人树立积极生活的信心。要指导老年人保持开朗、平静、乐观的情绪，培养生活情趣，教给老年人调节生活的方法，如情绪宣泄、转移话题、幽默、知足常乐等心理调节方法，使老年人能保持乐观、开朗、健康的心境。

【操作步骤】

步骤1　对老年人进行生理心理社会评估，了解他们的健康状况、用药情况、家庭成员情况、配偶情况等。

步骤2　设计具有针对性的预防干预方案。

步骤3　干预方案的实施。

步骤4　干预方案的评估。

二、针对抑郁症老年人的认知行为治疗

【要点提示】

抑郁症老年人的歪曲认知是他们产生抑郁的原因，贝克认为不是个体接受了更多来自客观现实的刺激，而是他们常用一些与现实不太协调的非理性的认识和信念来分析与看待事物，从而陷入"自我"的情绪之中。人们的感觉与行为实际取决于他们自己是如何用不同的思维方式来构造其经验的。而认知—行为矫正技术就是通过学习如何矫正认知定势来获得更有效的应对压力情境的策略。

【操作步骤】

第一阶段：准备阶段

帮助老年人识别想法与感受之间的联系之前，首先要与老年人建立专业工作关系。这个阶段要与老年人讨论抑郁症的症状，包括常见病因，疾病如何影响老年人的功能，并向老年人保证这一疾病是可以医治的。

第二阶段：共同识别阶段

在这个阶段，工作者要向老年人介绍如何识别情形与感受之间的联系。通过交谈，了解老年人的抑郁状况，帮助老年人识别特定情形和事件，以及特定感受的产生过程。

第三阶段：改变阶段

在这个阶段，老年人不但要在酿成情绪大灾难前捕捉到扭曲的想法，而且还能运用行为矫正对自己的状况进行控制。

第四阶段：巩固和结束阶段

这一阶段不仅仅要结束助人关系，更要巩固在治疗过程中发生的改变，与老年人一起回顾他取得的进步，讨论在识别情绪和想法方面，老年人有了哪些优势，强化老年人靠自己处理未来挑战的信念。

三、针对抑郁症老年人的缅怀往事小组治疗

【要点提示】

缅怀往事疗法是针对老年人所特有的一种治疗方法，这一方法通过和老年人一起缅怀往事，让他们回忆起愉快、幸福的往事以帮助他们改善当前的情绪

状态。所以，缅怀往事不只是回想过去的时光，而是要协助老年人重新营造更能适应现有生活的情绪状态。缅怀往事的另一个目的是通过查看老年人过去如何成功地应对生活难题来改善老年人的自尊，这被称为是"战胜人生挑战的辉煌"。缅怀往事的第三个目的是改善社交技巧，当老年人变得与人疏离或隔离时更容易丧失社交技巧。通过缅怀往事，可以帮助老年人学会用较为正面的、双向的方式与他人交往。已有研究显示，治疗性质的缅怀往事对老年人的抑郁症、自尊和社会化有正面影响。

【操作步骤】

步骤1　确定缅怀往事治疗性小组的带领者

缅怀往事小组活动是一个治疗性的小组，因此活动的带领者应该是社会工作者或心理咨询师，具有扎实的专业功底和实践经验，了解抑郁症的基本知识，有比较灵活的时间保证，具有责任心和领导力。

步骤2　确定活动模式并开展活动

通常小组活动每次招募10位老年人，每次聚会1～1.5小时，聚会次数为每周一次。

步骤3　进行小组活动。

步骤4　进行评估与总结。

【案例5—1】　针对抑郁症老年人的缅怀往事治疗性小组示范

次数	单元名称	单元目标	活动内容	时间
1	我们初相识	①成员认识 ②了解小组意义，制定小组规划，提出期望 ③前测	①组长自我介绍 ②小组介绍 ③规则介绍 ④前测 ⑤总结	60分钟
2	总有一段爱情值得我去回味	①促进组员互动，增进信任 ②组员回忆年轻时的美好恋爱时光	①活动回顾 ②热身游戏：心心相印 ③主题讨论：我的爱情故事 ④小组总结	60分钟
3	总有一件物品是我的珍藏	①分享珍藏的物品 ②一起交流，分享美好回忆	①热身游戏：击鼓传花 ②回顾上节内容 ③主题讨论：我的珍藏与你分享 ④小组总结	60分钟

续表

次数	单元名称	单元目标	活动内容	时间
4	在我身边的人	①组员分享人生阅历，讲述自己的挚友 ②一起交流，分享美好记忆	①活动回顾 ②热身游戏：传声筒 ③主题讨论：我的朋友 ④总结	60分钟
5	我的一生	①用生命树方式总结一生中的重要节点 ②一起交流分享	①热身游戏：大西瓜、小西瓜 ②回顾上节内容 ③主题讨论：我的一生 ④小组总结	60分钟
6	岁月长歌	①总结小组中学到的方法 ②小组历程和感受分享 ③回望过去、享受现在	①心得分享 ②后测	60分钟

四、针对抑郁症老年人的园艺治疗

【要点提示】

园艺疗法是对于有必要在身体以及精神方面进行改善的人们，利用植物栽培与园艺操作活动，从其社会、教育、心理以及身体诸方面进行调整更新的一种有效方法。园艺疗法最早起源于英国，并在第二次世界大战期间被美国军方引入到伤员康复和职业培训中。目前，它已经成为一个广泛流传的心理辅助治疗方法。有研究显示，通过参与园艺治疗，老年人能够通过感受植物的生长过程，逐渐领悟到人的生老病死乃至自然规律，从而慢慢接受其身体机能的衰退及疾病的出现，有助于改善他们的精神状态。植物的勃勃生机和顽强生命力能全方位刺激老年人的各种感觉器官，同时也能使其体会到自己的劳动成果带来的快乐，从而激发机体潜能，增强体质，消除挫折情绪，提高抗压能力，体会到成长的艰辛与生命的价值，提高自信心，达到辅助治疗的目的。

【操作步骤】

整个过程分为六个阶段，具体步骤为：

第一阶段，进行小组活动人员的选拔与老年人抑郁状况的评估。

第二阶段，进行活动方案设计和准备工作。

第三阶段，进行盆栽及水培植物的制作及管理，主要目的是使老年人熟悉园艺素材及相关知识，并通过简单的园艺活动增强老年人的自信心。

第四阶段，进行月季花的修剪与扦插，主要目的是通过合作增进老年人之间的沟通。

第五阶段，进行插花花艺和微景观的制作，此阶段将邀请家庭成员共同参与，主要目的是增加代际沟通，提升老年人的幸福指数。

第六阶段，进行回顾与反思，进行老年人抑郁程度的评定，并对各阶段的结果进行比较。

第2节　焦虑症老年人的心理护理

学习单元1　老年焦虑症的临床表现及影响因素

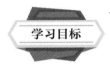

掌握老年焦虑症的定义和临床表现
了解老年焦虑症的主要影响因素

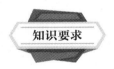

一、老年焦虑症的定义

焦虑是一种有用的情绪，对于个体和种族具有很强的生存价值，但是如果焦虑程度过高，就不再是对环境中各种威胁的适当反应，而可能成为个人困扰。焦虑障碍是人类焦虑情绪分布的一个极端，属于神经症或与压力有关的障碍。焦虑症，又称为焦虑性神经症，是神经症这一大类疾病中最常见的一种，以焦虑情绪体验为主要特征，可分为慢性焦虑（广泛性焦虑症）和急性焦虑发作（惊恐障碍）两种形式。

老年人由于退休后的巨大心理落差，经济状况及社会关系的改变、与子女间沟通不畅等原因，极易引发焦虑，进一步发展成老年焦虑症。老年焦虑症是老年人常见的心理障碍，它本是较易治疗的心理疾病，但因识别率低，导致精神致残率和自杀率高，成为老年健康的一大杀手。因此，老年焦虑症需要引起多方面重视及相应的行动。

二、老年焦虑症的临床表现

1. 慢性焦虑症

慢性焦虑症又称为广泛性焦虑症,主要表现为在大部分时间内过度或持续地焦虑和担忧,持续时间超过 6 个月,且很难控制忧虑的情绪。焦虑和烦恼一般表现为:坐立不安或紧张、急切;容易疲劳;难以集中注意力,大脑一片空白;易激动;肌肉紧张和入睡困难。虽然焦虑情绪通常由日常生活中的小事引起,且他们明知如此,但这种情绪一旦产生就很难控制。

2. 急性焦虑症

急性焦虑症又称为惊恐发作,患者突然发生强烈不适,可有胸闷、透不过气的感觉,心悸,出汗,胃不适,颤抖,手足发麻,有濒死感,有要发疯感或失去控制感,每次发作 15 分钟左右,发作可无明显原因或无特殊情境。还有一些人在某些特殊情境(如拥挤人群、商店、公共车辆)中发作。它以反复出现强烈的惊恐发作,伴有濒死感或惊慌感,以及严重的植物神经症状为特点。

三、老年焦虑症的影响因素

1. 生物生理因素

(1)遗传因素。遗传是焦虑症的影响因素之一,影响程度为中度。焦虑症是环境因素通过易感体质共同作用的结果,易感体质是由遗传因素决定的,血缘亲属中该病的发病率是一般人群的数倍,如双亲都是焦虑症病人,子女患病率会提高 50% 以上。

(2)生理因素。焦虑症可能与去甲肾上腺素、5-羟色胺等神经递质的调节不良有关。有研究发现焦虑症患者由于交感神经和副交感神经活动增加,肾上腺素受体大量兴奋,出现如颤抖、心慌、多汗等症状,而肾上腺素受体阻滞剂可以减轻焦虑和惊恐发作。有实验发现给焦虑症患者静脉滴注乳酸钠可使大多数患者惊恐发作,因此推测血液中乳酸盐含量可能与焦虑发作有关。

(3)躯体性疾病因素。患有某些慢性疾病,如心脏病、脑出血、糖尿病、高血压、老年痴呆、胃炎、肿瘤等的老年患者,患焦虑症的概率比较高。

2. 心理社会因素

(1)人格特点。人格上具有焦虑特质的人容易患焦虑症,这类人通常容易焦虑不安，易激动，自卑，胆小怕事，依赖性强，悲观，对压力的承受能力差。心理分析学派认为焦虑症是过度的内心冲突对自我威胁的结果，自身难以协调的内心冲动、欲望，以及极度的压抑是导致焦虑症的诱因。

（2）应激事件。生活环境中的压力，因自身无法适应，又找不到排解、释放的方法，就很容易引发焦虑症。如老年丧偶、丧子、离异、离退休、社会关系改变、经济困难、患有疾病等不良应激源都会导致焦虑症的发生。

学习单元 2　针对焦虑症老年人的心理护理

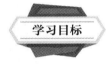

了解老年焦虑症的诊断标准
掌握针对焦虑症老年人的心理护理方法

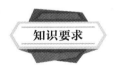

老年焦虑症的诊断标准如下：

一、惊恐障碍的诊断标准

根据中华医学会精神科分会所制定的《中国精神障碍分类与诊断标准》（CCMD-3），惊恐障碍是一种以反复的惊恐发作为主要原发症状的神经症。这种发作并不局限于任何特定的情境，具有不可预测性。惊恐发作作为继发症状，可见于多种不同的神经障碍，如恐惧性神经症、抑郁症等，并应与某些躯体性疾病相鉴别，如癫痫、心脏病发作、内分泌失调等。

1. 症状标准

（1）符合神经症的诊断标准。

（2）惊恐发作需要符合以下四项：

1）发作无明显诱因和相关的特定情境，发作不可预测；

2）在发作间歇期，除害怕再次发作外，无明显症状；

3）发作时表现强烈的恐惧、焦虑及明显的自主神经症状，并常有人格解体、现实解体、濒死恐惧或失控感等痛苦体验；

（4）发作忽然开始，迅速达到高峰，发作时意识清晰，事后能回忆。

2. 严重标准

病人因难以忍受又无法解脱而感到痛苦。

3. 病程标准

在 1 个月内至少有 3 次惊恐发作，或在首次发作后继发害怕再发作的焦虑持续 1 个月。

4. 排除标准

（1）排除其他精神障碍，如恐惧症、抑郁症，或躯体形式障碍等继发的惊恐发作；

（2）排除躯体性疾病，如癫痫、心脏病发作、嗜铬细胞瘤、甲亢或自发性低血糖等继发的惊恐发作。

二、广泛性焦虑的诊断标准

根据中华医学会精神科分会所制定的《中国精神障碍分类与诊断标准》（CCMD-3），广泛性焦虑是一种以缺乏明确对象和具体内容的提心吊胆及紧张不安为主的焦虑症，并有显著的植物神经症状、肌肉紧张及运动性不安。病人因难以忍受又无法解脱而感到痛苦。

1. 症状标准

（1）符合神经症的诊断标准。

（2）以持续的原发性焦虑症状为主，并符合下列 2 项：

1）经常或持续的无明确对象和固定内容的惊恐或提心吊胆；

2）伴有自主神经症状或运动性不安。

2. 严重标准

社会功能受损，病人因难以忍受又无法解脱而感到痛苦。

3. 病程标准

符合症状标准至少已 6 个月。

4. 排除标准

（1）排除甲状腺功能亢进、高血压、冠心病等躯体性疾病的继发性焦虑；

（2）排除兴奋药物、催眠镇静药物过量，或抗焦虑药物的戒断反应，排除强迫症、恐惧症、疑病症、神经衰弱、躁狂症、抑郁症或精神分裂症等伴发的焦虑。

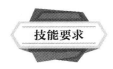

技能要求

一、针对焦虑症老年人的心理预防

【要点提示】

1. 建立自信

自信是预防焦虑症的重要因素。一般来说，异常焦虑的人，往往会夸大自己失败的可能性，怀疑自己完成任务和应付事态变化的能力，不仅失去了自信心，也失去了自尊心，盼望别人的支持和帮助。因此，具有焦虑型人格的人，首先要正确认识和评价自己，相信自己有能力克服困难，不要妄自菲薄。

2. 学会放松

焦虑的最大问题是紧张，因此学会适当的放松是克服焦虑的关键。自我松弛法就是使自己想象中的威胁逐步减弱的一种方法。当最弱的情境出现时，不要马上停止，要继续进行下去，一直到想象不到任何威胁、体验不到焦虑时才终止。随着恐惧的消失，焦虑症也就痊愈了。

3. 时常反省

许多人习惯于在自己受到挫折时把经历过的体验或欲望压抑到无意识当中，并以此来摆脱不愉快的体验。但这些被压抑的情绪体验并未完全消失，而是潜伏起来，久而久之，便发生焦虑症，这时老年人只会感到痛苦，而找不到病源。在这种情况下，如果能够进行自我反省，毫不保留地把苦恼诉说出来，焦虑便可随之消失。

4. 适当转移

焦虑者头脑中的问题成堆，百思不得其解，十分痛苦。在这种情况下，可采取自我转移的方法，如参加体育活动或参加劳动，以转移注意方向，转换思维对象，从精神上减轻负担，促进身心健康。

【操作步骤】

步骤 1　对老年人进行生理心理社会评估，了解他们的健康状况、用药情况、家庭成员情况、配偶情况等。

步骤 2　设计具有针对性的预防干预方案。

步骤 3　干预方案的实施。

步骤 4　干预方案的评估。

二、针对焦虑症老年人的冲击疗法

【要点提示】

冲击疗法也被称为满灌疗法、暴露疗法，是指让求助者直接接触引起恐怖或焦虑的情境，坚持到恐怖或焦虑症状消失的一种快速行为治疗方法。如果患者配合，可以在几天或几周内，至多两个月内取得明显的疗效。

著名行为治疗专家马克斯在谈到满灌疗法的基本原理时指出："对患者冲击越突然，时间持续得越长，患者的情绪反应越强烈，这样才能称之为满灌。迅速向患者呈现让他害怕的刺激，并坚持到他对此刺激习以为常为止，是不同形式的满灌疗法的共同特征。"

冲击疗法适用于焦虑症和恐怖症。

【实施步骤】

步骤 1　全面评估求助者的情况，判断是否适合采用冲击疗法，确定明确的治疗目标。

步骤 2　与求助者面谈，找出引起其恐怖、焦虑的事件、人物和情境。

步骤 3　向求助者讲明治疗的方法、目的、意义和注意事项，使其树立战胜疾病的信心，积极配合工作者治疗。

步骤 4　进行治疗。治疗开始时就让求助者进入最使他感到恐怖的情境中。一般先采用想象的方式，鼓励求助者想象最使他感到恐怖的场面；或工作者给求助者反复地、不厌其烦地讲述他最感到恐怖的情节的细节；或者采用幻灯、投影灯方式呈现最使求助者感到恐怖的情境，以加深其恐怖、焦虑情绪的程度，同时不允许老年人采取逃避行为（如闭眼、堵耳朵、蹦跳及哭喊等）。

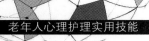

步骤5 在多次恐怖或焦虑环境的刺激下，即使老年人因恐惧害怕而产生呼吸急促、心跳加快、面色苍白、四肢发冷等自主神经系统的症状，但焦虑症老年人最担心的灾难性情况并未发生，这样恐怖或焦虑情绪也就可能相应地减轻或消失。或者把老年人带入他最恐怖的环境之中，经过切身体验，使其觉得不过如此，并不是多么了不起的事情，恐怖症状自然会慢慢消失。

步骤6 治疗结束。请老年人谈谈自己的感受及存在的问题，以利于下次有针对性的治疗。此外，要布置家庭作业，不断训练，巩固治疗效果。

三、针对焦虑症老年人的团体心理治疗

【要点提示】

团体心理治疗是治疗焦虑症的方法之一，它通过为焦虑症老年人营造温馨和谐的社会支持环境，创造一个类似真实的社会生活环境，使成员在充满温暖、信任的环境中通过观察学习，体验感受他人，认识自己，相互学习和鼓励，增强自信，使求助者感到症状改善、身心愉悦，从而整体生活质量得以提高。此外，团体心理治疗能节省治疗时间和人力、物力，减少患者的经济负担，同时提高治疗效果，值得推广应用。

【实施步骤】

第一阶段：准备阶段

治疗前由治疗师对焦虑症老年人进行个别访谈（1~1.5小时）。在访谈中了解他们的心理状况，并对其焦虑情绪表示理解，向他们讲解团体心理治疗的作用，确定患者是否愿意参加团体心理治疗。

第二阶段：团体初创阶段

第一次团体治疗主要是建立关系，营造气氛。领导者要介绍焦虑症团体的目的及性质，让团体成员相互认识，共同设计团体名称，通过开火车、滚雪球、倾诉烦恼等活动进一步加强团体成员之间的认识和沟通，逐步建立安全、信任的关系。

第三阶段：团体过渡阶段

第二至第四次团体治疗主要通过手语操和解千千结等活动更进一步建立相互理解、支持和开放的团体氛围，提高团体的凝聚力和参与力，帮助焦虑症老

年人进行对焦虑的自评，并对焦虑症有所认知，同时检测自己的焦虑程度。对成员们表露出的非理性认知进行分析。

第四阶段：团体工作阶段

第五至第七次团体治疗的主题为面对疾病、促进成长，主要帮助团体成员利用团体解决自己的问题。采用对自我价值的探索，原生家庭以及突破困难等活动帮助患者认识自己的焦虑情绪，鼓励他们正确对待疾病，改变错误的认知，并进一步了解焦虑产生的原因，学会管理情绪，树立信心，促进自我成长。

第五阶段：团体结束阶段

第八次活动，回顾团体的过程，交流评估成效，让团体成员总结自己的感受和心得，肯定成员的改变与成长，将团体中学到的知识运用到现实生活中去。

四、针对焦虑症老年人的系统脱敏法

【要点提示】

系统脱敏法是临床上常用的一种行为主义治疗技术，通过一定的治疗程序，诱导求助者逐步、缓慢地暴露在引起焦虑与恐惧情绪的情境中，并通过心理的放松对抗焦虑情绪，以达到消除焦虑或恐惧的目的。系统脱敏法适用于由具体刺激物或情境引起的焦虑、恐惧等不良情绪与行为。临床验证，系统脱敏法对单纯恐怖症有优于其他疗法的疗效。

【实施步骤】

步骤 1　工作者向求助者介绍系统脱敏法的基本原理、概况，解释该疗法的疗效，帮助求助者树立治疗信心，取得他们的支持和配合。

步骤 2　工作者引导求助者描述引发其情绪的情境和刺激，并一一记录在白纸上。

步骤 3　工作者与求助者一起商讨选择适合治疗的刺激项目，并根据该刺激引起的焦虑程度，由低到高将这些项目进行排序，构成焦虑等级表。

步骤 4　工作者引导求助者做全身放松，直到他们完全掌握该方法为止。

步骤 5　工作者根据焦虑等级表，从引起焦虑程度最低的项目入手，引导求助者想象进入该情境，或直接呈现该刺激项目，当求助者感到焦虑并引起身体紧张时指导其进行全身放松予以对抗，同时鼓励求助者忍耐，不回避或停止想象；当求助者身体放松时继续刺激，直到他们对这一级项目不再感到焦虑为止。

步骤6　选择下一级项目重复步骤五，直到最高级的项目不再引起焦虑反应或反应轻微能忍受为止。

步骤7　工作者为求助者布置系统脱敏法的家庭作业。

第3节　痴呆症老年人的心理护理

学习单元1　老年痴呆症的临床表现及影响因素

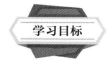

掌握老年痴呆症的定义和临床表现
了解老年痴呆症的影响因素

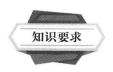

一、老年痴呆症的定义

老年痴呆症是发生在老年期及老年前期的一种原发性退行性脑病，是由于神经退行性病变、脑血管病变、感染、外伤、肿瘤、营养代谢障碍等多种原因引起的一组症候群，它起病隐匿，病程呈慢性进行性，是一种持续性高级神经功能活动障碍，即在没有意识障碍的状态下，记忆、思维、分析判断、视空间辨认、情绪等方面的障碍。老年痴呆症主要表现为渐进性记忆障碍、认知功能障碍、人格改变及语言障碍等神经精神症状，严重影响社交、职业与生活功能。

目前我国老年痴呆症患者有近1 000万人，占全球痴呆患者人数的1/4，并居于世界第一位，平均每年还会有30万个新发病例。特别是随着我国老龄化进程速度的加快，老龄人口总数的快速增加，我国老年痴呆症的患病人数将逐年增加至相对高位水平。老年痴呆症不但会使病人身心遭受疾病的折磨，对家庭及相关护理人员带来沉重的负担，更会对我国的福利和医疗体系造成巨大的压力。

相关链接：世界老年痴呆日

　　世界老年痴呆日，是国际老年痴呆协会 1994 年在英国爱丁堡第十次会议上确定的。每年 9 月 21 日在全世界的许多国家和地区都要举办这个宣传日活动，使全社会都懂得老年痴呆病的预防是非常重要的，应该引起足够的重视。

二、老年痴呆症的阶段划分

1. 轻度痴呆期（1~3 年）

这个阶段的老年人的记忆力明显减退，对近事遗忘突出，判断能力下降，病人不能对事件进行分析、思考、判断，难以处理复杂的问题；工作或家务劳动漫不经心，不能独立进行购物、经济事务等，社交困难；尽管仍能做些熟悉的日常工作，但对新的事物却表现出茫然难解，情感淡漠，偶尔激动，常有多疑；出现时间定向障碍，对所处的场所和人物能做出定向，对所处地理位置定向困难，复杂结构的视空间能力差；言语词汇少，命名困难。

2. 中度痴呆期（2~10 年）

这个阶段的老年痴呆症患者的远近记忆均严重受损，简单结构的视空间能力下降，时间、地点定向障碍，很容易迷路；在处理问题、辨别事物的相似点和差异点方面有严重损害；不能独立进行室外活动；个人照料需要帮助，在穿衣、个人卫生以及保持个人仪表方面需要帮助；出现各种神经症状，如失语、失用和失认；行为改变，包括徘徊、反复问问题、喊叫、缠人、睡眠紊乱、幻觉；可能在家里或社区里表现出行为举止不当（如攻击行为）。

3. 重度痴呆期（8~12 年）

患者已经完全依赖照护者，严重记忆力丧失，仅存片段的记忆；日常生活不能自理，大小便失禁，呈现缄默、肢体僵直，查体可见锥体束征阳性，有强握、摸索和吸吮等原始反射。最终昏迷，一般死于感染等并发症。

三、老年痴呆症的临床表现

老年痴呆症的三大核心症状为认知能力下降、精神症状和行为障碍、生活能力下降。

1. 认知能力下降

典型的首发征象为记忆障碍，早期以近端记忆受损为主，远端记忆受损较轻，表现为对刚发生的事、刚说过的话不能记忆，忘记熟悉的人名，而对年代久远的事情记忆相对清楚。语言功能逐渐受损，出现找词、找名字困难的现象，可出现计算困难、时间地点定向障碍、执行功能下降等。

2. 精神症状和行为障碍

主要包括抑郁、焦虑不安、幻觉、妄想和失眠等心理症状及攻击行为、无目的徘徊、坐立不安、行为举止不得体、尖叫等行为症状。多数痴呆患者在疾病发生过程中都会出现精神症状和行为障碍，影响其与照料者的生活质量。

3. 生活能力下降

患者完成日常生活和工作越来越困难，吃饭、穿衣、上厕所也需要帮助，简单的财物问题也不能处理，日常生活需要他人照顾，最后完全不能自理。

四、老年痴呆症的影响因素

1. 生物生理因素

（1）遗传素质。流行病学研究显示，遗传是老年痴呆症的风险因素，据统计，老年痴呆症患者近亲的发病率为一般人群的4倍多。有研究发现，该病始于大脑中的淀粉样蛋白沉积，而通过基因定位研究发现，脑内淀粉样蛋白的病理基因位于第21对染色体，14号、1号和19号染色体也与老年痴呆症有关。

（2）躯体性疾病。一些躯体性疾病，如甲状腺疾病、免疫系统疾病、癫痫等，被看作是老年痴呆症的危险因素。营养及代谢障碍也会造成脑组织及其功能受损而导致痴呆，如慢性肾功能衰竭、尿毒症引起脑缺血缺氧可以导致痴呆。

（3）年龄。老年痴呆症是与年龄密切相关的疾病，60岁以上人群中，

6%～10%的人患老年痴呆症；80 岁以上人群中，这个比例达到 20%～30%。我国的老龄化程度越来越高，老年痴呆症患者的比例也会越来越高。

（4）药物及其他物质。重金属污染会增加老年痴呆症的发病率。有研究发现老年痴呆症患者脑内铝的浓度可达正常脑的 10～30 倍，老年斑核心中有铝沉积，推测铝与痴呆有关。酒精和尼古丁中毒也会引起老年痴呆。一氧化碳中毒也是常见的导致急性痴呆的原因之一。还有研究显示长期服用雌激素和非甾体类抗炎药可能对患病有保护作用。

2. 心理社会因素

（1）抑郁。有研究显示，老年期抑郁症史是老年痴呆症的危险因素，且持续加重的抑郁症可能是老年痴呆症的早期征象。患过抑郁症的老年人得老年痴呆症的风险比那些没患过抑郁症的老年人要高 4～5 倍，其中女性偏多，年龄多在 55 岁以上。此外，抑郁症老年人中约三分之二有痴呆症状，而抑郁合并痴呆症的大约有三分之一。

（2）社会环境因素。受教育程度、婚姻状况、家庭结构、经济状况等均是老年痴呆症的重要影响因素。有调查发现，受教育程度越低，老年痴呆的发病率越高，因此，我国农村地区老年痴呆症发病率高于城市。丧偶者的老年痴呆患病率远远高于已婚且配偶健在者和与儿女同住者，这可能与老年人的生活质量、老年人在家庭中的地位、晚年生活满意度、子女对老年人的关心程度等有关。

学习单元 2　针对痴呆症老年人的心理护理

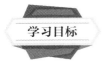

了解老年痴呆症的诊断标准
掌握针对痴呆症老年人的心理护理方法

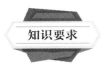

一、阿尔兹海默病的诊断标准

根据中华医学会精神科分会所制定的《中国精神障碍分类与诊断标准》

（CCMD-3），阿尔兹海默病是一组病因未明的原发性退行性脑变性疾病。多起病于老年期，潜隐起病，缓慢不可逆地进展（2年或更长），以智能损害为主。病理改变主要为皮层弥散性萎缩、沟回增宽、脑室扩大，神经元大量减少，并可见老年斑、神经元纤维缠结、颗粒性空泡小体等病变，胆碱乙酰化酶及乙酰胆碱含量显著减少。起病在65岁以前者（老年前期），多有同病家族史，病变发展较快，颞叶及顶叶病变较显著，常有失语和失用。

1. 症状标准

（1）符合器质性精神障碍的诊断标准。

（2）全面性智能损害。

（3）无突然的卒中样发作，疾病早期无局灶性神经系统损害的体征。

（4）无临床或特殊检查提示智能损害是由其他躯体或脑的疾病所致。

（5）下列特征可支持诊断，但不是必备条件，即高级皮层功能受损，可有失语、失认或失用；淡漠、缺乏主动性活动或易激动和社交行为失控；晚期重症病例可能出现帕金森症状和癫痫发作；躯体、神经系统或实验室检查证明有脑萎缩。

（6）尸解或神经病理学检查有助于确诊。

2. 严重标准

日常生活和社会功能明显受损。

3. 病程标准

起病缓慢，病情发展虽可暂停，但难以逆转。

4. 排除标准

排除血管病等其他脑器质性病变所致智能损害，抑郁症等精神障碍所致的假性痴呆，精神发育迟滞或老年人良性健忘症。

说明：阿尔兹海默病性痴呆可与血管性痴呆共存。例如，脑血管病发作叠加于阿尔兹海默病的临床表现和病史之上，可引起智能损害症状的突然变化，这些病例应做双重诊断（和双重编码）；又如，血管性痴呆发生在阿尔兹海默病之前，根据临床表现也许无法做出阿尔兹海默病的诊断。

二、血管性痴呆

血管性痴呆是在脑血管壁病变的基础上，加上血液成分或血流动力学改变，造成脑出血或缺血，导致精神障碍。一般进程较缓慢，病程波动，常因卒中引起病情急剧加剧，代偿良好时症状可缓解，因此临床表现多种多样，但最终常发展为痴呆。

1. 症状标准

（1）符合器质性精神障碍的诊断标准。

（2）认知缺陷分布不均，某些认知功能受损明显，另一些相对保存。例如，记忆明显受损，而判断、推理及信息处理可只受轻微损害，自知力可保持较好。

（3）人格相对完整，但有些病人的人格改变明显，如以自我为中心、偏执、缺乏控制力、淡漠或易激动。

（4）至少有下列 1 项局灶性脑损伤的证据，如脑卒中史、单侧肢体痉挛性瘫痪、跖反射阳性或假性球麻痹。

（5）病史、检查或化验有脑血管病证据。

（6）尸检或大脑神经病理学检查有助于确诊。

2. 严重标准

日常生活和社会功能明显受损。

3. 病程标准

精神障碍的发生、发展及病程与脑血管疾病相关。

4. 排除标准

排除其他原因所致意识障碍，其他原因所致智能损害（如阿尔兹海默病）、情感性精神障碍、精神发育迟滞、硬脑膜下出血。

说明：脑血管病所致精神障碍可与阿尔兹海默病共存，当阿尔兹海默病的临床表现叠加脑血管病发作时，可并列诊断。

相关链接：老年痴呆早知道

早期筛查与识别是老年痴呆预防的重要策略。国内外已经开发出多个简易筛查老年痴呆的实用工具。

工具 1：AD8 早期筛查问卷

美国华盛顿大学莫瑞斯教授和纽约大学盖尔文教授编制了一套老年痴呆

早期筛查问卷，由北京大学精神卫生研究所（第六医院）记忆中心翻译成中文，并根据国内老年人的生活特点对其中的一些生活实例做了一定的调整（见表5—1）。整个问卷询问时间不超过3分钟。如果老年人出现其中两种或两种以上的表现就要高度警惕老年人是否有痴呆的早期表现，应及时带老年人到专业机构就诊。

操作说明：

1. 被访对象最好是了解老年人情况的人，如家庭成员、护理员或保姆。

2. 评估人员可以将问卷交给被访者自己填写，或者大声地当面或通过电话读给被访者听，由被访者做出选择。

3. 如果是读给了解老年人情况的人听，评估人员一定要强调是由于老年人大脑记忆或思考问题所引起的变化，而不是由于躯体性疾病（如感冒、骨折等）所引起的变化。

4. 每个问题之间需要有两秒钟的延迟，以免被访者将前后问题混淆，必要时可重复问题。

5. 老年人出现能力的变化不要求有固定的时间界限，可以是几个月，也可以是一两年，甚至可以是几年。

6. 任何一个问题回答"有改变"计1分，所有问题计分综合为AD8总分。

表5—1　AD8痴呆早期筛查问卷

序号	项目	有改变	没有改变	不知道
1	判断力有困难：如容易上当受骗、落入圈套或骗局，财务上已做出不好的决定，买不合适的礼物等			
2	对业余爱好、活动的兴趣下降			
3	重复相同的事情（如提同样的问题，说或做同一件事，说相同的话）			
4	在学习如何使用工具、电器或小器具（例如电视、洗衣机、空调、煤气灶、热水器、微波炉、遥控器等）方面存在困难			

续表

序号	项目	有改变	没有改变	不知道
5	忘记正确的月份和年份			
6	处理复杂的财务问题存在困难（如平衡收支、存取钱、缴纳水电费等）			
7	记住约定的时间有困难			
8	每天都有思考和记忆方面的问题			

注："有改变"表示在过去几年中有认知问题导致的改变。

评估说明：只要老年人有上述表现中的两种，就要高度怀疑老年人已处于痴呆早期。

工具2：画钟测验

画钟测验常用于筛查视空间知觉和视构造知觉的功能障碍，还可以反映语言理解、短时记忆、数字理解、执行能力。画钟测验非常实用，它受文化背景、教育程度影响较小，但是单独应用此测验进行智能筛查时效度偏低，最好将此测验与其他检查合并使用。

操作方法：要求老年人在白纸上独立画出一个时钟，并标出固定时间，例如8点20分。

指导语："请您在纸上画一个钟，您先画表盘，再在表盘上标上数字，然后把指针指在如8点20分上"。

计分方法：

能够画出闭锁的圆记1分；将数字安置在表盘的正确位置记1分；表盘上包含全部12个正确的数字，记1分；将表针安置在正确的位置，记1分。3～4分表明认知水平正常，1～2分则表明认知水平下降。

技能要求

一、针对痴呆症老年人的心理预防

【要点提示】

随着人的寿命的不断提高，老年痴呆的发病率也在增加，因此对老年痴呆的预防就显得尤为重要。对于老年人来说，要尽量鼓励他们参与社会生活，包括脑力和体力活动。国外已经形成了针对老年痴呆症的六大支柱预防体系，构成这六大支柱的分别是规律锻炼、社会交往、健康饮食、心理刺激、有质量的睡眠和应激管理。

1. 规律锻炼

定期体育锻炼可以降低一个人患老年痴呆症 50% 的风险，运动也可以减缓那些已经开始有早期症状的老年人的病情恶化。每周应坚持 150 分钟中等强度的锻炼，应该包括有氧运动和力量训练。对于刚刚开始锻炼的老年人来说，散步和游泳是比较适合的方式，还可以尝试瑜伽、平衡球等练习。而对那些对运动具有畏难情绪的老年人来说，一定要意识到少量的运动也比没有运动强的道理。

2. 社会交往

人是社会性动物，因此，保持社会交往不但是必要的，更是防止与减缓老年痴呆发生的重要因素。老年人可以参与社区的志愿者活动，加入俱乐部或社会团体，到社区中心参与兴趣小组，与邻居和朋友交流，通过电话或电子邮件与朋友进行联系。

3. 健康饮食

老年痴呆症有时被称为"大脑的糖尿病"，因为越来越多的研究表明代谢紊乱和信号处理系统之间有着密切关系。而通过调整饮食习惯，可以保护大脑。因此，要尽量减少糖、盐和油的摄入。地中海饮食能够显著降低认知功能障碍和阿尔兹海默病的风险。要多吃富含 DHA 的食物，如鲑鱼、金枪鱼、鳟鱼和沙丁鱼等海鱼，也可以通过食用鱼油来补充。多吃新鲜的蔬菜与水果。每天喝茶，也会对提高记忆力、延缓衰老有帮助。

4. 心理刺激

那些不断学习新事物和挑战大脑的人不太可能患上老年痴呆症。加强心理刺激的方法包括每天学点新东西，做一些记忆类游戏、猜谜语等。在日常生活中实践"5W"法则，经常性地问自己"是谁、在哪里、干什么、什么时间和为什么干"这五个问题，这可以让老年人的大脑保持兴奋状态。要去尝试新的路线，用自己的非优势手拿筷子，整理计算机文件系统，改变常规习惯。这些习惯的改变可以创造新的大脑回路，延缓大脑衰老。

5. 有质量的睡眠

有研究显示睡眠中断不仅是老年痴呆症的症状，也可能是它的危险因素，夜间睡眠不足会使思维速度减慢并影响情绪，使老年人患上老年痴呆症的风险更大。老年人需要制订一个规律的睡眠计划，形成稳定和适当的生物钟，为睡眠做好准备，创造一个放松的就寝氛围，保持良好的心情。当因为有压力、焦虑等情况而不能入睡时，可以尝试起床，从事一些其他活动，如阅读或放松，然后再回来继续尝试就寝。

6. 应激管理

长期或持续的压力会给大脑带来沉重的负担，增加患老年痴呆的风险。一些压力管理工具可以将压力的不利影响降到最小。可以安排一些日常的放松活动，如公园散步、做瑜伽等，也可以从事一些诸如弹琴、骑车等休闲活动为自己带来快乐。还可通过冥想、祈祷、反思等方式滋养内心的宁静，使自己免受压力的破坏性影响。

【操作步骤】

步骤 1　对老年人进行生理心理社会评估，了解他们的健康状况、用药情况、家庭成员情况、配偶情况等。

步骤 2　设计具有针对性的预防干预方案。

步骤 3　干预方案的实施。

步骤 4　干预方案的评估。

二、针对痴呆症老年人的验证疗法

【要点提示】

验证疗法是由内奥米·费尔于 20 世纪六七十年代发明的一种针对老年痴呆症的整体性心理治疗方法。这一方法是费尔在多年针对老年痴呆症病人的服务过程中探索与发展而来的。验证疗法的主要特点是不去强化或者消除给痴呆症老年人带来麻烦或苦恼的行为，而是接受这些行为，把它看成是老年人想要表达或沟通自己的需要、想法或感受的方式，努力保持与患痴呆症老年人的沟通，通过倾听和有尊严的护理与他们建立联系，帮助他们减轻压力，提高他们的尊严，增加他们的幸福感。

验证疗法的最大特点是在根本上改变对痴呆症老年人的基本看法。验证疗法的主要原则包括：

（1）所有的人都是独特的，因此必须将他作为一个独立个体来对待。

（2）所有的人都是有价值的，而不论他是不是处在迷失的状态。

（3）痴呆症老年人的行为背后有其特定的原因。

（4）痴呆症老年人的行为不仅是大脑生理结构的函数，而且反映了老年人在一生中所发生的生理、心理和社会等方面的综合变化。

（5）不能强迫痴呆症老年人改变他们的行为，只有他们自己想要改变才可以。

（6）老年人们应该被非批判性地接受。

（7）特定的人生任务与每个阶段的生活相联系，不能够在每个阶段完成应有任务将导致心理问题。

（8）当近端记忆出现问题，老年人会尝试通过对早期记忆的提取来恢复记忆平衡。

（9）被老年人信任的倾听者所接受、表达和验证的痛苦感受将会消失。被忽视或压抑的痛苦感受将会成为力量的源泉。

（10）同理心能够建立信任，减少焦虑和恢复尊严。

【操作内容】

1. 通过询问一些柔和的问题来获得对痴呆症老年人的经历与经验的理解。尽量问一些关于"什么事""什么时候"和"谁"等方面的问题，不要问"为什么"这样的问题，因为痴呆症老年人不能反思自己的经历。

2. 在与被照顾者交谈时，要模仿他的行为，通过使用他所使用的一些行为、姿势和词语来反映他的语气。如果老年人生气了，也要通过提高自己的音调来模仿他的愤怒，通过手势和语言来表现自己感受到了他的挫折。

3. 回忆。在与老年人进行交流时，不管他讲了些什么，都要一直跟随着老年人的步调和内容，使用老年人所用的相同的词语和语气来重复他们说过的话。不要问他们是不是记得或者提醒他们自己正在重复自己的话。仅仅讨论他们正在说什么即可。

4. 如果可能的话，可以增加触摸。牵手、温和的背部按摩可以帮助老年人缓解焦虑，这是人与人交流和联系的重要方式，当他们处于植物人状态的时候尤其如此。

相关链接：验证疗法示范案例

> 老年人："我必须找到我的车钥匙。"
>
> 照顾者："你的车钥匙……"（别提他没有车，已经多年没有开过车了）
>
> 老年人："是的，我需要回家，我还有很多工作要做呢！"
>
> 照顾者："你今天忙吗？"（不要告诉他他现在在福利院，根本不需要回家）
>
> 老年人："哦，是的！我每天都很忙。"
>
> 照顾者："你喜欢忙碌吗？"（试图找到一个他们可能接受讨论的话题）
>
> 老年人："你在开玩笑吧？我没有说我喜欢它。我只需要像其他人一样工作。"（他有点沮丧，但似乎忘记了钥匙）
>
> 照顾者："我知道工作。我自己也需要工作。事实上，我正准备为我们做午餐。愿意和我一起做吗？"
>
> 老年人："午餐，嗯？你有什么？"

三、针对痴呆症老年人的认知刺激疗法

【要点提示】

老年痴呆症病人的主要特征是认知功能的下降，具体表现为记忆衰退、注意力涣散和定向力障碍，同时伴有计算力、判断力、抽象思维及综合能力的障碍，从而引发工作能力、生活能力及社交能力的下降。认知功能的衰退给老年痴呆症患者个人及其家庭和社会带来一系列不良的影响和问题。已有研究证实认知功能具有可塑性，认知训练可以改善老年人的认知功能，预防与延缓老年痴呆症的发生，并能够减缓老年痴呆症发作的进程。

认知刺激疗法是最常见的认知干预方法之一。常见的认知刺激疗法包括注意力训练、时间感训练、记忆力训练、益智类活动训练、语言训练、计算训练及书写训练和推理训练等。已有研究显示认知刺激训练可以使老年人的认知能力得到改善，这主要是基于神经可塑性原理，老年人的神经通路和突触均发生了改变。

以下介绍几种主要用于老年痴呆症病人的认知训练方法。

1. 夹豆子

【操作步骤】

步骤1　请4~5位老年人坐在桌前，发给每人一个盘子，盘中盛有适量大米，少量黄豆、红豆等，筷子一双。

步骤2　心理护理员指导老年人用筷子将豆子按颜色分别夹出，放在桌上准备好的容器内（限定5分钟内完成）。

步骤3　一轮活动结束后，可给老年人统计每人所夹豆子的数量，多者给予表扬，少者给予鼓励，可进行下一轮次或者进行多轮，最后总结每人数量。

无论老年人夹豆多少，心理护理员都要给予表扬和鼓励，更好地调动老年人的积极性和参与兴趣。此项活动一般进行40分钟，或根据人数而定。

此活动能够锻炼老年人对日常生活物品及颜色的分辨能力，尤其对手指运动锻炼康复效果明显。通过小组活动方式，还可以减轻老年人的心理孤独感，增强老年人间的和睦关系及参加活动的兴趣。

2. 拼图游戏

【操作步骤】

步骤1　请4~5位老年人坐在桌前，围坐在一起，根据每位老年人的智力程度和认知能力，分别发给每位老年人一副拼图。

步骤2　心理护理员要耐心地给每位老年人讲解并演示拼图方法，必要时可数遍教授，直至老年人学会为止。

如果老年人反复学习仍不能独立完成拼图，可更换简单拼图；如果老年人较易掌握拼图，可更换难度更大的拼图；如果老年人的确不能完成拼图（但有兴趣）也可随意。

此项活动一般进行40分钟，或根据具体情况而定。此活动能够对痴呆症老年人的逻辑思维能力、手眼协调能力给予一定的锻炼。

3. 时间定向

【操作步骤】

步骤1　请4~5位老年人坐在桌前，围坐在一起。

步骤2　询问老年人现在几点钟，让老年人分别作答。

步骤3　继续询问现在是什么季节，在这个季节里该穿什么衣服，主要吃什么蔬菜和水果，历史上的这个时间都发生过什么重要的事件，自己和家人在这个时间有过什么经历，还可询问天气变化的特点等。

对于老年人的回答，心理护理员都要给予表扬和鼓励，并引导老年人准确认识时间信息。此项活动一般进行 20 分钟，可在一日内多次进行。

痴呆症老年人的时间定向能力在不同程度上受损，特别是较为严重的痴呆症老年人会出现"黄昏错乱"，因此在一天的不同时段通过聊天的方式引导老年人做时间定向训练可以减轻他们的时间定向混乱。

第 4 节　睡眠障碍老年人的心理护理

学习单元 1　老年睡眠障碍的临床表现及影响因素

掌握老年睡眠障碍的定义和临床表现
了解老年睡眠障碍的主要影响因素

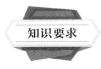

一、老年睡眠障碍的定义

睡眠是生命的需要，人不能没有睡眠。一般来说，睡眠是一个主动的生理过程，它与觉醒规律性地交替，相互对立，相互转化。但是，当睡眠和觉醒的正常节律被打破时，人便会出现睡眠障碍。而所谓睡眠障碍是指睡眠量不正常以及睡眠中出现异常行为的表现，也是睡眠和觉醒正常节律性交替紊乱的表现。睡眠障碍会导致中枢神经尤其是大脑皮层活动的失常，出现心理活动障碍。

老年人并非睡眠需要减少，而是睡眠能力减退。有调查显示，65 岁以上人群中有半数以上有睡眠障碍，如失眠或白天嗜睡，60～90 岁的境遇性（外因性）失眠或慢性失眠患病率高达 90%。睡眠障碍会引起各种类型的醒觉时病态（如生活质量下降甚至致命性损害），因此，它是目前老年医学研究的重点。

二、老年睡眠障碍的临床表现

1. 失眠症

失眠症是一种以失眠为主的睡眠质量不满意状态，表现为难以入睡、睡眠不深、易醒、多梦、早醒、睡后不易再睡、醒后不适感、疲乏或白天困倦。由于白天活动减少或小睡导致夜间睡眠—觉醒周期缩短，早起或猫头鹰式的夜间活动在老年人中十分常见。另外，随着增龄或疾病影响，睡眠的昼夜节律障碍愈加明显，表现为昼夜颠倒、时间差性睡眠障碍和夜间工作所致的昼夜节律紊乱。失眠可引起老年人焦虑、抑郁或恐惧心理，并导致精神活动效率下降，妨碍社会功能。

2. 睡眠—觉醒节律障碍

睡眠—觉醒节律障碍，也称发作性睡病，是指睡眠—觉醒节律与惯常要求不符，睡眠—觉醒节律紊乱反常，有的表现为睡眠时相延迟，比如患者常在凌晨入睡，次日下午醒来，在常人应入睡的时候不能入睡，在应觉醒的时候需要入睡。有的表现为入睡时间变化不定，总睡眠时间也随入睡时间的变化而长短不一。有时可连续 2~3 天不入睡，有时整个睡眠时间提前，过于早睡和过于早醒。病人多伴有忧虑或恐惧心理，并引起精神活动效率下降，妨碍社会功能。我国尚无确切有关睡眠—觉醒节律障碍的流行病学调查资料。国外有报道成人患病率为 0.02%~0.16%，发病无明显性别差异。

3. 嗜睡

嗜睡指的是白天睡眠过多，是老年人睡眠障碍的另一常见现象，其原因有脑部疾病（脑萎缩、脑动脉硬化、脑血管病、脑肿瘤等）、全身病变（肺部感染、心衰、甲状腺功能低下等）、药物因素（安眠药）及环境因素等。由于老年人对身体病变的反应迟钝或症状不明显，有时仅表现为嗜睡。因此，了解老年人嗜睡的意义就在于明确嗜睡的原因，并使之得到尽早的治疗。

三、老年人睡眠障碍的影响因素

能够引起睡眠障碍的因素有很多，一般将其分为如下几类：

1. 生物生理因素

（1）年龄。老年人的睡眠模式随年龄增长而发生改变，睡眠时间提前，表现为早睡、早醒；也可出现多相性睡眠模式，即睡眠时间在昼夜之间重新分配，夜间睡眠减少，白天瞌睡增多。近年研究发现，松果体分泌的褪黑素是昼夜节律和内源睡眠诱导因子，夜间褪黑素的分泌与睡眠质量和睡眠持续时间密切相关。任何原因所导致的松果体分泌褪黑素通路功能异常都会使昼夜节律紊乱，最终引起睡眠障碍。

（2）躯体性疾病。老年人患有躯体性疾病的概率大大增加，而躯体性疾病本身的症状和体征，如躯体性疾病引起的疼痛不适、咳嗽气喘、皮肤瘙痒、尿急尿频、活动受限、心脑血管疾病、消化性溃疡、内分泌代谢疾病、某些呼吸系统疾病、帕金森病、痴呆和卒中等均会导致睡眠障碍。

（3）药物及其他物质。生物药剂是常见的影响睡眠质量的因素，这些物质主要分为三类，一是咖啡、浓茶、酒等饮料，具有中枢兴奋作用，可影响睡眠；二是具有中枢兴奋作用的药物，如哌甲酯、麻黄碱、氨茶碱等都可引起失眠；三是镇静催眠药物的突然停用，可使人出现"反跳性失眠"。

2. 心理社会因素

（1）精神因素。由于老年人的各项生理机能随年龄增加呈现生理性衰退，因而易患各种慢性病，由于对自身疾病的过分担忧，精神压力过重，而容易处于焦虑和抑郁状态，从而导致睡眠障碍。

具有某些性格特点的老年人易出现焦虑紧张，从而影响睡眠，如思维专一而固执的老年人遇到问题会反复思虑，如果百思不得其解，将直接影响睡眠。有的老年人性格内向，遇事不愿与人交流，在遭遇重大精神打击时，容易出现睡眠障碍。敏感多疑、情绪起伏明显、易激动易怒都会导致睡眠障碍加重。

（2）社会环境因素。进入老年期，会面临很多新的变化，如离退休带来社会角色的变化，家庭中人际关系与角色的变化，特别是如丧偶、丧子（女）、再婚、子女独立、意外伤害等重大生活事件，会使老年人失去精神支柱，老年人会因为失去信心而陷入苦闷、忧伤和孤独中，从而对睡眠产生不利影响。

学习单元2 针对睡眠障碍老年人的心理护理

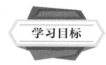

学习目标　了解老年睡眠障碍的诊断标准
　　　　　掌握老年睡眠障碍的心理护理方法

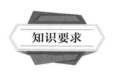

知识要求

根据中华医学会精神科分会所制定的《中国精神障碍分类与诊断标准》（CCMD-3），睡眠障碍主要是指各种心理社会因素引起的非器质性睡眠与觉醒障碍，主要包括失眠症、嗜睡症和某些发作性睡眠异常情况。

一、失眠症的诊断标准

失眠症是一种以失眠为主的睡眠质量不满意状况，其他症状均继发于失眠，包括难以入睡、睡眠不深、易醒、多梦、早醒、醒后不易再睡、醒后不适感、疲乏或白天困倦。失眠可引起病人焦虑、抑郁，或产生恐惧心理，并导致精神活动效率下降，妨碍社会功能。

1. 症状标准

（1）几乎以失眠为唯一的症状，包括难以入睡、睡眠不深、多梦、早醒，或醒后不易再睡，醒后有不适感、疲乏，或白天困倦等；

（2）具有失眠和极度关注失眠结果的优势观念。

2. 严重标准

对睡眠数量、质量的不满引起明显的苦恼或社会功能受损。

3. 病程标准

至少每周发生3次，并至少持续1个月。

4. 排除标准

排除躯体性疾病或精神障碍症状导致的继发性失眠。

说明：如果失眠是某种躯体性疾病或精神障碍（如神经衰弱、抑郁症）

症状的一个组成部分，不另诊断为失眠症。

二、嗜睡症的诊断标准

嗜睡症是指白天睡眠过多，但不是由于睡眠不足、药物、酒精、躯体性疾病所致，也不是某种精神障碍（如神经衰弱、抑郁症）症状的一部分。

1. 症状标准

（1）白天睡眠过多或睡眠发作；

（2）不存在睡眠时间不足；

（3）不存在从唤醒到完全清醒的时间延长或睡眠中呼吸暂停；

（4）无发作性的附加症状（如猝倒症、睡眠瘫痪、入睡前幻觉、醒前幻觉等）。

2. 严重标准

病人为此明显感到痛苦或影响社会功能。

3. 病程标准

至少每天发生，并至少持续 1 个月。

4. 排除标准

不是由于睡眠不足、药物、酒精、躯体性疾病所致，也不是某种精神障碍的症状组成部分。

三、睡眠—觉醒节律障碍的诊断标准

睡眠—觉醒节律障碍是指睡眠—觉醒节律与所要求的不符，导致对睡眠质量的持续不满状况，病人对此有忧虑或恐惧心理，并引起精神活动效率下降，妨碍社会功能。本症不是任何一种躯体或精神障碍症状的一部分。如果睡眠—觉醒节律障碍是某种躯体性疾病或精神障碍（如抑郁症）症状的一个组成部分，不另诊断为睡眠—觉醒节律障碍。

1. 症状标准

（1）病人的睡眠—觉醒节律与所要求的（即与病人所在环境的社会要求和大多数人遵循的节律）不符。

（2）病人在主要的睡眠时段失眠，而在应该清醒时段出现嗜睡。

2. 严重标准

明显感到痛苦或社会功能受损。

3. 病程标准

几乎每天发生，并至少持续 1 个月。

4. 排除标准

排除躯体性疾病或精神障碍（如抑郁症）导致的继发性睡眠—觉醒节律障碍。

一、针对睡眠障碍老年人的心理预防

【要点提示】

1. 营造良好睡眠环境

应该为老年人营造一个安静、清洁、舒适的睡眠环境。卧室要保持光线黑暗，室内温度不宜过冷或过热，湿度不宜过高或过低，睡前开窗通风，让室内空气清新，氧气充足。应避免睡软床，以较硬的席梦思床垫和木板床为宜，床上垫的褥子厚薄适中，被子、床单必须整洁，枕头软硬、高度和弹性应适度，使人感到舒适。在卧室里应尽量避免放置过多的电器，以确保老年人在休息时不受太多干扰。此外也不要戴手表、假牙等物品睡觉，否则会影响身体的健康，睡前要关灯或保持灯光柔和暗淡，防止噪声干扰。

2. 建立良好睡眠习惯

老年人睡前应尽量放松身心，进行沐浴或热水泡脚，有条件的情况下听听催眠曲等，使心境宁静，有益于睡眠。睡前要进行洗漱，少饮水，排尽大小便，以减少起夜的次数。在睡眠过程中，应保持舒适的睡姿，一般来说，以屈膝右侧卧位为宜，这一姿势有利于肌肉组织松弛，消除疲劳，帮助胃中食物朝十二指肠方向移动，还能避免心脏受压。右侧卧过久，可调换为仰卧，舒展上下肢，将躯干伸直，全身肌肉尽量放松，保持气血通畅，呼吸自然平和。最好保持头北脚南的方位，使地球磁力线平稳穿过身体，最大限度地减少地球磁场的干扰。

3. 遵循有规律的睡眠时间表

建立并遵守良好的睡眠规律有利于睡眠。睡眠时间限制是一种有效的治疗方法，这一方法要求睡眠障碍老年人把床当作睡眠的专用场所，感到想睡觉时才上床，而不是一累就上床；不在床上从事与睡眠无关的活动，如看书等；睡不着或无法再入睡（无睡眠 20 分钟后）时立刻起床到另一房间，直到睡意袭来再回到床上来；无论夜间睡眠质量如何，都必须按时起床；避免白天睡觉。另一种治疗失眠的方法是刺激控制疗法，主要通过帮助患者重新建立上床与睡眠的关系来纠正入睡困难。将卧室和床仅仅作为睡眠的场所，只有出现睡意才上床，如果 15~20 分钟内不能入睡就离开卧室，直到产生睡意再回到卧室睡觉。每日清晨固定时间起床，以保证在床上的时间至少有 85%~90% 用于睡眠，白天避免打盹或午睡。这种方法可使轻度患者不断改善，获得较好的睡眠质量。

4. 调整饮食结构与饮食习惯

要指导老年人形成合理的饮食结构，注重合理搭配伙食，营养宜均衡全面，尽量做到食物多样化。晚餐应该忌辛辣，以清淡为宜。尽量不在傍晚后喝茶、咖啡等容易引起兴奋的食物，更不能食用肥肉、黏米等不易消化的食物。老年人还应注意微量元素的摄入和补充，保证足量蔬菜、水果，以及牛奶、酸奶等乳制品的摄入，特别是要补充一些高镁低铝的食物，有助于提高睡眠质量。

老年人要逐渐养成良好的饮食习惯。晚餐不应吃得过饱，也不能不吃主食。晚餐量不能太少，睡前不要再进食，同时晚餐后不宜立即入睡，晚餐距离睡眠至少应该有 3 个小时的间隔。睡前不要喝太多水。

【操作步骤】

步骤 1 对老年人进行生理心理社会评估，了解他们的饮食情况、睡眠习惯、用药情况、配偶情况等。

步骤 2 设计具有针对性的预防干预方案。

步骤 3 干预方案的实施。

步骤 4 干预方案的评估。

二、针对失眠症老年人的认知行为治疗

【要点提示】

失眠症患者的歪曲认知是个体产生失眠的原因，他们对睡眠时间具有刻板认识，认为每晚必须达到足够的睡眠时间才行。失眠症患者还常常过分夸大失眠的短期影响和长期影响。他们还具有许多不良的睡眠习惯。因此，通过帮助老年人识别负性自动想法，逐步矫正非理性信念和认知图式，用新的理念及行为替代过去不合理的信念和行为，辅以睡眠教育和行为治疗，从而达到缓解失眠的目的。

【操作步骤】

第一阶段：准备阶段

深入了解老年人日常的睡眠习惯，并对老年人进行有关失眠的心理教育。分析老年人对失眠的不合理认知、失眠后果的紧张害怕和补偿行为等因素导致他对睡眠的过度关注，以及对失眠的预期性焦虑及其造成的不良后果。要求老年人完成家庭作业，记录一周的睡眠情况。

第二阶段：进行睡眠教育

在这个阶段，工作者与老年人一起回顾睡眠日记的记录结果，分析睡眠时间与睡眠效率，纠正老年人认为躺在床上就是休息的错误观念。与老年人一起根据第一周睡眠日记计算出总睡眠时间，商定未来一周的作息时间，并提出各种意外情况的补救措施等。

第三阶段：行为改变阶段

在这个阶段，重点改善老年人对睡眠的错误认知以及适应不良的态度和行为，帮助其建立健康的认知行为模式。

第四阶段：巩固和结束阶段

这一阶段不仅仅是要结束助人关系，更是要巩固在治疗过程中发生的改变，与老年人一起回顾他取得的进步和收获，不足之处在哪里。与老年人一起讨论在识别情绪和想法方面他们有了哪些优势，强化老年人靠自己处理未来挑战的信念。

三、针对睡眠障碍老年人的音乐治疗

【要点提示】

音乐放松疗法是通过音乐有规律的频率变化，作用于大脑皮层，并对丘脑

下部、边缘系统产生效应，以调节激素分泌，从而改变人的情绪体验和身体机能状态的一种心理治疗方法。舒缓、稳定的音乐不但具有放松作用，而且还有镇静作用。音乐放松疗法也是一种良性刺激，它可以让老年人置于轻松柔美的音乐中，并在引导词的带领下使睡眠障碍老年人在心理上产生联想，在优美、舒缓、柔和的艺术享受中进入心旷神怡的意境，进而转移注意力，缓解和调节不良情绪，改善睡眠。

【操作步骤】

步骤 1　由老年人自由选择自己喜欢的音乐，包括中国古典音乐、宗教音乐、西方古典音乐、柔和轻松的音乐。

步骤 2　治疗开始之前向患者介绍音乐治疗的目的及方法。

步骤 3　每晚睡觉前，让病人洗漱完毕，排空大小便并以舒适的体位躺在床上，休息 5 分钟。

步骤 4　轻轻闭上眼睛，身体尽量放松，听放松性音乐 25 分钟。

步骤 5　正式就寝。

音乐治疗每天进行，连续 3 周，能够缩短入睡时间，延长睡眠时间，改善白天的社会功能。

四、针对睡眠障碍老年人的光照疗法

【要点提示】

人体的生理节律受下丘脑的视交叉上神经核控制。正常光照周期通过视交叉上神经核的昼夜起搏点作用于昼夜节律系统，进而调节行为及生理功能的节律变化。一般来说，老年人白天接受的光照越多，其昼夜节律和睡眠—觉醒周期越趋于正常。而老年人由于身体老化导致视交叉上神经核功能减退，且老年人白天多数时间待在室内，很少接受日光照射，睡眠—觉醒周期较易出现紊乱。

光照疗法通过调节人体所接受的光线照射的时间和强度控制人体松果体分泌褪黑素，进而影响人的睡眠和情绪。光照疗法不仅可抑制褪黑素的分泌，还可改变褪黑素分泌的节律。光照疗法可调节老年患者的睡眠—觉醒周期，减少白天的睡眠时间和夜间醒转的次数，提高夜间的睡眠质量和效率。1993 年，坎贝尔等人发现，4 000 lx 的光疗可以作用于昼夜调节系统，改善老年人的睡眠。飞利浦等人采用弱强度白光（2 500 lx）和绿光（350 lx）同样取得了良好的效果。

【操作步骤】

步骤 1　将光箱放在桌面，能够与眼平行，置于患者面前约 1 m 的地方。

步骤 2　在治疗开始之前向患者介绍光照治疗的目的及方法。

步骤 3　设定光照强度为 1 000 lx，照射老年人，持续时间为 30~45 分钟。

每天坚持光照治疗，共计 12 天。在患者醒后立刻使用明亮光线照射，且第二天比第一天提前 1 个小时起床，以此类推，直到患者达到预期的起床时间为止。

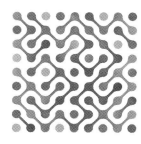

第 6 章

与死亡相关问题的心理护理

　　尽管随着社会发展和医学进步，人类的平均寿命在持续延长，但是毋庸置疑，每个人自从来到这个世界上的那一刻起，还是不可避免地要面对死亡这个问题。死亡是人生的最终归宿，正如德国浪漫派美学家西美尔所言："在任何一个生命的时刻，我们都在走向死亡。"与西方国家不同，在中国，传统文化赋予了中国独特的死亡观——喜谈生，避谈死，这导致大量的老年人拒绝谈论死亡，对死亡问题采取回避态度，甚至出现害怕、恐惧和悲观的情绪反应，死亡的危险与挑战甚至成为导致老年人心理障碍产生的重要因素。因此，了解老年人对死亡的看法及他们在面临生死时的心理表现，可以帮助老年人积极应对生命的最后时刻，这对他们安详地度过人生的最后阶段具有重要意义，同时，这也对丧偶老年人更好地处理哀伤、重新适应生活非常有帮助。

第 1 节　老年人的死亡态度及其心理护理

学习单元 1　老年人的死亡态度

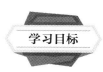

学习目标

掌握死亡的概念及标准
了解老年人面对死亡态度的类型
了解影响老年人死亡态度的因素

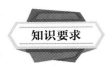

一、死亡的概念及标准

死亡是人的必然归宿，无一人可以逃脱。对于死亡的认识纷繁多样，不同国家和地区、不同时代以及不同学科都对它有不同的认识和界定。在我国文化中，关于死亡定义的权威判断来自于传统中医，最主要的两种观点为"失神说"和"气散说"。《素问·本病论》中有云："得神者昌，失神者亡。"神是精神意识的集中表现，有神者，两眼灵活，目光炯炯，神志不乱；若目光晦暗，精神不振，反应迟钝，则表示病势危重，称为"失神"。气散说认为生命活动的正常运行主要依赖于气血的正常运转，而"五脏主藏精者也，不可伤，伤则失守而阴虚，阴虚则无气，无气则死矣"（《灵枢·本神篇》）。死亡被恩格斯称为哲学的基本问题，是一个同身心关系或肉体与灵魂、物质与精神的关系紧密相关的问题，许多哲学家都对死亡这一议题提出了自己的主张与看法。概括而言，死亡被看作是生命（或者事物件）系统所有的本来的维持其存在（存活）属性的丧失且不可逆转的永久性的终止。

现代科学技术发展使得我们对死亡的认识越来越深化。目前比较普遍被接受的定义将死亡看成是生命的丧失，是生命活动不可逆的终止，是机体完整性的破坏和新陈代谢的停止。它是生存的反面。死亡是一个渐进的过程，它主要分为三个阶段，濒死期、临床死亡期和生物学死亡期。在濒死期，机体各系统的机能产生严重的障碍，中枢神经系统脑干以上部分处于深度抑制状态，表现为意识模糊或消失，反射迟钝或减弱，呼吸和循环功能进行性下降，能量产生减少，酸性产物增多等。濒死期的持续时间因病而异，如因心跳或呼吸骤停的病人，可以不经过或无明显的濒死期而直接进入临床死亡期，称为猝死，因慢性疾病而死亡的病人，其濒死期一般较长，可持续数小时至 2~3 个昼夜。第二个阶段为临床死亡期，这个阶段的主要特点是延脑处于深度抑制和功能丧失状态，表现为各种反射消失，心跳和呼吸完全停止，但是各种组织中仍然进行着微弱的代谢过程，动物实验表明，一般情况下，临床死亡期的持续时间约为 5~6 分钟。第三个阶段为生物学死亡期，是死亡过程的最后阶段，此时从脑皮质到整个神经系统以及其他各器官系统的新陈代谢相继停止并出现不可逆的功能和形态变化，整个机体已不可能复活，但某些组织在一定时间内可有极为微弱的代谢活动。随着生物死亡期的发展，代谢完全停止，会出现尸斑、尸僵和尸冷，最终腐烂和分解。

关于死亡的判定标准，经历了一个不断发展变化的过程，心跳和呼吸停止曾经被认为是唯一的判断标准。20 世纪 50 年代美国著名的布莱克法律词典为死亡下的定义为"生命之终结，人之不存，即血液循环全部停止及由此导致的呼吸、脉搏等动物生命活动的停止"，这就是以心肺死亡作为人体死亡的判定标准。1959 年，两名法国医学家在对 23 名深度昏迷的病人进行临床观察时，首次发现了一种新的死亡状态——脑死亡，1966 年，国际医学界正式提出"脑死亡"概念，两年后，美国哈佛大学医学院的研究小组，提出了第一个"脑死亡"临床诊断标准。该标准的主要内容包括不可逆的深度昏迷，病人无感受性，无反应，自发呼吸停止，脑干反射消失，脑电图平坦。并要求对以上四方面的测试在 24 小时内反复多次结果无变化，但是体温低于 32.2 ℃或刚服用过巴比妥类等中枢神经抑制用药的病例除外，这就是著名的哈佛标准。

由于心肺死亡和脑死亡这两个标准同时存在，不同的国家和地区采用的死亡标准也不尽相同。1970 年，美国堪萨斯州率先制定了有关脑死亡的法规《死亡和死亡定义法》，芬兰首先以国家法律的形式确定了脑死亡为人体死亡。截至 1979 年年底，美国、加拿大、阿根廷、奥地利、澳大利亚等 14 个国家通过正式的死亡立法来确认脑死亡标准。截止到 2000 年年底，联合国 189 个成员国中已有 80 个国家采用脑死亡的标准。但是在具体操作上，有些国家将脑死亡作为死亡的唯一判定标准，如瑞典；还有些国家是把脑死亡和心脏死亡并列作为死亡的判定标准，如美国和日本。目前，我国对于死亡的法律界定采取心肺死亡标准，即以自发呼吸停止和心脏停止作为死亡的标准。我国卫生部自 2001 年开始制定脑死亡的判定标准，但是这只是在技术角度对脑死亡判定标准的制定，距离此标准成为法律标准还有很长一段路要走。

二、老年人面对死亡的态度

死亡态度是指个体对死亡做出反应时所持有的评价性的、较稳定的内部心理倾向。老年人的死亡态度到底是积极还是消极，会直接影响到他们晚年生活的质量。由于老年人的文化程度、社会地位、宗教信仰程度、身体状况、经济情况等方面存在一定的差异，他们对待死亡的态度也有所不同。大致来看，老年人对待死亡有以下几种态度：

1. 恐惧型

有些老年人充满了对人世的留恋和对死亡的恐惧，认为死亡是一件痛苦的事，是令人接受不了的。这类老年人往往对因为去世所带来的身体毁灭或者疾病带来的痛苦忧心忡忡，一想到死后的虚无未知就茫然失措，还会担心死亡会给亲人和朋友带来负面的影响。持有这种态度的老年人希望家人或医生能够想方设法地延长他们的生命，为此他们甚至不惜一切代价。近年来，那些为了保持身体健康，治疗疾病而一掷千金购买保健品且上当受骗的老年人便属于这个类型。

2. 接受型

接受型也被称作趋近性接受型，这类老年人对死亡和死后的世界持有较为积极的态度，认为死亡是新的历程的开始，死后的世界是幸福和美好的。一般来说，这类老年人往往具有强烈的宗教信仰，相信死后会有一个更好的来生，所以他们并不害怕死亡，能够从容地接受死亡，甚至希望死亡能早些到来。

3. 解脱型

解脱型也被称为逃避性接受型，这类老年人面对死亡比较平静，他们可能已被生活折磨得身心疲惫，把死亡看作是一种休息和解脱。他们有的多年患病，长期受疾病折磨；有的年纪大了，生理功能极度衰退；还有的穷困潦倒，甚至衣食无着。对于这类老年人而言，死亡是一种解脱，可以让他们摆脱生活的痛苦。这类老年人可能会选择自杀或安乐死来结束自己的生命。

4. 理智型

理智型也被称为豁达中立型，这类老年人不害怕死亡，也不欢迎死亡，他们只是把死亡看作是生命中自然存在的一部分，是不可改变的事实。他们在意识到死亡即将来临时，能从容地面对生死，并在临终前安排好工作、家务及后事。他们一般文化程度和心理成熟程度都较高，平时善于应对各种困难情况，也能从容面对死亡，而且还尽可能减少因自己的死亡而带给亲友们的痛苦。这种对待死亡的态度是最积极的。

三、影响老年人死亡态度的因素

影响老年人死亡态度的因素有很多，大致可以分为人口统计学因素和社会心理因素两类。其中性别、社会经济地位和健康状况等属于人口统计学因素，而宗教信仰、自我效能和社会支持等则属于社会心理因素。

1. 人口统计学因素

社会经济地位是影响死亡态度的重要因素，社会经济地位较高的人死亡恐惧更少，更多地采用理智方式认识死亡，且积极面对衰老和死亡的变化，这可能与他们占有更多更好的物质资源、地位和服务，从而使他们对将来有更大的信心有关。

与和子女同住及独立居住的老年人相比，居住在养老院中的老年人有更高的死亡恐惧，具体而言，居住在养老院中的老年人在对他人的影响和濒死过程方面的恐惧程度更高。

健康状况也是影响死亡态度的重要因素。虚弱的老年人、有身体功能障碍的老年人、重症病人等特征人群比正常人有更高的死亡恐惧。

2. 社会心理因素

宗教信仰与死亡态度之间的关系是受研究者关注最多的主题之一。由于宗教信仰中具有超越和永恒的含义，尤其在包含死后有来生的信念时，能够缓解死亡的恐惧。但是如果老年人对宗教信仰的承诺程度很低，将会有较高的死亡恐惧。

控制点是个体对自己能够控制自己生活的力量程度，分为外控和内控两种：外控的人把责任或原因归于个体自身以外的因素，如环境和运气等；内控的人把责任归于个体的能力和努力程度等内在原因。对于老年人来说，外控型的老年人死亡恐惧更高。

有研究显示，失去子女的老年人比没有失去子女的老年人有更高的死亡焦虑。有研究者研究了养老机构中的老年人，发现他们虽然有子女，但因为即使在家里也没有亲人照顾，所以他们的死亡焦虑程度也是比较高的，这主要是因为社会支持缺乏的原因。社会支持给人较高的安全感，有强大社会支持的人死亡焦虑也较低。

有研究发现具有正念特质的人在接受死亡提醒的条件下，防御反应更低，这表明他们的死亡恐惧水平也较低，因为人生的目的感和意义感在缓解死亡焦虑方面比宗教信仰的作用更大。

影响老年人死亡态度的因素有很多，它们的作用大小及其发生作用的背景各不相同，但是归结起来，老年人的死亡恐惧水平在四种条件下比较高，分别是存在很多身体健康问题，有心理疾病史，缺少宗教信仰，自我整合、生活满意度或抗逆力水平比较低。

学习单元 2　针对老年人的死亡教育

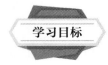

了解死亡教育的概念及内容
学会运用针对老年人的死亡教育课程
学会运用曼陀罗绘画技术缓解老年人的死亡焦虑

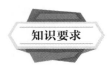

一、死亡教育的概念

既然死亡是无法回避的自然法则，树立科学、合理、健康的死亡观，正确地面对自我之死和他人之死，理解生与死是人类自然生命历程的必然组成部分，消除对于死亡的恐惧和担忧，坦然面对死亡，对当今时代的每个个体而言都十分必要。死亡教育发端于美国，最早可追溯到 1928 年，而正式兴起则是在 20 世纪50 年代末，以赫蒙·费佛尔在 1959 年发表第一部死亡教育的代表作《死亡的意义》为标志。随后，1963 年，罗伯特·富顿在美国明尼苏达大学首次开设美国大学中的第一门正规死亡教育课程。到目前为止，世界各地的许多国家和地区都分别开设了针对不同年龄层次、不同职业群体的死亡教育课程。

死亡教育，从其概念上讲，应该被看作是一个探讨生死关系的教学历程。这个历程包含了文化、宗教对死亡及濒死的看法和态度，希望借着对死亡课题的探讨，使学习者更加珍惜生命、欣赏生命，并将这种态度反映在日常生活之中。死亡教育要从不同的层面，如心理学、精神、经济、法律等方面入手，增进人们对于死亡的意识。死亡教育其实是一种预防教学，以减少各种各样因死亡而引发的问题，并进一步增进人们对生命的欣赏。

二、死亡教育的目标

死亡教育的目标视不同教育对象，其重点自有不同，具体到老年人而言，死亡教育应着重以下几个方面：

第一，协助老年人及其家人获得有关死亡与濒死的态度、信念和情感的觉察，其中不但包括关于死亡的阶段及其特征，还要告知老年人，死亡是一个客观的自然规律。

第二，协助老年人及其家人提高情绪与行为的调适能力。面对死亡，每个人的反应可能不同。要让老年人及其家属在面对悲痛时，能够正确处理自己的哀伤情绪。

第三，做好价值观的澄清，协助老年人及其家人检视及澄清个人的死亡价值观。帮助老年人及其家人澄清、培养、肯定生命中的基本目标和价值，通过死亡的必然终结性来反思生命的意义及其价值。

三、死亡教育的内容

1. 死亡的本质及意义

与老年人及其家人探讨哲学、伦理学及宗教对死亡及濒死的观点，在医学、心理、社会及法律上的定义或意义；教授与生命的过程及循环、老化过程方面的知识；使人们了解死亡的禁忌等与文化相关的信息。

2. 对死亡及濒死的态度

了解不同年龄段个体对死亡的态度以及性别角色与死亡的关系，了解及照顾垂死的亲友，了解濒死的过程与心理反应，了解死别的过程与哀伤的表现以及如何为死亡做好准备等。

3. 对死亡及濒死的处理与调适

让老年人及其照顾者了解对生命有威胁的重症的处理方式，教会人们与病重亲友间的沟通与照顾方式，如何对亲友进行安慰，促进人们对临终关怀的了解；让人们了解器官捐赠与移植的相关法律与规定，了解与死亡相关的事务，

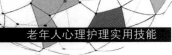

如遗体的处理方式、殡仪馆的角色和功能、葬礼的仪式和选择等；使人们了解与死亡相关的法律问题，如遗嘱、继承权、健康保险等。

4. 特殊问题的探讨

对于老年人来说，要让他们了解关于自杀与自毁行为的危害性及预防措施，了解关于一些现象，如安乐死、放弃治疗等议题的伦理问题与当事人权利。

四、死亡教育的教学方法

死亡教育可以采取多种多样的教学方法来进行。最为基本的方法是讲授法，教师可以通过多媒体等方式讲授有关主题或知识。阅读指导法是让人们阅读有关死亡的图书、故事、诗歌等教材，然后进行讨论和心得分享。欣赏讨论法是让人们通过各种视听媒体，如幻灯片、影片、音乐、文学、艺术作品以及报刊等，进行欣赏和讨论。还可以采用模拟想象法，如通过角色扮演、情境模拟想象和故事角色想象等方法让人们换位思考，更好地理解相关的观点和情绪状态。亲身体验法是通过参观与生老病死相关的场所（如医院育婴室、殡仪馆、葬礼、病房等）、照顾濒死病人、参加专家讲座等方式获得直接经验。

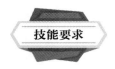
技能要求

一、针对老年人的死亡教育课程

【要点提示】

死亡教育是如何认识和对待死亡的教育，其目的是使人类能够正确地认识和对待死亡。对于老年人来说，他们离死亡越来越近，因此应该成为死亡教育的重点人群。本课程是一个系列式、整合式课程，一方面，此课程是一个需要多次参与的课程；另一方面，此课程涵盖了死亡价值观引导，与死亡相关议题的传播与讨论。希望通过此课程，使老年人掌握正确的死亡常识，与同伴共同分享个人经验并获得情感支持，帮助他们在未来能够坦然面对死亡。

【实施步骤】

步骤 1　确定课程的目的及意义

本课程的主要目标是为了解每个老年人对于死亡的认识及对自己未来离世

所做的准备情况，让老年人了解临终关怀的理念、照顾形式，让他们掌握如何为自己的"身后事"做准备。为了降低老年人对"死亡"的抵触情绪，可将此课程命名为"善终"课程，便于老年人接受。

步骤2　讲座前期准备

主要包括准备活动所需的物品，如纸、笔、扩音器、照相机、茶水、点心等，确定主讲人和志愿者与现场维持秩序的工作人员，在课程开始前做好宣传推广和号召工作。

对课程次数及每次主题进行设计，并做好每次课程的大纲设计以及幻灯片制作。

步骤3　课程举办阶段

播放悠扬的音乐欢迎老年人入场，授课老师自我介绍并运用通俗的案例引入课程。

步骤4　课程后期阶段

自由提问环节，请老年人就自己困惑或感兴趣的话题与授课老师进行沟通。

【案例6—1】　老年人善终教育课程内容一览

次数	讲座主题	主要内容	时长
1	我所认识的善终	让老年人们分享所认识及自己所期待的善终是什么	40分钟
2	认识临终的历程	了解走向人生终点的过程中各个方面的改变	40分钟
3	认识临终关怀	认识临终关怀医疗的理念 认识临终关怀的照顾形式 播放纪录片《安乐》	40分钟
4	如何写遗嘱	了解相关法律中关于遗嘱与继承的相关规定，介绍关于安葬的不同方法	40分钟
5	自书遗嘱练习与座谈	练习写遗嘱，并分享个人遗嘱规划 进行心得分享	40分钟

二、针对死亡焦虑的曼陀罗绘画治疗

【要点提示】

在病痛和衰老中挣扎的老年人充满了对死亡的恐惧，他们对自身灭亡充满不安，对死亡过程充满担心。这样的状态长期持续，无疑会对老年人及其家人带来极大的消极影响。使用各种方法对死亡焦虑进行干预十分必要，在众多的干预方法中，曼陀罗绘画技术通过使老年人绘制曼陀罗后进行分析和治疗，帮助老年人整合意识与无意识的冲突，预防与修复内心分裂，再造内心秩序，进而领悟生命的意义并更好地应对未来死亡的不确定性。

曼陀罗绘画治疗是精神分析大师荣格通过艰难的心灵探索而发明出的表达性治疗方法，是心理分析和精神分析的重要技术。通过曼陀罗绘制能激发内在治愈者的原型，具有强大的成长与疗愈功能。其原理是通过绘制曼陀罗将绘画者自身的消极情感表达出来而不是采用压抑、隔离、否认等防御机制，通过绘画达到心灵的放松。曼陀罗绘画技术因为荣格及其他心理分析师的积极倡导，在西方心理治疗领域已经被广泛应用，成为艺术表达性治疗的重要方式。

【实施步骤】

步骤 1　放松和冥想。心理护理员引导老年人通过调整坐或躺的姿势，以及呼吸的频率来引导其身体的放松，然后进入内心的想象之中，无论心中出现什么，抓住当下的内心感受。

步骤 2　让老年人带着这种内心感受去作画，不用过多地去思考，仅仅让老年人手拿画笔在纸上自发地表达。

步骤 3　引导老年人观想自己的曼陀罗画纸，试着走进其中的世界，在内心中和它对话。

步骤 4　给予参与者足够的时间进行创作，不规定时间，也不要做任何指导性行为，画作的风格、方式、时间等完全由参与者决定。可适当地鼓励参与者画出心里的感受。

步骤 5　绘画完成后，心理护理师首先讲解自己的画作，它是由心里怎样的感受所创作的，是记忆里温暖的阳光，还是快乐的感受，还是早上偶遇的一只小鸟展翅的欢愉，然后引导每一位参与者讲述自己画作的内心缘由。

步骤 6　心理护理员指导参与的老年人在画作一侧记录下自己的名字、日期和对画作的简短点评，并建议参与者每周或每月做一次曼陀罗治疗并记录。

步骤 7　每隔一段时间画新的曼陀罗之后，可同参与者一起回顾之前的画作，并讨论。

第 2 节　临终关怀中的心理护理

学习单元 1　老年人的临终心理和临终关怀

掌握临终关怀的含义
了解临终老年人的心理特点
掌握临终老年人的心理需求

一、临终关怀概述

临终关怀是对临终患者全方位地实行人道主义关怀的一种服务措施，更是一个服务理念，是一种为濒死的病人及其家属提供全面照顾的工作。它使临终患者在人生的最后一段历程中同样能够得到细致的照顾和关怀，感受到人间的温暖，体验到生命的价值、生活的意义和生存的尊严，这都显示了人道主义和伦理道德。

临终关怀诞生于英国，以桑德斯博士于 1967 年 7 月在伦敦建立 "圣克里斯多弗临终关怀机构" 为标志。截至目前，英国已拥有 273 家临终关怀机构，美国有 2000 余家，全世界已建成或正在筹建的临终关怀机构或类似组织的国家和地区已达 40 多个，如加拿大、南非、瑞典、印度、挪威、以色列、瑞士等，中国的香港和台湾也都建立起了此类机构并提供相应服务。我国第一家临终关怀研究机构——天津医学院临终关怀研究中心于 1988 年在天津建立。随后，上海、北京、安徽、宁夏等地也相继建立了临终关怀医院、病区或护理院，为濒临死亡的人们，特别是老年人提供全方位的照料服务。

临终关怀建立在这样一个哲学基础之上，即死亡应被视为生命历程中的正常事件，既不应该加速，也不应该延缓其进程。因此利用医疗团队协助病患缓解身心痛苦的症状，让病人留在熟悉的环境里，有家人和朋友陪伴左右，维护临终病人的尊严，使患者达到最佳生活品质；同时向家属提供心理上的支持照顾，使家属能够顺利度过哀伤期。

临终关怀的指导原则主要包括以下四个方面：

第一，适度治疗，照护为主。在这个阶段，患者最需要的是身体舒适、控制疼痛、生活护理和心理支持，因此临终关怀的目标由治疗为主转变为对症处理和护理照顾为主。

第二，保护生命尊严。尽管患者处于临终阶段，但个人尊严不应该因生命活力降低而递减，个人权利也不可因身体衰竭而被剥夺，医护人员应尽量维护和支持其个人权利。

第三，提高生命质量。临终是生活的一部分，是一种特殊类型的生活。因此，要关爱和体恤病人，正确认识病人的最后生活价值，尽可能提高他们的生活质量，营造充满爱和温暖的环境，提供满足身心等多方面需求的服务，使病人在舒适安宁的状态中走向死亡。

第四，给予心理支持。临终病人由于心理上的脆弱和思维上的混乱状态，特别需要周围人的理解和关心。要帮助病人逐步接受死亡的事实，反复而耐心地告知病人，减轻他们的焦虑恐惧情绪，并积极采取措施安抚家属情绪。

二、临终老年人的心理特点

临终又称濒死，一般指由于各种疾病或损伤而造成人体主要器官功能趋于衰竭，积极治疗后仍无生存希望，各种迹象均显示生命活动即将终结的状态。在临终前，老年人的心理活动有一定的规律。著名的临床心理学家库布勒·罗斯经过长期的观察研究，指出老年人在临终前一般经历五个阶段的心理变化。

1. 否定阶段

临终老年人在知道自己将不久于人世时，会很吃惊，并且采取极力否认的态度，认为自己不会死，不相信这是真的。他们往往怀疑医生可能是搞错了，担心护士把病历卡搞混了，还会怀疑诊断器具的可靠性。他们寄希望于复查和转院来证实之前的诊断是错误的。这种否定情绪可以帮助临终老年人暂时免除对死亡的忧虑感。

2. 愤怒阶段

当确信自己的病真的无法医治时，临终老年人常常会转而怨天尤人，烦躁不安，无端生气。"为什么会轮到我而不是别人?""为什么我现在必须死?"等问题困扰着他们，他们会因此充满怒气，对别人的好意也不领情，会敌视身边的亲朋好友，无缘无故地对大家发脾气、闹情绪，提出种种要求，还会产生破坏行为，拒绝接受治疗等。

3. 协议阶段

临终病人已经意识到自己病情的严重程度，可是他们还觉得可能有一线希望，试图通过付出努力，积极和医护人员配合以求延长生命时间。

4. 忧郁阶段

这个阶段的老年人的感觉和反应迟钝，抑郁寡欢，长吁短叹，对任何事物都麻木不仁。他们甚至会整日哭泣，流泪不止；有些老年人则会整天呆呆地坐着或躺着，默默地暗自伤心，还有的老年人会有自杀的情况发生。他们准备和亲朋好友永别，准备隔断与家庭的联系，准备抛弃财产和所拥有的东西。

5. 接受阶段

处于这个阶段的老年人的身体极度虚弱，常常处于嗜睡和昏迷状态之中。他们在思想上不得不接受死亡即将到来的事实，一些焦虑、恐惧情绪基本消失。他们表现得极为平静，常常是静静地等待死神的降临，惧怕孤独但不愿吵闹，情绪趋于平和甚至有一种欣快感。

临终五阶段理论并不认为每个濒死老年人都一定会按照次序经历这五个阶段。它们并不总是前后相随，有时会重合，有时会提前或延后出现。库布勒·罗斯在她的著作《当绿叶缓缓落下》中对模型进行了修正和补充，她指出接近死亡更像是一场最后的生命舞蹈，因为舞者的技能和经验而各有独特之处，老年人会在不同阶段中摇摆不定、直接跳跃甚至同时经历，直到曲终人散、灯灭离场。

三、临终老年人的主要需求

临终阶段作为人生中的最后阶段，身心机能的衰退及疾病的折磨使老年人拥有此阶段所特有的一些需求。

1. 生理需求

临终老年人的主要生理需求是保存生命、解除痛苦。当临终老年人的病情较为严重而缺乏心理准备时，表现出强烈的求生欲望，寄希望于急救和治疗，期待着起死回生、转危为安。但久病缠身，疼痛难熬时，病人更惧怕的是躯体疼痛和精神折磨。因此，一定要充分满足临终老年人的生理需求，有效地控制疼痛，维持患者正常的生理活动。不仅要改善患者的生活质量，还要提高治疗的依从性，帮助患者达到和维持其躯体、情感、精神的最佳状态。晚期癌症患者对睡眠质量得到保证，皮肤、口腔保持清洁完整，疼痛得到有效控制等生理方面的需求程度较高。

2. 心理需求

临终老年人在心理上的需求也非常重要。他们需要尽可能保持对自己生命的掌控感，需要有一个安全的、能够接纳他们可能会有的多种多样的复杂感受的氛围，还需要调整自己接受即将离世这一现实。特别是对于处在不治之症晚期的老年人，病痛是一种较强的负性生活事件，会使老年人产生各种心理症状，主要表现为紧张恐惧、愤怒不平、否认疾病、孤独无望、忧虑不安等。以癌症为例，癌症患者抑郁症的发病率高达 69.96%，晚期癌症患者会因为治疗费用昂贵、病死率高、给家庭带来惨重的代价产生自责的心理，易使患者产生自杀行为。这些问题都应该引起临终关怀团队的高度重视。

3. 精神需求

处于临终状态的老年人常常会思考一系列精神层面的问题，如生命的意义和目的、自主性、给他人的负担、自尊、希望、关系、宽恕、协议、祈祷、宗教等方面的问题。尤其是身患严重疾病的老年人，由于承受着身体和精神的双重痛苦，他们期望能超越痛苦和困境，寻求生命存在的意义和价值，以面对自己的境遇，因此他们对精神方面的需求较高。

4. 社会支持需求

社会支持是指来自社会各方面，包括家庭、亲属、朋友、同事、伙伴、社团等个人或组织所给予的物质和精神上的帮助和支援。虽然有些临终老年人及其家人常常会出现抽离行为，但实际上他们依然需要与家人和朋友保持接触。特别是具备一定的身体和认知能力的老年人可以参加由临终病人组成的支持性小组，老年人常常能够从中受益。

5. 信息需求

在老年人临终之际，他们及其家人对有关病情、备选处置方案、预留治疗指示、临终关怀和支持性服务的信息方面的需求也极为迫切。这时便需要有人作为倡导者将老年人及其家人与医生、护士及相关机构进行连接，提供必要的信息，以使他们能够在充分的信息基础上做出恰当的判断。

学习单元2　针对临终老年人的心理护理

掌握针对临终老年人的抚触护理方法
掌握针对临终老年人疼痛控制的音乐治疗技术
掌握针对临终老年人的意义治疗方法

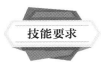

一、针对临终老年人的抚触护理

【要点提示】

抚触护理是针对临终老年人的一种重要的护理方法。所谓抚触护理主要是指抚触者双手对被抚触者的皮肤各部位进行有次序的、有技巧的抚摸，它是让大量温和、良好的刺激通过皮肤感受器传达到中枢神经系统，产生生理效应的一种护理方法。一般而言，临终老年人大都体质消瘦，营养不良，有厌食、恶心和呕吐症状，因此，应该为患者提供高热量、高蛋白饮食，并根据患者口味选择食物及烹饪方法。抚触能够增强患者对食物的消化、吸收功能，保持良好的睡眠状态，提高免疫力。除此之外，抚触护理还是一个情感交流过程，通过轻触老年人的额头、手臂、背等部位，可以达到减轻其孤独和恐惧感，舒缓情绪，并使他们获得安全感和亲切温暖感的目的。

【操作步骤】

步骤1　心理护理员的选择与培训

由于临终老年人的身体状况较为复杂，心理问题较多，因此要选择有多年心理护理经验、沟通能力好、工作能力强、富有责任感和职业道德的心理护理员进行临终关怀相关知识、技术学习及抚触专业的培训，以便更好地为患者及其家属服务。

步骤 2　环境布置

根据患者需要，要为其布置整洁、舒适、温湿度适宜、光线柔和的休养环境，室内可摆放老年人喜爱的物品，常用物品放在其易取的地方。抚触时房间温度要保持在 25～28 ℃之间，室内要放置 DVD、电视机，播放一些柔和的音乐，有利于护理员与老年人双方彼此放松，为语言交流的顺利进行营造良好的氛围。

步骤 3　抚触护理

第一步，取适量润肤乳液从患者前额中心处用双手拇指向外推压，下巴用双手拇指向外推压，划出一个微笑状，从前发际到后发际至头部。

第二步，对胸部进行抚触。双手放在两侧肋缘，右手向上滑向患者右肩，复原，左手用同样方法进行。

第三步，双手依次从患者的右下腹经上腹抚触到左下腹。

第四步，对四肢进行抚触。双手抓住患者一只胳膊，交替从上臂向手腕轻轻挤捏，并揉搓大肌肉群。

第五步，对背部进行抚触。将双手平放于患者背部，从颈部向下按摩，然后指尖轻轻按摩脊柱两边的肌肉，从颈部向骶部运行。

在抚触过程中，要与患者进行情感交流，目光平视患者。手法适宜，抚触速度不可过快，每个部位抚触次数不可过多，不要与人闲聊。每日早晚各一次，每次 20 分钟，并酌情增减，使患者自觉舒适和满足。

抚触护理应该尽量得到家属的理解和支持，如果能够让家属学会这种护理方法，并定期给临终老年人做抚触护理，效果会更好。

二、针对临终老年人疼痛控制的音乐治疗

【要点提示】

疼痛是一种不愉快的主观感受和情感体验，患有癌症等疾病的临终老年人中有 70%有疼痛症状，30%具有难以忍受的剧痛。疼痛对躯体方面、角色方面、社会人际关系方面均可产生不同程度的影响，从而降低患者的整体生活质

量。虽然止痛药物在缓解疼痛方面仍然占主导作用，但音乐通过物理和心理的作用，对缓解疼痛起到一定的辅助治疗作用。医学界通过临床实验认定，音乐对放松身心、振作精神、诱发睡眠等都具有很好的效果。在生理上，音乐能引起呼吸、血压、心脏跳动以及血液流量的变化。一些类型的音乐还能刺激身体释放内啡肽，达到松弛身心和舒缓疼痛的效果。

【操作步骤】

步骤 1　建立良好的治疗关系。

步骤 2　由患者自由选择自己喜欢的音乐，包括中国古典音乐、宗教音乐、西方古典音乐、柔和轻松的音乐。

步骤 3　在三阶梯药物止痛治疗的基础上，每天在老年人睡前半个小时开始播放音乐，每次 30 分钟。

治疗过程中需要注意在听音乐的过程中限制灯光、声音、探访者、电话等，每天一次，坚持三个月。

三、针对临终老年人的意义治疗

【要点提示】

意义治疗是由著名的精神病学家和心理学家维克多·弗兰克所创造的一种重要的心理治疗方法，通过协助患者从生活中领悟自己生命的意义，借此改变其人生观，进而使其面对现实，积极乐观地活下去，更好地面对未来的生活。弗兰克认为意义治疗的前提和基础主要有三个基本原则：首先，在任何环境条件下，生活都是有意义的；其次，每个人都有追求意义的意志，这构成了其生命存在的原动力；最后，每个人都有探寻人生意义的自由，即自由意志，具体的境遇虽然难以改变，但可以改变自己的心态。

追求生命的意义是人一生中的重要课题。对于即将走到人生尽头的老年人来说，面对死亡的恐惧感和无助感时时围绕着他，身体上的病痛也让临终老年人经受了巨大的折磨，他们普遍具有非常强烈的无意义感和无价值感。因此，帮助临终老年人重新认识生命的价值，缓解其因无法忍受疾病带来的生理和心理上的痛苦，能够使他们重新体悟生命真谛，探索到生命的价值，进而坦然面对自己的过去和未来的死亡。

【操作步骤】

第一次面谈，与临终老年人建立专业工作关系。这个阶段，心理护理员要与临终老年人进行交流，尽量多地获得老年人的相关信息，与老年人熟识并让老年人对其产生信任。

第二次面谈，向老年人介绍意义治疗的概念和生命意义的产生来源。

第三次面谈，与老年人就身体和心理状况，特别是疾病和意义之间的关系进行探索。

第四次和第五次面谈，从老年人的生活经历中探索出生命的意义，引导老年人回顾人生经历，感受过去家庭和朋友对他的支持与帮助，增强老年人应对疾病的信心与能力。除此之外，还可以通过对大自然和艺术中美的欣赏来缓解消极心理体验所带来的不良影响，感受到另一种生命的乐观、意义和价值。

第六次面谈，与老年人一起从态度性价值中抽取出意义。由于很多病症都是不健康的态度的直接结果，因此通过改变态度可以使这些症状得到缓解。

第七次面谈，帮助老年人从创造型价值和责任中寻找意义。让老年人参与力所能及的工作或进行艺术性活动，通过潜心于创造性工作或艺术性创作，掩盖无意义的生活，使身心的痛苦在不知不觉中消失。

第八次面谈，要与老年人一起回顾整个治疗过程，巩固老年人在治疗过程中发生的改变，讨论老年人所找到的生命的意义与价值，并鼓励他们在未来的生活中继续采用生命意义探索的方法，微笑着迎接未来所发生的一切。

第3节　自杀老年人的心理护理

学习单元1　老年人自杀的类型及影响因素

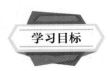
学习目标

掌握自杀的概念
了解老年人自杀的主要类型
了解影响老年人自杀的主要因素

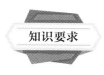

一、自杀与老年人自杀

自杀是一种社会现象，也是一种严重的社会问题。历史上有为数众多的关于自杀者的记载，其中有忧国忧民的楚国大夫屈原，有力拔山兮气盖世的项羽，有著名的哲学家亚里士多德，也有当红影星张国荣。当前，自杀的形势依然不容乐观。据世界卫生组织的数据显示，全球每年有 80 万以上的人死于自杀，还有更多的人企图自杀。自杀死亡占全世界死亡总数的 1.4%，在 2012 年的死因排序中居于第 15 位。北京心理危机研究与干预中心发布的《我国自杀状况及其对策》报告（2017）中提到，我国是世界上自杀人数最多的国家，约占全球自杀总人数的 1/4，每年有 28.7 万人死于自杀，200 万人自杀未遂。自杀是中国居于所有死亡原因中的第五位死因。自杀在人的整个生命过程中都有可能发生，不仅有处于烂漫花季的少年，也有耄耋之年的老年人。

迪尔凯姆指出自杀是由受害者积极的或消极的行动直接或间接导致的死亡。施内地南认为自杀是有意识的自我毁灭行动。我国心理学家王登峰认为自杀是指任何旨在结束自己生命的有计划的行动。肖水源将自杀看作是在意识清醒的情况下，个体故意损害甚至毁灭自己生命的主动或被动的行为。由上述定义可以看出，不同的学者对自杀有着自己的界定和解释，有的着重从行为及其结果来定义自杀，有的则偏重从动机和意图的角度进行解读。在本书中，我们采用综合性的观点，将自杀看作是一个人自愿、故意地杀死自己的行动或情况，也指任何人杀死自己的意愿或倾向。也就是说，在心理干预和心理护理中，我们既关注那些针对正在采取自杀行动的个体的危机干预工作，也要关注实施自杀行为并造成了一定伤害性后果的幸存者的治疗与帮助，还要关注那些潜在的具有自杀意愿但尚未实施自杀行为的高危人群。

在世界范围内，老年人是自杀的高危人群。据世界卫生组织统计，斯里兰卡、匈牙利、日本、奥地利、丹麦、芬兰、法国、瑞典和瑞士都是老年人自杀率较高的国家。我国老年人自杀问题的形势也较为严峻，整体自杀率与年龄成正比。65～74 岁老年人口的自杀率为 41.3/10 万人，80～85 岁老年人口自杀率为 53.08/10 万人。老年人口的自杀率存在明显的性别差异，一般表现为男性高于女性，而且随着年龄的增加，男性与女性的自杀率差距逐渐扩大，85 岁及以上农村男性的自杀率甚至达到 92.21/10 万人。我国老年人的自杀率呈现明显的城乡差异，农村老年人自杀问题十分严重，85 岁以上农村老年人的自杀率甚至已经达到 65.6/10 万人，某些地区甚至出现独特的老年自杀文化，这有必要引起整个社会的关注。

自杀不是突然发生的，它有一个发展的过程。日本学者长冈利贞指出，自杀一般经历产生自杀意念、下决心自杀、行为出现变化并思考自杀的方式、选择自杀的地点与时间和采取自杀行为这五个阶段。对于不同年龄、不同个性、不同情境下的人，自杀过程有长有短。我国学者则将自杀分为三个阶段，它们分别是自杀动机或自杀意念形成阶段、矛盾冲突阶段和自杀行为选择阶段。

二、老年人自杀的类型

1. 根据老年人自杀的动机分类

根据导致老年人自杀的动机可以将老年人自杀分为利己型自杀、利他型自杀、乏味型自杀和绝望型自杀。利己型自杀的老年人主要是为了摆脱身心疾病所带来的痛苦，逃避家庭责任以及由于家庭内部人际冲突后的负气做法，通过自杀的方式以寻求解脱。利他型自杀则恰恰相反，是老年人出于减轻子女负担等方面的考虑而主动结束自己生命的行为。乏味型自杀是指老年人觉得生活没有意思，或者像一具行尸走肉，等于死了一样，所以与其苟活，不如死了算了。绝望型自杀主要是由于老年人遭遇子女的虐待、殴打、断粮，得病没人照顾，遭受身体上的折磨，心理上产生对子女的绝望，失去了支撑生活下去的力量，而选择结束自己的生命。

2. 根据老年人自杀的目的分类

根据自杀的目的可以将自杀分为两大类。一类是以死亡为目的的自我攻击型自杀行为，另一类则是不以死亡为目的的准自杀行为。准自杀行为的深层动机其实是"求助"，企图用自杀来唤起人们的同情、关注，甚至是希望得到对方的忏悔。老年人其实并非真正想去死，这一种方式只是他们在使用常规交流方式和进行了交流努力后不能成功，才会使用的一种引起他人注意的非语言表达方式，实际上是一种提醒、警告或者抗议，甚至希望他人因此受到良心的谴责，也可能是一种报复行为。

3. 根据老年人自杀前的心理反应分类

根据自杀者的心理反应可以将自杀老年人分为情绪型和理智型两种。情绪型自杀通常由于爆发性的情绪所引起，其中大多数由委屈、悔恨、内疚、羞愧、烦躁或赌气等情绪状态所引起，一般来说进程比较快，发展周期短，甚至呈现出一定的冲动性和突发性。理智型自杀则是经过长期的思考、判断，进行了比较周密准备的自杀。这类自杀的进程缓慢，发展期长。在老年人中，理智型自杀的比例较高，但情绪型自杀也有所发生。

三、老年人自杀的影响因素

促使老年人自杀的原因有很多，归纳起来主要包括社会、心理、生理等因素，但这些因素常常交织混杂在一起，下面对这些因素进行解析。

1. 社会因素

（1）婚姻状况。婚姻是老年人自杀的重要保护因素之一。国外研究显示非在婚状态（包括离婚、丧偶、分居、未婚）会增加老年人自杀意念的危险性，特别是丧偶对老年人来说是一个很强的应激源，可导致他们在较长一段时间内处于痛苦、悲伤、烦躁、失眠和食欲减退等一系列强烈持续的负性情绪状态中，而这些因素均可能增加老年人出现自杀意念的风险。

（2）居住方式。独居老年人的自杀意念发生率高于其他居住方式老年人，入住福利院的老年人的自杀意愿也比较高。巴拉克劳夫用死后心理分析研究老年人自杀者，发现单独居住的老年人中有50%的自杀率，而社区中一般老年人只有20%的自杀率。吉解民的研究发现，老年自杀者中与子女分居的占了绝大多数。

（3）经济困难。经济困难是老年人选择自杀的主要原因之一。农村的社会保障水平较低，老年人因为劳动能力下降导致自己经济收入减少，以及年老体弱且疾病缠身、儿女抚养力度不足等多种原因，很容易产生自杀意念并表现出自杀行为。自杀意念的发生率随家庭人均收入的增加呈现降低趋势，当经济与疾病的双重压力共同作用时，老年人的厌世情绪更会显著增加。

（4）城乡差别。老年人自杀死亡率表现出城乡二元结构特征，我国农村地区老年人的自杀死亡率明显高于城市，农村每年平均自杀死亡人口数为5.87万人，而城市只有1.14万人，农村自杀老年人是城市的5倍以上。农村老年人已经成为我国自杀的高危人群，这可能与农村较差的物质生活、医疗环境、公共设施、精神心理干预、家庭生活质量等多方面的差别有关。

2. 心理因素

（1）精神疾病。导致老年人自杀的精神疾病包括抑郁症、疑病症、老年痴呆、情感障碍等。其中抑郁症是老年人自杀最常见的原因。疑病症也是老年人自杀的主要原因之一。患有疑病症的老年人大多选择去看躯体性疾病，而不会去精神科检查，因此往往被自己和家人忽略。脑器质性精神障碍患者也具有较高的自杀可能性。很多老年人在自杀前一年内有轻微或中度情感障碍、睡眠障碍等。

（2）文化程度。文化程度与自杀行为密切相关。文化程度越低，自杀率越高。这可能和低文化水平者考虑问题片面，认识范围狭窄，思维方式单一，易于冲动有关。也有可能因为低文化程度老年人处理矛盾和应对困难的技巧和能力较差，更倾向于以死亡来逃避和抗争。

（3）人格特点。具有胆怯、孤僻、敌意以及固执等性格的老年人遇事容易想不开，并产生绝望情绪，而自己也不能想出更好的办法解决问题，更不会寻求其他人的帮助，往往通过自杀来作为解脱的办法。

（4）人际纠纷。与迪尔凯姆发现的西方人自杀的首要原因是精神疾患和肉体痛苦不同，夫妻不和、代际紧张、婆媳争端、邻里纠纷等人际冲突成为导致我国老年人自杀的第一大诱因。由人际纠纷引起的自杀被老年人作为反击纠纷另一方的武器。此类自杀往往具有一定的冲动性和攻击性，自杀被作为控诉、表白、报复的手段。自杀者希望通过实施自杀行为给纠纷对方施加心理压力，通过自伤的方式来伤害对方。

3. 生理因素

长期患有各种慢性疾病或不治之症的老年人因为长年累月经受疾病折磨，常常会产生久病厌世情绪，失去生活的方向感和意义感。癌症是引起老年人自杀的主要躯体性疾病，除此之外，中风偏瘫、白内障失明、严重的帕金森病等也是促使老年人不堪折磨而选择自杀手段结束自己生命的主要疾病类型。

学习单元2 针对自杀老年人的心理护理

了解老年人自杀的三级预防体系
了解老年人自杀的诊断标准
掌握老年人自杀的心理护理技术

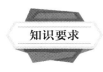

一、老年人自杀的三级预防体系

三级预防体系是一个广泛被采用的干预框架，在老年人自杀问题的护理过程中，以三级预防体系作为参考框架能够对干预方案的设计提供有价值的参考。

针对老年人自杀的初级预防是指为了防止老年人出现自杀企图而提供的程序和服务。初级预防工作主要集中在减少危险因素和增进与结束自杀相关的保护性因素。例如，自杀预防教育，高层住宅窗户安全检查，以及关于自杀预防的社区信息发布和活动发布等。

针对老年人自杀的二级预防是老年人在尝试或完成自杀后所提供的项目与服务。二级预防的目的是解决自杀的短期影响。在老年人自杀事件发生后，对家人、照料者及社区居民提供的危机咨询服务便属于这一级预防。

针对老年人自杀的三级预防主要针对由自杀所引起的较为长期的后果或后遗症。如为自杀幸存者提供持续的服务，加强各类服务资源之间的协调和输送。

二、老年人自杀的诊断标准

根据中华医学会精神科分会所制定的《中国精神障碍分类与诊断标准》（CCMD-3），自杀共分为四类：

1. 自杀死亡

自杀死亡的诊断标准为：

（1）有充分依据可以断定死亡的结局系故意采取自我致死的行为所致；

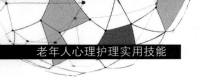

（2）只有自杀意念而未实行者不采用此诊断。并无自杀意念，但由于误服剧毒药物、误受伤害等原因致死者不采用此诊断。伪装自杀亦不属此诊断；

（3）自杀者有无精神障碍，如自杀时已存在某种精神障碍，则并列诊断。

2. 自杀未遂

自杀未遂即有自杀动机和可能导致死亡的行为，但未造成死亡的结局。

3. 准自杀

准自杀又称类自杀，可以是一种呼救行为或威胁行为，试图以此摆脱困境。有自我伤害的意愿，但并不真正想死，采取的行为导致死亡的可能性很小，通常不造成死亡。

4. 自杀观念

只有自杀意念，而未采取自杀行动。

相关链接：自杀的危险性评估

与自杀企图相关的事项	
1. 孤立	0 身边有人伴随 1 附近有人或与人保持联系（如通过电话） 2 附近无人或与人失去联系
2. 时间	0 有时间给予干预 1 不大可能有时间干预 2 几乎不可能有干预的时间
3. 警惕被发现和/或干预	0 不警惕 1 被动警惕，如回避他人，但并不阻止他人对自己的干预 2 主动警惕，例如锁上门
4. 在企图自杀期间或之后有想得到帮助的行为	0 有自杀企图时告知帮助者 1 有自杀企图时与帮助者保持联系但并不特别告知他 2 不与帮助者联系或告知他
5. 预料死亡期间的最后行动	0 没有 1 不完全的准备或设想 2 制订了明确计划（如更改遗嘱、提取保险金）
6. 自杀遗书	0 没有写遗嘱 1 写了遗嘱但又撕毁 2 留下遗书

续表

自我报告	
1. 患者对致死性的陈述	0 认为自己的所作所为不会对自己构成生命危险 1 不能确定自己的所作所为是否有生命危险 2 坚信自己的所作所为将对自己构成生命危险
2. 陈述的意图	0 不想去死 1 不能肯定或者不能保证继续活着还是死去 2 想去死
3. 预谋	0 感情冲动的，没有预谋 1 对自杀行动考虑的时间不足1小时 2 对自杀行动考虑的时间不足1天 3 对自杀行动考虑的时间大于1天
4. 对自杀行为的反应	0 患者很乐意自己被抢救脱险 1 患者能确定自己是感到高兴还是后悔 2 患者后悔自己被抢救脱险
危险性	
1. 根据患者行为的致死性和已知有关事项来推测可能的结果	0 肯定能活着 1 不太可能会死亡 2 可能或者肯定死亡
2. 如果没有医疗处理患者会发生死亡吗？	0 不会死亡 1 不一定 2 会死亡

注：评分达到或超过10分提示有较高的自杀危险性。

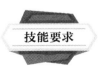

技能要求

一、自杀"守门人"培训

【要点提示】

自杀"守门人"是指那些能与潜在自杀高危个体接触的，能及时识别其自杀征兆的，并能劝导他们寻求帮助或治疗的人。自杀"守门员"培训是通过讲课、角色扮演、观看视频等方式对参与者进行培训，使其能识别自杀征兆，能评估自杀风险，并且在需要的时候能够劝导自杀高危个体接受心理或药物治疗的系列教育活动。自杀"守门人"的培训目标可以简单总结为：传授知识，改变态度，提高干预技能。自杀"守门人"培训最早发起于20世纪60年代末的美国费城，目前已经形成了较为系统的培训内容和模式，如生存工作培训模式、询问劝导转介模式和"黄丝带"自杀预防模式。

一般来说，自杀"守门人"分为两类，一类是系统学习过医学或心理咨询的专业人员，一类是没有接受过医学和心理学培训的非专业人士。但往往是家人和朋友这种未受过训练却与自杀者联结最紧密的人更容易发现自杀者在行动前所表露出来的自杀线索。

【操作步骤】

步骤1 传授基础知识

培训师以现场授课的方式，传授关于自杀学的知识，例如，自杀的流行病学概况、影响自杀的危险因素和保护因素等；同时还要纠正公众对自杀现象的一些错误认知，如自杀的人一定很有勇气，和想自杀的人谈论自杀会增加他们自杀的可能性，自杀毫无征兆等。

步骤2 识别自杀征兆

培训师要教会"守门人"识别出自杀的主要征兆，这些问题往往被家人和朋友所忽略或者未能完全识别。自杀征兆有很多，比如自杀者通常会将自己心爱的物品送人，花时间讨论死亡相关问题等。可以参照美国自杀学协会总结的"IS PATH WARM?"来进行学习。

步骤3 初步评估自杀风险

当"守门人"识别出一个想要自杀的高危个体，就要评估其自杀风险的高低，对"守门人"来说，要掌握一些初步评估的方法和技巧，如学会如何与自杀高危个体交谈，如何询问高危个体的自杀意念等。可以用角色扮演方法来培训"守门人"评估自杀风险的技能。

步骤4 转介自杀高危个体

将高危个体转介的能力是合格的自杀"守门人"必须具备的技能之一。在培训中心，培训师向受训者提供附近地区可供求助的资源列表，列表上写有各种求助资源的详细地址和危机干预热线的号码。"守门人"必须熟悉列表里面的内容，以便在有需要时能及时将高危个体转介。

二、老年人自杀的危机干预

【要点提示】

危机干预是一种通过调动处于危机中的个体自身潜能来重新建立或恢复危机爆发前的心理平衡状态的一种应对策略。它被广泛用于各种处于困境或遭受挫折的人身上。针对老年人自杀的危机干预主要聚焦于两类人群，一类是当老年人遭遇各种应激性生活事件后，会出现负性情绪，甚至是轻生的念头，此时老年人会向热线电话寻求帮助；另一类主要是已经实施自杀行为但自杀未遂的老年人。这两类老年人需要通过心理护理员的帮助，减轻情感压力，学会调动支持系统应对危机状态，进而恢复身心平衡。

【操作步骤】

步骤1 确定问题

心理护理员要从求助者的立场出发，确定和理解求助者的问题，使用同理心、理解、真诚、接纳以及尊重等积极的倾听技术，深入并全面地了解老年人的信息。

步骤2 保证求助者的安全

在危机干预过程中，应将保证老年人安全作为首要目标。安全指对自我和对他人的生理和心理的危险性降低到最小的可能性。心理护理员在进行评估、倾听和制定行动策略过程中，安全问题都必须给予同等的、足够的关注。

步骤3 给予支持和帮助

通过与老年人的沟通和交流，让老年人认识到心理护理员是能够给予其关心和帮助的人，让求助者相信"这里确实有很关心你的人"。

步骤4 提出应对方式

心理护理员帮助当事人积极探索可以利用的替代解决方式，促使老年人积极地搜索可以获得的环境支持、可利用的应对方式，启发他们的思维方式。

步骤5 制订行动计划

帮助老年人做出现实的短期计划，包括其他资源的提供，替代性的应对方式，确定老年人自己的行动步骤。计划应该根据老年人的实际能力水平来制订，一定是可行的、有效的，并且是与老年人一起合作制订的。

步骤6 得到老年人的承诺

帮助老年人向自己承诺，所采取的行动步骤都是自己制定的，都是可行的、可以实现的。在结束危机干预前，心理护理员应该能够从老年人那里得到诚实、直接和适当的承诺。

三、针对自杀未遂老年人的焦点解决短期治疗

【要点提示】

焦点解决短期治疗是一种以寻找解决问题的方法为核心的短程心理治疗技术，是1980年代初期由沙泽和伯格夫妇等人创立的。焦点解决短期治疗的基本精神是专注于如何解决问题，而非发现问题的原因，以正向的、朝向未来的、朝向目标的积极态度促使改变的发生。

老年人选择自杀来结束自己的生命，往往有急性或慢性的应激性事件，并导致老年人的心理处于极度失衡状态。在心理上给予他们支持，减轻其心理压力和痛苦，是彻底治愈疾病的关键。焦点解决短期治疗可以在心理护理过程中创造友善的环境，营造积极正向的情绪气氛，让老年人相信自己有能力解决自己的问题，让老年人觉得讨论解决问题的途径是有意义的，通过心理护理员的引导，经历的痛苦事件有了另外的意义，提高了老年人对意外事件的处理能力，促进了家人与朋友之间的关心、支持和帮助。

【操作步骤】

步骤1 接案

在医院中对自杀未遂的老年人进行招募，签署知情同意书，并初步介绍心理治疗的过程和方法。

步骤2 问题描述

通过沟通、查阅相关医疗检查信息，并通过"细节探寻"获得关于老年人自杀整个事件的细节，包括医疗外的深层问题。这个阶段可以使用"正常化"引导会谈，同情病人的挫折和难过，用"好奇欣赏"的心态了解病人面对问题都做了哪些努力，引导他们思考"希望情况如何改变"。

步骤3 目标设置

通过问题的描述，帮助病人确立可行的前进目标。和病人一起进行契机探

讨：假设问题得到了解决，你的状况会和现在有什么不一样？探查病人的期待是什么，从不同的诠释角度，帮助病人从挫折的情绪状态向个人的目标及行为的可能性迈进。

步骤4　探索例外

寻找与深究病人生活中的各种意外经验，并追溯病人如何能让这些例外经验发生。由于病人不易看到例外的存在，在与病人交谈的过程中，需要去辨识和发现个体偶发的例外行为。

步骤5　治疗反馈

关注治疗过程中病人的积极变化，适时给予病人真诚的赞许，肯定他所付出的努力，帮助病人从这次事件中有所学习，预防未来再次出现类似情况。

步骤6　评估进步

评估并告知病人所发生的进步，学会获取社会支持及其他有用的资源，对自己生活进行有效的自主控制，从而面对和解决今后更多的问题，逐步转向学习如何为自己的生命负责，积极产生爱、愉悦、感恩、快乐等正向情绪。

第4节　丧偶老年人的心理护理

学习单元1　老年人的丧偶与哀伤

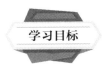

了解老年人居丧综合征
了解老年人哀伤的主要表现及阶段
掌握老年人哀伤的影响因素

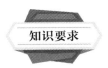

一、老年人丧偶及居丧综合征

"白头偕老"是人们对美满婚姻的一种美好祝愿，但是，绝大多数情况下，夫妻二人总会有一个先一步辞世。老年人去世会对未亡者的精神带来重大打击，产生生活上的极大不适应等诸多不利影响。有资料显示，失去配偶的老年人因心理失衡而导致死亡的人数是一般老年人死亡的 7 倍。

一对相亲相爱、风雨同舟几十年的老年伴侣，一方的突然去世，对另一方所造成的心理创伤是不可避免甚至相当严重的，在短期内可以产生忧郁、痛苦、焦虑和情绪压抑现象，称为"居丧综合征"。居丧综合征是由于伴侣离世而表现出的一种社会功能降低的现象，最常见的表现是出现多种心理障碍，诸如沉默寡言、神情淡漠、注意力不集中、对周围事物不感兴趣等。多数人在一段时间后症状会逐渐好转、消失，但也有少数人在较长的一段时间内仍饮食无味、夜不能眠、面黄肌瘦、呆木迟钝，迅速变得苍老，甚至产生厌世心理而自杀。丧偶的另一种危害表现在躯体方面，可导致高血压病、冠心病、糖尿病、溃疡病等多种"心身疾病"或加重病情，并因免疫功能低下而发生感染性疾病，甚至发生癌症。

二、哀伤的表现

面对亲人的离世，老年人可能会出现各种不同的哀伤反应。这些反应有些只是暂时性的，有些则会持续一段时间并反复出现。

1. 行为反应

人们表达哀伤的行为有哭泣、失眠、食欲障碍、心不在焉、躲避社会交往（或者是过度依赖他人）、敌对、坐卧不宁、梦见逝者、叹气、坐立不安/活动过多以及对社会关系或社会活动失去兴趣等。

2. 思想反应

不相信亲人离世的事实，感到困惑，产生幻觉，沉迷在对逝者的思念及感到他/她仍然存在。他们可能会听到去世人的声音，或者在人群里或家里某个房间看到过世的人。

3. 生理反应

产生胃部空虚、胸口压迫、喉咙发紧、对声音敏感、失去知觉、呼吸急促、有窒息感、肌肉软弱无力、缺乏精力及口干等生理反应。

4. 情绪反应

悲哀、愤怒、内疚、自责、焦虑、孤独感、无助感、震惊、苦苦思念、解脱感、轻松及麻木等都可能会出现。丧偶老年人常常会感到自己像是坐在情绪"过山车"上，一会儿感到悲哀，一会儿又感到愤怒。

三、哀伤的主要阶段

库布勒·罗斯的哀伤阶段论指出，个人所经历的丧亲过程有一系列可以观察得到的情感和行为方面的表现。

1. 拒绝与否认

在这个阶段，丧偶的老年人拒绝相信或拒绝承认配偶已经离开的事实。他们试图告诉自己，生活并没有什么改变。他们甚至通过重演一些过去和爱人在一起的仪式来使自己确信生活没有变化，如给已经不在世的老伴儿倒一杯茶。

2. 愤怒

这个阶段的老年人会通过很多方式表达他们的愤怒，如责怪他人应该对他们失去亲人的事实负责。此时老年人的情绪容易变得悲愤和激动，甚至对自己也感到愤怒。这个阶段中老年人要格外小心，找到合适的方式释放这种愤怒，不要转变为对自己或他人的伤害。

3. 协商

这个阶段的老年人可能会和自己，也可能会和自己信仰的神灵进行讨价还价。比如可能会许诺做一个更好的配偶，以此为条件要求让老伴儿能多活几年。

4. 抑郁

抑郁可能是所有痛失所爱的人都会经历的过程，这是五个阶段中最难渡过的关口。这个阶段中，老年人会觉得疲惫、无精打采，也可能因为突然爆发的无力感而痛苦；感到生活不再有目标；感到愧疚，仿佛一切都是自己的错。此时的老年人可能会自责，无法再感受到快乐和满足，他甚至会有轻生的念头。

5. 接受

这是哀伤的最后一个阶段。这时，老年人会意识到生活必须要继续下去，于是接受了失去亲人的事实。此后，便会开始为达到未来的目标而努力。

悲伤是一个复杂的过程，且没有一个单一的模式，每个人经历悲伤的过程都不相同。但无论如何，不管是老年人子女、家人还是社会，都应该竭尽所能

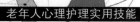

地帮助老年人缩短从痛苦初期到结束所用的时间，帮助他们渡过丧偶的难关。

四、影响哀伤的因素

1. 人口统计学因素

（1）性别。有研究显示女性比男性的哀伤反应更严重，经历创伤后更容易患上创伤后应激障碍。在面临亲人离世时，更难接受现实，对逝者更加想念，分离痛苦更加明显。

（2）受教育程度。文化程度对丧亲后的哀伤反应有影响，小学及以下受教育程度的丧亲者相对于高中及大学水平的丧亲者，哀伤反应更为严重。这可能是因为受教育程度越低，对疾病及死亡的认识和了解就越少，且心理成熟度相对也较低，对应付丧亲事件的心理弹性更弱，从而加剧了哀伤反应。

2. 心理社会因素

（1）情绪健康。那些消极、被动、内向的老年人更难以做好自我调节并安度哀伤的历程，而那些一直对自己的生活具有较高满意度，并具有较稳定情绪的老年人更可能尽快开始新的生活。

（2）模糊性丧失。模糊性丧失是一种特殊的丧失，一种情况是心理上缺失但是生理还正常的老年人，如痴呆症、昏迷或有精神疾病的老年人离世，另一种情况是因为意外身亡，离开而没有说再见，如亲人失踪、死亡，但未找到尸体等情况。这种丧失会引发诸多躯体、心理和行为问题，如失眠、头痛、疲劳、抑郁、冷漠等反应。

（3）社会支持。社会支持是影响哀伤进程的重要因素。有朋友和家人的支持，宽慰丧亲者，缓解丧偶老年人的孤独，可以极大地促进丧偶老年人平稳渡过亲人离世后的心路历程。家人与朋友的关心至关重要，专业工作者所提供的情感支持也发挥着重要作用。

学习单元 2　针对丧偶老年人的心理护理

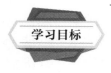
学习目标

掌握针对丧偶老年人的心理教育方法
掌握针对丧偶老年人的叙事治疗技术
掌握针对丧偶老年人的安宁追思会

技能要求

一、针对丧偶老年人的心理教育

【要点提示】

伴侣的去世会给老年人带来生活上的巨大变动和不适应，每个老年人处理悲伤的方式不尽相同，有些人可能很长时间都走不出丧偶的阴影，整日郁郁寡欢，有些人可能麻木、呆滞，还有的人用幽默来化解痛苦，微笑面对人生。每一种哀伤反应的出现都是合理的，但是若哀伤反应持续时间过长、消极反应过大则会对老年人的身心产生不利影响。针对丧偶老年人的心理教育是哀伤辅导的主要方法之一，其目的是通过有步骤、有计划的教育性活动，为丧偶老年人提供一个安全和支持性的环境，让他们了解哀伤的过程和可能的反应；教授更好地适应丧偶所带来的各种变动，减少亲人离世对他们的情感、认知、身体及社会关系方面的影响，维护个人幸福和确保人身安全。

【实施步骤】

步骤 1 了解需求

通过设计丧偶老年人需求调查表，对丧偶老年人进行调查，评估老年人需要了解哪些知识，有哪些需求，据此确定心理健康教育的主题及内容。

步骤 2 集中授课

采用幻灯片讲座形式每月 1 次，每次约 1 小时，每次一个主题。可以展开讲座的主题有悲伤的概念、悲伤的可能后果，悲伤的模型，悲伤的发展过程和影响悲伤的主要因素，哀伤辅导的基本方法和技巧等。心理护理员在讲授过程中要尽量做到生动、形象、简单易学，课后留出时间，让老年人提问。

步骤 3 个别指导

心理护理员对丧偶老年人提出的问题进行耐心的解答，并且指导他们学会有效应对各种困扰的方法。

步骤 4 发放心理教育宣传材料

针对哀伤的心理教育宣传材料应包括印刷资料和音像资料等。宣传内容应图文并茂，语言通俗易懂。主要内容应该包括哀伤的表现、发展阶段、应对哀伤的策略和支持性信息等内容。

二、针对丧偶老年人的叙事治疗

【要点提示】

丧偶老年人经历过配偶的离世，他们要面对亲人离开所带来的伤痛，多年共同生活带给他们的可能有快乐，有愤怒，有悔恨，有遗憾，也有温馨，这需要老年人能够对这些过去的记忆进行整合性重构，以应对当下及未来的生活。叙事治疗是目前盛行的一种后现代主义的心理治疗技术，它不仅仅是一套治疗"工具"或"技术"，更重要的是能够令心理工作者和丧偶老年人反思，调整对生命的态度，明确生命的抉择，重写生命故事。

【实施步骤】

步骤1　接案

与丧偶老年人进行第一次会谈，签署知情同意书，并初步介绍心理治疗的过程和方法。

步骤2　故事叙说

让老年人叙说自己的生命故事，讲述自己与老伴儿自相识至今所经历的所有生活事件及个人感受，并学会重新编排和诠释故事。

步骤3　情感支持和问题外化

通过运用专业价值理念和技巧，积极介入到老年人的问题和需要之中，并进行"问题外化"，即强调问题与人分开，即人不等于问题，问题才是问题。因为一般情况下人们倾向于把问题内化为自己人生的一部分，从而产生消极的自我认同。问题外化可以让老年人看到自己的力量、优势等。

步骤4　探索及重塑故事

寻找老年人主线故事之外的支线故事，通过丰厚的支线故事，挖掘老年人故事中的亮点，即特殊意义事件。使老年人的故事产生新的意义，重新建构积极的自我认同。

步骤5　追踪评估

了解老年人的情况，如对与配偶过去关系的理解是否发生了改变，当前情绪和社会交往方面的状况。从鼓励老年人面对和解决今后更多的问题，逐步转向学习如何为自己的生命负责，积极产生爱、愉悦、感恩、快乐等正向情绪。

三、针对丧偶老年人的安宁追思会

【要点提示】

丧偶老年人在失去亲人后的很长一段时间内要慢慢接受失去亲人的事实，要学会处理悲伤的痛苦，要重新适应亲人离开后的新环境，还要切断与亡者之间的情感链接，并将情绪投入到其他关系上。能够与其他认识逝者的人彼此分享逝者过去的故事和经历，将逝者所扮演的功能角色重新整合进悲伤者的心里，并从中找到与逝者的关系并获得新的意义，对悲伤持有正向的看法以及有讨论逝者与悲伤的机会和环境，能够帮助丧偶老年人带着新的意义继续未来的生活。

研究显示，追思会已经成为丧亲服务中的一种主要方法。它能够协助当事人在悲伤的表达中发挥自我疗愈的作用，还可以提供家属所寻求的情绪支持，帮助家属缓和内心的强烈伤痛，在追思中分享、倾听以及获得情绪支持，让参与者能够体会到悲伤是可以被接受的，哭不是弱者的表现而是情感的流露，并能够放心宣泄，释放内心的情感。因此，追思会是一种能够协助及鼓励正面悲伤的重要方式。

【实施步骤】

此活动可以在医院里开展，也可在社区中开展。在疗养病房或疗养院中开展的效果会更好。

步骤 1　确定活动目的及意义

本活动的主要目标为：第一，再次整理与逝者有关的回忆；第二，协助丧偶老年人再次体认失落；第三，能够适度地表达对死者的想法和自己的感受；第四，提供支持网络及经验分享。

步骤 2　活动前期准备

主要包括追思会邀请函的设计，追思会活动内容及时间安排等方面的设计，设计招募海报。

步骤 3　活动举办阶段

第一步，由主持人介绍自己，感谢家属的参与，之后播放讨论生死议题的影片或是短文、音乐，引导家属通过外在媒介，开始思考关于死亡、自己与逝者。

第二步，追思会纪念集播放。通过家属在参加追思会前提供的逝者照片和寄语，加上对团体成员所提供的照片及心情写真加以编辑，配合短文及音乐制作成多媒体档案来播放，让家属有一个空间和机会去回想当初与逝者相处的种种、自己对逝者的情绪等。

第三步，中场休息。虽然追思会时间不长，但是这却是家属不断体验悲伤的过程，适度休息，给家属自我调整的空间，并有机会与团体成员相互问候，了解近况，交流彼此对逝者的记忆等。

第四步，团体分享与支持。通过一个事件或图画让家属借此表达及分享自己在面对逝者生病、死亡、失去至亲的生活时的情绪，也让老年人能够整理自我的情绪，并透过分享及领导者的带领，学习到有效的应对策略，也提供表达自己对于他人关心的机会。

第五步，家属反馈。通过使用开放式问卷，让家属自行填答此次参加追思会后的想法。

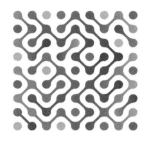

第7章

老年人家庭问题的心理护理

家庭是社会的基本单位，构建和谐的家庭是每个人的美好愿望，因为和谐的家庭，是温馨的避风港湾，是扬帆起航的加油站，能给人以支撑与帮助，让人感受到温暖与美好。随着老年人退休后社会角色的逐渐变化，家庭在老年人生活中占据的地位越来越重要，但由于家庭关系、家庭结构或功能的改变，新的家庭问题也开始大量出现，这不但会影响到家庭成员之间的关系，更会影响到老年人的心理与身体健康。因此，了解老年人家庭问题的种类，学习应对不同家庭问题的心理护理方法，可以增强老年人的自尊感，提升老年人的心理健康状况，使他们能够度过幸福美好的晚年生活。

第1节　老年人婚姻问题的心理护理

学习单元1　老年人再婚问题的心理护理

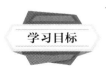

了解老年人再婚的动因
了解再婚老年人存在的主要心理问题
掌握针对再婚老年人的心理护理方法

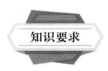

一、老年人再婚的动因

俗话说少年夫妻老来伴，讲的就是越到老年的时候，配偶的作用就越凸显，夫妻之间的相依为命、相互扶持就越是重要。但是，尽管现在老年人退休生活越来越丰富，对于无配偶的老年人来说，生活还是有些难熬与艰辛。无配偶的原因有两个：一是丧偶，二是离异。近年来，随着人们生活水平的日益提高，核心家庭数量的增加，老年人晚年越来越需要依靠自己的配偶得到精神上的安慰和生活上的照料。老年人的再婚不仅是生理上的需要，也是心理上的需求。老年人选择再婚的心理动机主要有以下几个方面。

1. 为得到精神上的慰藉

许多老年人再婚的主要原因是无法摆脱因单身而产生的情感上的孤独、寂寞。婚姻能给夫妻双方提供归属感和安全感，提供一个心灵的港湾，一个情感交流的平台。婚姻可以使老年人在精神上相互依赖，感情上有所寄托。老年人群和社会接触的机会比其他年龄层少得多，所以怕孤独是老年人的通病。在现代社会中，人情淡薄、竞争加剧，老年人更容易产生孤独寂寞的感觉。通过再婚觅得良伴，使老年夫妻彼此依赖，情感有所寄托，生活才有意义。

2. 为减轻子女的赡养负担

随着年龄的增加，老年人的身体状况呈现下滑趋势，各种疾病出现的概率也有所增加，老年人的生活自理能力却呈现下降趋势。而现代社会，家庭规模随着所生育子女数量的减少在逐渐缩小，代际间的居住方式也以核心家庭为主，老年人口和子女共同居住、一起生活的比例下降。老年人的子女工作忙，又有第三代需要照料，年老父母很难依靠子女的照料。丧偶老年人经由再婚使婚姻双方在生活上互相照应，情感上互相交流，经济上互相扶持，形成老年养老的新方式，也可减轻子女照料老年人的负担。

3. 为了获得照料与陪伴

老年人生活自理能力较弱，尤其是生病的时候需要有人照料。因此，多数老年人尤其是男性老年人生病时，配偶往往是最主要的照料者。对年龄较大、身体状况不好的老年人来说，老年婚姻有获得生活照顾资源的功能。

4. 为了得到性的合法满足

婚姻是一种获得社会普遍认可的、全社会可以普遍采用的两性结合方式。老年人虽然性功能减退，但仍有性生活需要。老年婚姻是满足老年人性生活需要的合法方式。老年期的性生活，并非单纯意味着性欲的满足，它也是老年人相互鼓励、分享快乐、增强生活自信心的一种方式。

二、再婚老年人需要面对的困难

婚姻状态是影响老年人身心健康的重要因素之一。一方面由于退休引起了老年人社会角色的中断和部分社会关系的丧失，另一方面家庭规模不断趋于小型化和核心化，使得伴侣成为老年人晚年生活中最主要的人际交往对象，相比生命历程中的其他阶段，伴侣和婚姻生活对于老年人有着更加非同寻常的意义，对于保持老年人的身心健康有着独特作用。

我国目前男性老年人中每五个人中就有一个为丧偶老年人，女性比例更高，达到一半以上。但是在有配偶的老年人中，只有很小比例是通过再婚进入有配偶状态，这显示出再婚在老年人中面临着诸多困难。多数单身老年人，特别是丧偶老年人渴望再婚，但是他们会面临因再婚而产生的诸多困难。

第一，老年人再婚受到家庭财产关系的严重制约。从很多报道和调查资料来看，老年人采取正式登记再婚的要求受到财产归属问题的干扰，难以顺利成功。因为老年人在长期生活中一般都有一定的财产积累，再婚前的财产是分属于双方各自家庭的，由于我国目前家庭财产制度是夫妻所有制和遗属（包括子女）继承制，再婚实行婚前财产公证制度与婚姻习俗不符合，有冲突。这里的制约因素来自于父母与子女的财产继承关系，存在着难以克服的矛盾。

第二，老年人再婚受到家庭人际关系的重重阻碍。再婚老年人的子女对老年人再婚的新家庭关系不愿意接受，很多子女认为单身老年父亲或母亲与子女生活在一起就可以解决生活的需要，这是一种认识误区。再婚老年人的子女除了有财产继承方面的担忧之外，还担心承担额外的责任，比如自己的父亲或母亲去世后，子女与"后来者"的关系更难处理。再婚老年人也害怕子女对自己再婚行为产生不满。

第三，老年人再婚关系具有更大的不稳定性。老年人在再婚前通常相识时间较短，感情培养和性格磨合不足，还有一些老年人因为更多地考虑到功利性目的，再婚主要考虑对方经济条件，考虑到互相照顾，而对对方的生活习惯、性格爱好、思想观念、人品等缺少了解，婚后生活难免矛盾重重，甚至难以为继，出现婚姻危机，甚至是婚姻解体。有调查显示，在全部老年人离婚案件中，再婚老年人的离婚案件占了九成多。

三、再婚老年人的心理困扰

良好的再婚生活能使老年人更加健康长寿。我国的一项研究发现，夫妻间和谐的家庭生活有利于保持平和的心境，减少负面情绪的干扰，保持心情舒畅。然而，由于再婚的诸多影响因素，老年人再婚存在一些障碍，其中老年人存在的一些"非正常心理"是再婚老年人不可忽视的主要问题。

1. 自卑心理

由于受传统观念的影响，一些老年人认为自己年纪大了，再寻找老伴儿脸上不光彩，怕遭议论，说自己"老不正经"等；有的人对老年人再婚冷嘲热讽，甚至造谣中伤。这些都可能导致老年人出现再婚自卑心理，这也是再婚老年人自身心理调适失败的表现。

2. 怀旧与对比心理

怀旧心理一般出现于老年人与原配偶之间感情深厚、一方亡故的情况下。再婚后，老年人面对新配偶时，时常流露出对前配偶的思念和悲伤之情，这种心理往往会引起再婚中另一方的痛苦。对比心理与怀旧心理类似，是再婚老年人较容易出现的心理问题，他们会用原配偶的优点与现配偶的缺点相比较，事事挑剔，处处不满，尤其是老年人与原配偶生活时间较长，更易出现对比心理。怀旧与对比心理是老年人再婚后婚姻心态出现问题的表现，这不仅会伤害对方感情，也会增加对重建家庭的失望感，甚至导致婚姻的再度破裂。

3. 习惯心理

习惯心理一般指在第一次婚姻中可能已经形成了各自的兴趣、爱好和生活习惯，再婚后相互之间一时不能适应，如生活作息、日常活动安排、性生活习惯等，如果互相不去了解和熟悉对方，逐步建立新的生活习惯，相互协调，则可能导致再婚生活的不和谐，引起双方的不满。

4. 防范心理

防范心理也称戒备心理。由于再婚夫妻双方都有一些过去家庭中的财物或自己的储蓄等，建立新的婚姻家庭时会不可避免地涉及财产使用等问题。鉴于前次婚姻的破裂，常会产生戒备心理，实行经济封锁，分心眼，留后手，闹独立，这会使现实家庭名存实亡。其实，既然重建了家庭，就应该毫无保留地共同使用一切财物，这样才能增进夫妻感情。

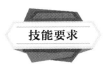

技能要求

一、针对再婚老年人的认知行为治疗

【要点提示】

老年人对再婚的歪曲认知是其出现再婚问题的原因，用认知行为疗法解决老年人再婚问题，旨在转变老年人非理性的认知和思维方式，最终改变其功能受损的行为模式。如果再婚老年人的非理性认知能够有所改变，那么老年人的行为就会得到修正。

【实施步骤】

第一阶段：准备阶段

首先要了解老年人的求助愿望，明确老年人的要求，实现初步关系的建立。工作者要与老年人建立信任关系来缓解老年人因各种原因导致的内心压力，尤其是来自子女反对的压力。这个阶段要与老年人讨论再婚后常见的心理状况，包括可能出现的心理问题和行为等。

第二阶段：共同识别阶段

在这一阶段，工作者要与老年人一同识别他们对再婚的心理感受及再婚问题的具体情形，通过交谈，了解老年人对再婚的看法以及这些感受是如何产生的，帮助老年人识别哪些再婚心理是非理性的，并协助其对特定情形和事件建立新的反应机制。

第三阶段：改变阶段

此阶段，老年人要在情绪爆发之前认识到自己的歪曲认知，并尝试接受理

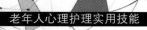

性认知，进而运用行为修正对这一状况进行控制。

第四阶段：巩固与结束阶段

在巩固阶段，工作者需要与老年人共同巩固工作成果，不仅要与老年人一同回顾发生的认知与行为的改变，更要强化老年人对未来主动解决再婚问题的自信心和坚定信念。随后结束与老年人的专业关系。

二、针对再婚老年人的团体心理辅导

【要点提示】

团体心理治疗是以团队为核心，工作者将存在一定心理问题和婚姻困惑的再婚老年人聚集在一起，形成团队。通过工作者与老年人共同努力，营造温馨和谐的社会支持环境，团队成员在充满温暖、信任的环境中通过观察学习，体验感受他人，认识自己，相互学习和鼓励，增强自信，从更深层的人文关怀和人性帮助的角度协助老年人再婚问题的解决和婚姻质量的提高的专业工作方法。此外，团体心理咨询与治疗在治疗中能节省治疗时间、人力和物力，减少老年人的经济负担，同时提高治疗效果，值得推广应用。

【实施步骤】

第一阶段：准备阶段

治疗前由治疗师对老年人进行个别访谈（1~1.5小时）。在访谈中了解老年人对于再婚的看法和心理状况，并对其出现的焦虑和疑惑表示理解，向老年人讲解团体心理咨询与治疗的作用，确定老年人是否愿意参加团体心理咨询与治疗。

第二阶段：团体初创阶段

第一次团体治疗主要是建立团队关系，营造气氛。首先，团体领导者要介绍再婚老年人团体的目的及性质，让团体成员相互认识，共同设计团体名称，通过滚雪球、倾诉烦恼等活动进一步加强团体成员之间的认识和沟通，逐步建立安全、信任的关系。

第三阶段：团体过渡阶段

第二至四次团体治疗主要通过金色人生树、手语传情等活动建立成员间的认识和沟通，帮助老年人一同进行再婚问题心理的自评，并对再婚会引发的不同心理状态和行为有所认知，同时认识自己对待再婚的心理状况。对成员们表露出的非理性认知进行分析。

第四阶段：团体工作阶段

第五至七次团体治疗的主题为面对再婚勇敢前进。主要帮助团体成员利用团体解决自己的再婚问题。采用你来我往情景模拟、突破困难等活动帮助成员认识理性的再婚心理，共同学习夫妻良好相处的技巧和心态，鼓励他们正确对待再婚，改变对再婚的错误认知，进一步了解自己再婚前和再婚后产生心理问题或障碍的原因，学会管理情绪，增强自信心，促进自我成长。

第五阶段：团体结束阶段

第八次活动，回顾团体的过程，交流评估成效，让团体成员总结自己的感受和心得，肯定成员的改变与成长，鼓励成员将团体中学到的知识运用到现实生活中。

三、针对再婚老年人的戏剧治疗

【要点提示】

戏剧疗法将戏剧作为一种心理治疗的方法，旨在促进人的心理成长改变与治疗性目标的达成。戏剧疗法中运用的戏剧涵盖了所有形式的表演活动，包括重现一个真实或想象事件、作为演员讲故事、利用小道具表达想法或感受等。这一疗法鼓励老年人探索自己的创造性，舒缓情绪，建立理性认知，促进自尊和自我效能感的培养，激发老年人自主解决问题的能力。其中心理剧、哑剧、即兴表演等都是戏剧治疗的主要形式。

【实施步骤】

第一阶段：热身阶段

热身阶段指协助老年人达到适合于治疗环境与情绪的活动过程。通常是以演员训练的专注、肢体动作、身心放松、游戏、想象、即兴反应等肢体或语言活动设计组合予以运用。在治疗师（导演）的引导下，参与表演的老年人、观看演出的老年人及治疗师本人都必须集中注意力，回想他们再婚中出现的难忘的事件或与配偶间的冲突事件，并找出与事件相联系的感受，由当事人（主角）或由小组其他成员表演这一事件。表演者需要对所使用的材料或道具

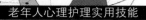

产生所需的想象和代入。这一阶段不要求具备通常意义的表演天分，只要求每位老年人保持一定的精神状态，以保证活动的平稳进行，并熟悉活动空间与成员，以便后续活动的开展。

第二阶段：行动阶段

在主角选定后进行聚焦，治疗师需要敏锐地抓住老年人再婚这一议题，引导表演者聚焦问题，并据此为开展主要活动做好准备。在行动阶段，治疗过程充满互动性，表演者在此阶段自愿地分享自己的婚姻经历，充分表达自己所遇到的问题。一般多以即兴表演形式为主，相当于戏剧的高潮，常有令人惊奇与出其不意的表现发生。老年人多会受到鼓励或引导，充分发挥想象，尽情表现，以传达出外在真实世界与内在心理的思想感觉。治疗师也可参与角色，协助表演者或团体推展或扩张剧情。此阶段的目标，在于能够引发老年人的表现愿望，通过扮演的角色与演出内容，释放自我情绪，同时在演出中还可以观察出老年人内心的冲突、紧张、矛盾、不满等因素。表演者通过动作、语言形式等来探索自身或他人存在的矛盾冲突，而治疗师则协助表演者突出自己的问题。

第三阶段：结束阶段

由治疗师引导表演者及治疗团体结束与演员、导演、观众、表演、戏剧媒介物、舞台的一系列演出关系，离开所扮演的角色，冷却表演情绪，回到真实自我。在表演者呈现了情境之后，回忆、分析或叙述演出过程的感受、观点，并与团体讨论、分享行动阶段中的经验。这一阶段的活动程序主要分为三个步骤：首先是让参与者结束演出状态，其次是离开角色，最后是处于角色外的讨论与评价。透过分享，老年人能够更客观地对照与探讨所扮演角色与现实生活中的差异，发现过去或现在的情况与困难，扩展对事实的了解，进而整合各种因素，提升自信，了解解决问题的方法，计划未来。

学习单元2　针对夫妻冲突老年人的心理护理

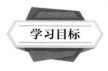

学习目标

了解老年人夫妻冲突的表现形式
了解老年人夫妻冲突产生的原因
掌握针对夫妻冲突老年人的心理护理方法

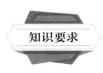

　　配偶是老年人的第一重要他人，是老年人最重要的情感支持和依恋对象，因此夫妻关系这种特殊且重要的情感联结，成为关乎老年人身心健康的重要方面。但是，进入老年期后，人们的个性、心理也发生了一些微妙变化，如固执、爱唠叨，过于自尊或敏感，甚至还有些人会出现以自我为中心，这使得配偶在互相提供感情支持的同时，也会出现夫妻间的冲突，俗话说"一个锅里抢马勺，难免马勺碰锅沿"，就是说夫妻间出现一些矛盾、冲突和口角是非常常见的事。而搞明白夫妻冲突的表现形式、产生原因，对预防和减少夫妻间冲突的发生，营造和谐温馨的家庭气氛十分必要。

一、老年人夫妻冲突的表现形式

　　夫妻冲突是指夫妻关系中发生意见分歧、不一致，或者彼此不能够相互忍受的状况。老年夫妻经过多年的共同生活，相互之间比较了解，甚至已经形成了相对稳定的沟通方式，表达冲突的方式也有其固定模式。

　　1. 言语冲突

　　很多老年人的身体健康状况不佳，因此在发生冲突时往往以口头方式呈现，如争论、拌嘴、吵架、讽刺、咒骂等。言语冲突是老年夫妻冲突最常见的一种形式。言语冲突的目的不一，有的老年人是为了宣泄自己的不满情绪，有的则是为证明自己意识或行为的正确性。老年夫妻间的负性沟通方式包括抱怨、否认、反问等，这些消极的沟通方式会损害夫妻对婚姻的满意度，并对情绪和身体产生较为消极的影响。

　　2. 肢体冲突

　　夫妻之间并没有太多原则性问题，但是有些老年人因为情绪自控力差，在冲突过程中，往往采用打架、推搡、摔东西等方式，这不但对夫妻关系与感情有很大的损害，而且肢体冲突若持续升级有可能上升为家庭暴力。相对言语形式的冲突，肢体冲突缺少理智，对夫妻情感破坏较大，后果较为严重。

3. 情绪冲突

一般来说，老年夫妻在意见不合或产生矛盾时，一方或双方会选择情绪化地处理问题，如常见的夫妻冷战、生闷气等。老年人在长期相处过程中，会形成越来越相似的冲突处理方式，所谓"不是一家人，不进一家门"就有这个意思。但是，发生情绪冲突，特别是剧烈的消极情绪冲突，对冲突问题的解决并没有什么价值，反而会使矛盾冲突进一步累积，很有可能导致婚姻危机。

二、老年人夫妻冲突产生的原因

1. 观点不一致

老年人因生活经历、价值观、教育和知识水平等方面的不同，可能会出现不同的看法和意见，尤其在夫妻双方面对子女的教育、婚恋、工作安排以及日常生活的饮食起居时，如出现意见分歧，互不相让，就会成为导致冲突的原因。

2. 生理需求差异

与年轻人一样，老年人也有生理上的性需求，一般而言，年龄相仿的男性老年人比女性老年人性欲望更强烈。由于不同性别的老年人对于性的需求、能力不同，夫妻间的性观念和性生理的差别也会给老年夫妻造成困扰，这可能会导致夫妻关系紧张，产生冲突。

3. 性格差异

老年人夫妻间出现冲突的原因之一是性格的差异和变化，由于生理、心理及社会等方面的影响，老年人的性格不同，随着年龄增长还可能会出现性格、脾气的变化。当老年夫妻性格差异较大，或一方出现性格变化而另一方不能仔细观察和分析并给予关心和安慰时，夫妻间就很容易出现矛盾。

4. 生活习惯不同

生活习惯的不同可能让老年夫妻间产生抱怨、不耐烦、争吵，发生矛盾，有时针对饮食偏好、衣着喜好、作息方式等琐事对对方恣意褒贬，妄加干涉，也会使夫妻双方长久积累的不满情绪爆发，最终引发冲突。

5. 兴趣爱好差异

老年人夫妻间有各自的兴趣、爱好。在退休后，面对不同的兴趣爱好，缺少共同语言及一致的消遣方式，可能出现冲突。

一、老年人夫妻冲突的解决原则

【要点提示】

虽然老年人夫妻之间难免会产生一定的矛盾和冲突，但可以采取一些积极有效的心理调适方法预防和缓解。

1. 夫妻双方相互尊重

老年夫妻在生活中要多想对方的好处，多看对方的优点，无论大事小事，都要尽量尊重对方的意见，不要固执己见，只有这样，夫妻感情才能融洽。如果不尊重对方，什么事都希望自己做主，对方难免会产生委屈、不解、愤怒等心理，许多纠纷由此而生。

2. 夫妻双方相互体谅

随着年龄增大，夫妻双方难以像年轻时那样敏锐、精力旺盛。特别是进入老年期以后，男性变得容易失眠、健忘、发火，而女性变得急躁、情绪不稳定、焦虑不安、忧郁、疑虑重等。这就需要老年人夫妻双方互相体贴、互相谅解。特别是身体较好的一方，对另一方要耐心、体谅；另一方也要控制自己，不要为了区区小事而喋喋不休。

3. 注重夫妻间感情培养

老年夫妻在感情培养方面常犯一个错误，即过分求实而缺乏想象力。每日被大小琐事所淹没，过分淳朴而缺乏情趣，家庭中常常充斥着呆板和沉闷的氛围。老夫老妻之间的感情与年轻夫妻有所不同，不能一味地用一样的感情培养方式增进感情，但因此而否认老年人夫妻间感情的重要意义是不合理的。老年人应该坚持感情培养，在乎彼此的心理感受，在婚姻中给予对方坚定的力量和信心。

4. 自我反思并克服自身缺点

一些老年人性格强硬固执，很难接受别人的建议。这样的老年人往往会将夫妻关系置于危机状态，甚至发展到与配偶离婚的境地。每对老年夫妻都应珍视从年轻时培养起来的夫妻感情。性子急、脾气犟、固执的老年人要注意克服自己的缺点，在情绪爆发前，想想自己的固执暴躁可能给对方带来的伤害，尝试冷静处理问题，在冲突中主动妥协退让，大度一些，宽容一点。定期自我反思，认清自身缺点及其对婚姻的危害，努力克服缺点。

5. 参加社会集体活动

有的老年人由于身体欠佳，不愿意参加集体活动，夫妻双方都限制在家中活动，时间一长，问题增多，双方难免发生口角。实际上，老年夫妻应多到外面走一走，积极参与社区老年活动等集体活动，活动身心，呼吸一下新鲜空气，不仅对身体有利，还可以消除心里烦闷的情绪，心情豁然开朗，这样老年人夫妻间冲突的机会也会随之减少。

【实施步骤】

步骤 1　对老年夫妻进行生理、心理、社会生活状况评估，了解他们的健康状况、家庭互动状况、家庭成员情况、优势与不足等。

步骤 2　设计具有针对性的预防干预方案。

步骤 3　干预方案的实施。

步骤 4　干预方案的评估。

二、针对夫妻冲突老年人的婚姻教育介入法

【要点提示】

夫妻间没有冲突、争吵，几乎是不可能的。而正所谓"家家有本难念的经"，无论冲突的原因是什么，夫妻都必须学习处理，不要让冲突恶化，避免发生暴力或是以毁灭性的结局收场。将危机当成转机，超越一时的情绪，以理性的眼光处理问题，就能在摩擦冲突中成长。婚姻冲突也有建设性的一面，认知到冲突的原因，把问题公开化，澄清彼此的看法，可以避免使小冲突积累成大问题，这对婚姻关系有正面的影响。

婚姻教育介入模式分为初级预防和二级预防两个层次：

初级预防中，心理护理员为老年人提供教育情境与教育方案，增进老年人应对问题的能力及改善情境的技巧，在渐进式的学习中建立能力，使他们能够自行解决问题，更可以主动防患于未然。

二级预防则是处理初期问题的症状，以免问题扩展到严重的程度。此方法共分为四个阶段，这四个阶段分别为了解与澄清阶段、妥协与学习阶段、改变与再生阶段和行动与成长阶段。每个阶段有三个步骤，共同构成这个四阶段十二个步骤的婚姻教育介入模式。

【实施步骤】

阶段一：了解与澄清——探索并厘清老年求助者的现状与问题

第一步，引导来访夫妻陈述在婚姻生活中所带来的冲突情境及问题核心。第一次会谈，请夫妻描述他们自己所看到的问题，并要求他们提供从认识、交往直到目前的简要关系历史。

第二步，协助老年夫妻挑战个人盲点，并重新框定问题。此步骤的目标是让夫妻双方从配偶指责对方是婚姻问题的罪魁祸首的态度，转向将问题视为两人互动的循环结果。帮助夫妻正面思考，而不再只是集中在不良的婚姻关系上，互相争执、指责。

第三步，协助老年夫妻聚焦于可使其婚姻关系品质有所不同的议题上。心理护理员要表现出积极的倾听态度，提供安全环境并建立互信的关系，使求助者能描述看到的问题，并鼓励夫妻分别充分表达自己的经验、行为、情绪，让心理护理员能够形成对问题情境和当事人经验的完整理解。

阶段二：妥协与学习——从需求与期望中建构沟通与调适能力

第四步，心理护理员询问夫妻对婚姻关系的期待，进行问卷测量，针对问卷结果讨论什么方法可以有助于婚姻关系品质提升。

第五步，协助求助夫妻将其期待的蓝图转化为具体目标。如找到较好的方法处理两人的相反意见，取代原本讽刺、退缩的态度；提升日常生活中解决问题的能力；找回两人最开始时对彼此的关怀、尊重和感激。

第六步，协助求助夫妻为自己所选择的目标做出承诺并用心学习。要引导夫妻探索自己真正的需求与期待，真诚表达，讨论可能的解决办法。

阶段三：改变与再生——拟定修正自己与善待对方的行动策略

第七步，协助求助夫妻找出更多可以达成目标的行动策略。让双方明了沟通协商的重要性。

第八步，协助老年夫妻选择改变自我的行动策略。帮助他们产生修正自己与善待对方的行动策略，不再停滞在情绪的宣泄与抱怨中。

第九步，协助求助夫妻拟订行动计划，以具体化步骤呈现预定的行动策略。计划应仔细列明各个步骤及内容，必须具体写明，以能测量的方式呈现。护理员要提醒夫妻尝试将改变的焦点放在自己身上，减少对配偶的抱怨与责怪，因为"你唯一能控制的行为，是你自己的行为。"只有夫妻双方都了解学会修正自我的行为时，才能改善婚姻关系。

阶段四：行动与成长——在生活中落实共同抉择的行动策略

第十步，鼓励求助夫妻在生活中执行先前所拟订的计划及其行动策略。

第十一步，适时向来访夫妻提供指导与咨询，以协助其顺利执行行动策略，增进行动力。

第十二步，持续鼓励求助夫妻记录自行过程中的成长经验，并适时分享，体会成长的喜悦。

第 2 节　遭受虐待老年人的心理护理

学习单元 1　受虐待老年人的特征与需求

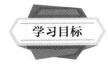

掌握老年人虐待的定义及分类
了解老年人受虐的影响因素
了解虐待对老年人心理的影响

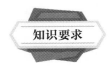

一、老年人虐待的定义

老年人是社会人口中的弱势群体，由于生理的自然衰老及社会变迁过程中利益关系和分配关系的重新调整等原因，不但使老年人满足自身需求的能力受到限制，而且他们的利益和需求也容易受到忽视，老年人虐待问题因为老年期的到来而产生。1975 年，巴克尔医生在《虐待祖母》一文中首次提及老年人虐待的问题，其后三十多年时间里，西方国家对老年人虐待问题进行了深入研究。目前，老年人虐待问题已经成为世界性的社会和健康问题，在发达国家和发展中国家都较为普遍。库伯等人对欧洲 11 国所做的跨国调查研究显示，老年人虐待发生率较高的国家有法国、德国和意大利，分别为5.1%、9.6% 和 12.4%，米修克等人的调查显示在加拿大、英国、芬兰老年人虐待的发生率为 4%~6%，安吉拉等人的调查显示在美国老年人虐待的发生率为 1.4%~10%。据世界卫生组织的报道显示，世界上大约有十分之一的老年人每月遭受虐待，与社区中的老年人相比，机构中的老年人遭受虐待的比例可能更高。我国虐待老年人的老年人现象也较为普遍，虽然没有大规模的调查研究，但相关研究显示我国社区中的老年人虐待发生率较高，达到了 36.2%，我国农村地区虐待老年人现象也较多，最常见的虐待形式是照顾者的忽视和精神虐待。

严峻的老年人虐待的现实促使各国对老年人虐待进行深入而广泛的研究与干预，加强对老年人虐待的筛查、预防、干预与惩治。老年人虐待是一个非常复杂的主题，涉及社会、心理、经济、文化等诸多因素，定义很难统一。美国是较早关注老年人虐待的国家，美国国家科学院将老年人受虐定义为由老年人的家庭成员或其他照顾者、亲近信赖的人对老年人实施虐待行为、故意造成严重伤害的行为或者故意或无意地导致严重伤害风险的行为。1993 年，英国一个由医学专家和社会工作者组成的专门组织（Action on Elder Abuse，AEA）提出老年人虐待的定义为在本应充满信任的任何关系中发生的一次或多次致使老年人受到伤害或使其处境困难的行为，或以采取不适当行动的方式致使老年人受到伤害或使其处境困难的行为。联合国将老年人虐待定义为在本应充满安全和信任的关系中，发生一次或多次致使老年人受到身体或心理伤害的行为，或不采取适当行动致使老年人受到身体或心理的伤害导致处境困难的行为。综合多个定义，我们可以看出，老年人虐待主要是指家庭成员、照料者或者是其他任何与老年人接触的人针对老年人所实施的肉体和精神上的摧残迫害的行为。

相关链接：认识虐待老年人问题世界日

　　虐待老年人是一个全球性的社会问题，影响着世界各地数以百万计的老年人的健康与人权，值得国际社会的关注。2011 年 12 月 19 日，联合国大会通过第 66/127 号决议，指定 6 月 15 日为认识虐待老年人问题世界日。这一天，全世界发出呐喊，反对针对我们老一辈人的虐待和对其造成的伤害。

　　2017 年认识虐待老年人问题世界日的主题强调了防止对老年人实施经济虐待行为以及保障老年人享受所有人权的重要性。依照《2030 年可持续发展议程》和《马德里老龄问题国际行动计划》，老年人有权有尊严地生活，不受任何形式的虐待。经济和物质剥削是虐待的形式之一，这将导致老年人贫困、饥饿、无家可归、健康和福利受损，甚至过早死亡。

二、老年人虐待的分类

　　受虐老年人可能涵盖不同的种族、宗教与社会经济地位，而在同一老年人身上也常发现不同种类的虐待方式。老年人虐待一般被分为身体虐待、精神或心理虐待、经济或物质剥夺、疏于照料、自我疏忽性虐待等。具体如下：

　　1. 身体虐待

　　身体虐待是指使用不同种类暴力行为对待老年人，致使老年人受伤或承受痛苦，包括使用或不使用工具的殴打、袭击、推撞、猛摇、捆、踢、捏、烧伤等。此外，不适当地使用药物和对身体加以约束，强迫进食或任何方式的体罚，不合理的禁闭、恐吓，剥夺必要的生活供养条件而造成身体伤害、精神痛苦和精神疾病的行为都属身体虐待。这种虐待行为使老年人的身体受到损害、创伤和痛苦，例如外出活动减少、困惑以及行为方式上的其他改变。

　　2. 精神或心理虐待

　　精神或心理虐待一般被认为是通过语言或非语言的方式让老年人遭受精神上的痛苦，包括言语上的攻击、侮辱、恐吓、羞辱和骚扰等。此外，将受害老年人与其亲属隔离，把老年人置于孤独的环境，"无人搭理"，强迫与社会隔离等也都属于精神或心理上的虐待。这种虐待对老年人精神上和感情上的伤害程度不亚于肉体虐待行为。受到此类虐待的老年人常会不断出现情绪上的激动不安或持续退缩，表现出恐惧、冷漠、不与人交往和抑郁等。

3. 经济或物质剥削

经济或物质剥削是指未经认可或授权而使用和占有老年人的资金、物业、财产及其他资源，不承担对老年人的赡养责任或有意克扣、侵犯老年人的经济所得。构成经济虐待的主要形式包括非法使用或不适当地使用或侵吞老年人的财产或资金，强迫老年人更改遗嘱及其他法律文件，剥夺老年人使用其控制个人资金的权利，以及经济骗局、诈骗性计划等。老年人由于身体虚弱，没有抵抗暴力行为的能力，常常面临遭受经济暴力行为的危险。

4. 疏于照料

疏于照料指不主动采取行动满足老年人的需要，拒绝提供各类适当的支持，完全忽视老年人的做法。具体表现为：拒绝或漠视提供必要的辅助器具或药物；长期不理睬、不探望老年人；拒绝或无法向老年人提供适当的居住条件和场所、基本生活开支等；在日常生活中疏忽照顾老年人（不提供适当的食物、干净的衣服、个人卫生条件、安全良好的保健等）；不准老年人与外界接触和交往；不能防止老年人受到身体上的创伤及进行有效、必要的监护等。疏于照料的标志体现在各种能够表明老年人身心状况欠佳的外在症状，如脸色苍白、身体无力、嘴唇干裂、口部溃疡、体重减轻、衣着邋遢不整洁、身体部分部位颤抖等，缺少或仅有较差辅助用品，个人卫生差，身体有异味，生活不能自理，身上长疮，身体和精神状况处于亚健康或不健康状态，并且有恶化趋势等。有时，禁闭和不适当地大剂量用药也是疏于照料的表现形式。

5. 自我疏忽

自我疏忽是指老年人以自我为对象，故意采取某些行动损害自己的健康或使自己处于不安全的境地，它具体表现为拒绝生活基本必要用品、个人基本卫生或基本医疗服务。自我疏忽可分为刻意和非刻意两种，刻意自我疏忽是老年人处于一种绝望的心理状态中，对生活失去了信心和意愿的结果，而非刻意自我疏忽多是承受生活压力的表现。自我疏忽与处于不利的外界环境压力有关，当外界压力太大时，老年人可能会感到自己难以处理这类事务，难以自我照料，甚至由于精神压力过大而产生痴呆症状，这类老年人更有可能出现自杀倾向。

6. 性虐待

性虐待是指在未经老年人同意的情况下与之发生的性行为，包括非自愿的性接触和裸露身体、强暴等性攻击行为、强迫拍摄色情图片等。具体包括任何形式的性侵犯或攻击，诸如强奸、不被接受的触摸以及强迫裸体和拍摄有明显性意味的照片、录像等。性虐待是最难察觉的虐待类别之一，具有较大的隐私性。专业人员应通过各种迹象进行判断。

三、老年人受虐的影响因素

1. 老年人自身因素

（1）性别与年龄。与男性相比，女性更容易受到性别歧视，而且女性老年人一般比男性更长寿，更易患身体疾病或认知障碍，更需要受到照顾，也更难以抵抗来自照顾者或其他人的虐待。这导致老年女性受虐风险高于男性。

老年人的年龄也是影响老年人受虐待的因素之一。老年人身体、精神虐待、疏于照料等虐待发生率可能随着年龄变化有所变化。75 岁以上的老年人由于认知问题和身体状况变差受虐待的发生率增大，年龄小于 70 岁的老年人也有可能受到虐待，这与年轻老年人自主性较强、与照顾者观点不一致或者照顾者对年轻老年人期望较高、关注较少等因素有关，需要结合老年人的认知、躯体功能整体分析。

（2）经济情况。贫困会使老年人享受基本合理的生活、各种选择的机会受到限制，使得老年人的基本人权受到进一步的剥夺。经济情况也是除去生理因素之外，导致老年人受虐待的主要因素之一。同高收入家庭相比，低收入家庭可能会花更长时间自己照顾老年人，而不是雇人照顾。因而，照顾者会承受更大压力，收入的限制可能使老年人得不到高质量的补充性照顾服务，增加了疏于照料老年人的风险。

（3）生理与心理情况。心理问题、慢性病、认知功能障碍、躯体功能受损等均可增加老年人受虐风险。年龄较大，身体状况又很差的老年人最可能受到其所依靠的人的身心伤害。当老年人的生理与认知情况不佳时，其对虐待的抵抗或意识能力弱，而存在身体残障的老年人与认知障碍老年人所受到虐待类型有所不同。在受虐待老年人的心理方面，容易受到虐待的老年人的主要特征体现在他们的自我脆弱性上。这种脆弱性包括失去一定程度的自主权、一定程度的对外依赖性，在这种处境下，老年人极易受到虐待。通常情况下，这类老年人通常在身体和精神上同时处于病态，如痴呆、残疾等，或者由于药品滥用、酗酒等造成精神不健康、思路不清晰，这会导致更易受虐的可能性增大。

2. 照顾者因素

（1）文化程度。照顾者的文化程度与老年人虐待之间的关系显著，受教育程度越高的照顾者越不会对老年人施加虐待行为。这可能是因为照顾者的文化程度不同，对承受压力和寻求解决办法的能力不同。文化程度低的照顾者对疾病知识较为缺乏，很难采取正确的应对机制，多表现为"以情感为导向"的应对方式。

（2）照护负担。照护负担可直接影响照顾者的虐待倾向，而虐待倾向是虐待行为的重要预测因素。照顾者自身经济、身体、心理状况也可影响虐待发生率，如收入水平低、经济上依赖老年人等，都会加重照顾者个人负担，从而间接导致老年人受虐风险增加。因此，做好虐待行为早期评估，也要关注照顾者的身心健康，给予支持，以降低其虐待行为倾向。

（3）人格因素。照顾者的情绪不稳、冲动的人格特征是老年人受虐的风险因子，而且不同施暴形式的施暴者有不同的特质。如对老年人实施躯体虐待的施暴者心理测评中，人际冲突和抑郁的评分较高，对老年人忽视的施暴者中，焦虑的评分较高。而施暴者出现情绪障碍、酒精滥用也会增加老年人受虐的可能。其中，酒精依赖和儿童期曾经遭受父辈虐待也将会导致照顾者对老年人实施严重的躯体虐待。

3. 社会支持因素

社会支持是保护性因素，除经济剥削外，其余虐待类型多受社会支持影响。老年人与社会隔离、缺少社会支持都可增加受虐风险。独自居住、不与他人来往、缺少亲密朋友的老年人更容易遭受精神或心理虐待。

四、虐待对老年人心理的影响

遭受虐待的老年人不但会受到小到擦伤和淤青，大到骨折及头部损伤等不同等级的身体伤害，还会造成严重、有时甚至是长期的心理后果，如抑郁、焦

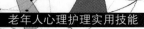
虑，或者是创伤性应激障碍。受虐待老年人的死亡概率也比未受虐待的老年人高一倍。

1. 恐惧与焦虑

针对老年人的虐待大多来自于照料他们的配偶、子女或护理服务人员。因为照料老年人所带来的时间、精力和经济上的负担使得照料者常常对老年人拳脚相加，恶言恶语，甚至是进行身体和精神上的更为残忍的摧残，这会使得老年人担心施暴者接近，甚至听到施暴者的声音或脚步声都会出现心神不定、坐卧不安、惊慌失措等情况，还会引发老年人食欲下降、睡眠节律紊乱等生理反应，更为严重的是出现一种期待性的危险感，感到灾难就要降临，甚至有死亡来临的感觉。

2. 习得性无助

长期处于被虐待状况中的老年人会出现无论自己如何努力都无法改变被虐待的结果的看法，进而产生放弃努力的消极认知和行为，表现出无助、无望和抑郁等消极情绪，这就是由著名心理学家赛里格曼所发现的习得性无助。习得性无助使受虐待老年人以悲观的认知模式看待所处情境，这一认知模式还会给免疫系统带来损害，并导致抑郁发生。

3. 创伤后应激障碍

当老年人遭受死亡的威胁、严重受伤或身体完整性受到威胁后，会使他们延迟出现和持续存在诸如创伤性再体验、回避和麻木类症状及警觉性增高症状等症状，这被称为创伤后应激障碍。受虐待老年人可能会出现被虐待场景在思维、记忆或梦中反复、不自主地涌现，也可能会出现严重的触景生情反应；老年人还可能会长期持续性地回避与施虐者交往和接触，也可能选择性遗忘，不能回忆起与创伤有关的事件的细节；受虐待老年人还有可能会出现过度警惕、注意力不集中及焦虑情绪等情况。

学习单元2　针对受虐待老年人的心理护理

学习目标

掌握受虐待老年人的评估

掌握受虐待老年人的心理护理方法

世界卫生组织的报道显示全世界大约每个月有约十分之一的老年人遭受虐待，甚至有些国家和地区老年人遭受虐待的比例更高，但相关部门记录和处理的受虐案例却很少。老年人虐待的识别和评估极为困难。首先，因为各种原因，施暴者和受虐者可能隐蔽、淡化甚至否认老年人受虐待的存在和严重性；其次，受虐待老年人可能由于不知所措、尴尬或者由于身体的原因不能寻求帮助。而其他组织和机构又难以识别受虐体征，加上对老龄化问题存在根深蒂固的观念，回避处理此类情况，对老年人问题漠不关心，并很少考虑老年人的权利。以上原因均造成老年受虐的难以识别。为良好介入受虐待老年人，缓解其心理问题，评估老年人受虐待的情况十分必要。以下症状和体征可用来评估老年人的受虐情况：

1. 身体虐待

（1）身体上有不能解释的淤伤、鞭痕、变色；

（2）身体上有不能解释的烧伤、绳索捆绑的痕迹；

（3）撕裂伤、切割伤、针刺伤；

（4）视力方面的问题，如视网膜脱落；

（5）有被幽禁的痕迹，如被绑在家具上，门从外被反锁。

2. 精神或心理虐待

（1）说话犹豫；

（2）难以让人相信的叙述；

（3）有睡眠中断现象；

（4）饮食习惯的改变；

（5）有焦虑、抑郁、愤怒、自杀倾向；

（6）对日常活动失去兴趣；

（7）思维混乱或定向紊乱。

3. 经济剥削

（1）银行账户和资金的去向不明；

（2）在老年人不能书写的情况下出现签名支票；

（3）拒绝为老年人的医疗和护理花钱；

（4）有未付的账单和过期的债务；

（5）缺乏便利设施；

（6）个人贵重物品的丢失，如艺术品、珠宝首饰等。

4. 疏于照料

（1）皮肤清洁卫生不良，出现压疮、皮疹、长虱子，患有传染性疾病；

（2）着装不当，衣服单薄或过厚；

（3）营养不良或脱水；

（4）肮脏的衣服或床上用具；

（5）缺乏必要的用具，如床栏、拐杖或步行器等；

（6）居住环境存在安全隐患；

（7）存在未处理的医疗问题，给药不足或不恰当。

5. 性虐待

（1）行走或坐位困难；

（2）沾有污迹或有血迹的内衣裤；

（3）阴部疼痛或瘙痒；

（4）外阴部淤青或阴道流血；

（5）患有性传播疾病。

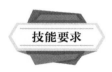

一、针对受虐待老年人的心理危机干预

【要点提示】

心理危机干预是指针对处于心理危机状态的个人及时给予适当的心理援助，使之尽快摆脱困难。老年人受到虐待后，及时给予他们支持并让他们安心非常重要。因此，对受虐待老年人进行心理危机干预，给老年人情感支持并尽力帮助他们了解已经发生和将会发生的事情十分必要。最重要的是要与老年人一同拟定短期解决虐待的应急方案并制订长期行动计划。

【实施步骤】

步骤 1　建立专业关系，确定问题

工作者应用倾听、共情、理解、真诚、接纳以及尊重等技巧，确定和理解老年人求助的原因和存在的问题，并给予受虐待老年人鼓励和支持，建立与他们的信任关系。

步骤 2　确保受虐待老年人安全并给予支持

在危机干预过程中，危机干预工作者要以确保老年人的安全为基本目标。也就是说，要将对受虐老年人的自我和他人的生理和心理危险性降低到最小，为他们创造安全隐私的干预环境。同时给予支持，强化并加强与受虐待老年人的沟通与交流，让他们知道工作者是能够给予他关怀帮助的人，让其接受干预。

步骤 3　提出各种应对方式

多数情况下，老年人在受到虐待后会处于思维不灵活的状态，不能准确地判断什么是保护自己应对危机最佳的选择，有些老年人甚至认为无路可走。工作者需要做的是让受虐待老年人认识到，有许多可以选择的应对方式。客观地评价各种应对方式，并与老年人一同确定干预目标。

步骤 4　制订具体计划

确定干预目标后，与老年人共同制定行动步骤，可以从老年人的心理防御机制、积极正向的思维方式、复原力以及环境支持等方面进行具体干预。干预计划应根据老年人的实际问题应对能力制订，切实可行。

步骤 5　实施干预

向受虐待老年人介绍正常的应激反应模式，强调老年人是有潜能的，向老年人保证问题是可以解决的。与他们共同讨论受到虐待后可采取的应对方式，给出应激管理技巧，干预过程中可使用放松技术等方法使受虐待老年人放松下来以便更好地接受干预。

步骤 6　评估与总结

进行评估与总结。

二、针对受虐待老年人的眼动脱敏治疗

【要点提示】

眼动脱敏治疗是由美国的心理学家沙皮罗创建的一套心理疗法，最早是用

来治疗老兵和遭受躯体、性攻击受害者中的创伤后应激障碍患者的。该疗法被证明对减轻创伤后应激障碍患者的噩梦、创伤性闪回、闯入性负性思维和回避行为等方面有较好的疗效。眼动脱敏治疗是一种完全不同于其他心理治疗的方法，通过帮助受虐老年人接近和处理自己的创伤性记忆，而且通过对他们情绪痛苦的脱敏、相关认知的重新建构和伴随的生理警觉性的降低，使创伤性记忆得到适应性的处理。对于受虐待老年人来说，此方法能有效缓解因创伤所造成的创伤后应激障碍症状。

【实施步骤】

第一阶段：开始阶段

了解病史，包括弄清应激事件、主要症状及现在的问题。

第二阶段：准备阶段

介绍治疗原理及治疗目标，使老年人树立信心。对应激事件及老年人的体验、态度进行回忆性描述。

演示治疗方法。治疗者与老年人相对而坐，相互距离约 1 m，老年人双目平视，治疗者用并拢的食指和中指在老年人视线内有规律地左右晃动（间距约 60 cm，频率约每秒晃动一次），要求老年人始终注视着治疗者的手指，眼球左右转动。可对治疗者与老年人间的距离、手指晃动间距及频率做相应调整，以老年人感到合适为准。

第三阶段：认知评价分析阶段

此阶段的任务是找出对创伤事件的非理性认知，提出积极合理的认知。确定对创伤事件的评价分值，评价分为 11 级（没有感到伤害为 0 级，感受到伤害的最大极限为 10 级），对积极认知的评价分为 7 级（认为完全不真实为 1 分，完全真实为 7 级）。

第四阶段：眼动脱敏阶段

首先使老年人回到创伤事件时的"状态"，并保持住，然后在治疗者的带动下做眼球运动（10~20 次），此后完全放松，让老年人闭目休息，排除头脑中的各种杂念。休息大约 2~3 分钟后提示老年人体验和评价躯体有何不适感（如头胀、胸闷、肩痛等），并按上述对创伤事件的评分标准重新进行评分。如果分值较高或症状较严重（包括躯体和情绪方面），则带着"目前状态"重新做上述眼球运动。负性状态会在眼动过程中逐渐淡化或消失。需要重复几遍眼球运动要根据症状缓解的程度来定。如果创伤事件的分值降到 1~2 分，则可进行"积极认知及情绪导入"：在治疗者的引导下使老年人进入积极认知及情绪"状态"，然后进入眼球运动、体验与重新评价（过程同上）。积极或正性认知会在眼动过程中逐步被强化，直至老年人对积极认知的评分升到 7 分。

第五阶段：控制阶段

当未能完成全过程治疗时，需要暂时告一段落。此时让老年人闭目放松，想象面前有一个安全、密封的瓶子，将目前所有的负性情绪和认知都放进去，并想象将其密封放置在一个绝对安全处，完成安置。

第六阶段：身体扫描阶段

在安置基础上让老年人闭目"检查"全身各部位的感受，如有不适感则带其症状进行眼动，直到使老年人出现正性体验为止。

第七阶段：关闭阶段

告诉老年人治疗将要结束，解答其疑问，并要求老年人做治疗后记录。如果需要，约好下一次治疗时间。

第八阶段：再评价（治疗）阶段

对需要进一步治疗者，针对遗留的或是新的问题，开始另一次眼动治疗。

第 3 节　老年人空巢综合征的心理护理

学习单元 1　空巢综合征的表现形式及产生原因

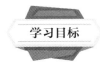

了解空巢综合征的概念及表现
了解空巢综合征的产生原因

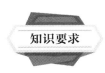

老年人本应到了享受儿孙满堂、含饴弄孙的幸福团圆阶段，但是随着中国

传统家庭结构的逐步瓦解，许多子女婚后拥有自己的住房，与老年人分开居住；同时，跨地域性的结构性社会流动的加剧，使大量青壮年劳动者离开家乡，与父母分开居住。这些与子女分开居住的老年人就是"空巢老年人"。有数据显示，2000年至2010年十年间，中国城镇空巢老年人比例由42%上升到54%，农村由37.9%上升到45.6%。2013年中国空巢老年人人口超过1亿。随着第一代独生子女的父母陆续进入老年，2030年中国空巢老年人人数将增加到两亿多，占到老年人总数的九成。与空巢老年人数量急剧攀升相应而生的是诸多社会问题，如"空巢老年人"的日常生活缺乏照料，有的地方甚至出现老年人在家中死亡多日才被发现的悲剧；"空巢老年人"的心理健康问题非常突出，在一些老龄化国家，老年人自杀现象较为普遍。本节主要聚焦空巢对老年人带来了哪些心理上的困扰，以及从心理护理的角度如何回应空巢老年人的需求，使他们能够尽可能愉快地安享晚年生活。

一、空巢与空巢综合征的概念

"空巢"这一术语最早源于自然界，指的是雏鸟逐渐长大展翅飞翔，并开始独立筑建自己的幼巢，母巢里只剩下年迈老鸟的现象。随着家庭生命周期理论的提出，空巢这一概念逐渐被引入到社会学和人口学领域，并广为接受。它代表着人类家庭生命周期中的一个必不可少的阶段，在这个阶段，孩子完成了学业开始进入社会，而父母却退休并独自留在家中。目前，空巢已经成为一个较为普遍的社会现象。

作为一个特殊的老年群体，空巢老年人的心理健康引起研究者和社会的高度关注，空巢综合征的概念应运而生。《环境与性格》一书的作者维克多·布拉斯指出"单门独户"是当今住宅建筑的特点，各家各户封闭、安宁，与邻居各不相关，但这并非是人类最为理想的住宅格局，而对居住在这种环境中的老年人来说，没有子女的陪伴，退休后主要居于家中，难以同社会接触，这会加速他们精神上的衰老，思维能力和判断能力也会迅速衰退，甚至会诱发老年性痴呆、老年性抑郁和其他老年性心理疾病。这些老年人处于空巢环境中，由于人际疏远而产生被疏离、舍弃的感觉，出现孤独、空虚、寂寞、伤感、精神萎靡、情绪低落等一系列情感、心理和躯体不适的现象便是空巢综合征。

二、空巢综合征的主要表现

1. 精神空虚，无所事事

走过中年期"上有老、下有小"的忙碌阶段，子女离家之后，老年人突然转入松散的、无规律的生活状态，原有的生活节奏被打破，原有的精神寄托消失，这使得老年人无法很快适应，往往会感觉生活没有意思，每天无所事事，干什么都提不起精神。他们甚至会行为退缩，对自己存在的意义与价值产生怀疑，陷入无欲无望、无趣无助的状态，情况严重的还会引发老年痴呆症。

2. 孤独与悲观

孤独是一种被自己和他人、群体有意义地融合的系统排斥在外时产生的感觉。空巢老年人由于缺少来自家庭的精神慰藉，精神文化生活得不到满足，他们的心理孤独感尤为严重。空巢老年人还可能出现情绪低落、烦躁、焦虑不安、精神不振、对什么事情都不感兴趣、觉得睡眠不够、反应迟缓、敏感多疑等抑郁症状。

3. 躯体化症状

有些老年人在子女离开家庭后，饮食起居不如以前讲究，甚至失去规律，加上受"空巢"应激影响产生的不良情绪，容易出现一系列躯体症状和疾病，如失眠、早醒、睡眠质量差、头痛、乏力、食欲不振、心慌气短、消化不良、心律失常、高血压、冠心病、消化性溃疡等。

三、空巢综合征的产生原因

1. 作为父母的角色的缺失

很多老年人把养育子女当作其生活的重心，对自己作为父母的角色有很大的自我认同感。因此，当儿女离家时，父母的角色开始逐渐丧失甚至全部丧失，老年人对这种角色缺失难以接受，感到十分痛苦，进而产生严重的心理压力。如果老年人没有从日常活动、人际交往中找到可以替代父母角色的新角色，其自尊、情感需求便难以得到满足，家庭空巢综合征就会出现。

2. 心理衰老和自我价值感的减弱

随着年龄增长，老年人的身心功能逐渐减弱，人在 50 岁之后，会进入心理衰老期，自我生存能力和自我价值感会随之减弱，这种心理衰老会让老年人对人际关系的疏远产生恐惧，而子女关系是最特殊的，也是老年人最重视的亲情关系，一旦子女因工作、成家等原因离家、远离父母，父母就会觉得自己与子女的关系已经不再紧密，进而产生痛苦、悲伤的情绪，家庭空巢综合征也随之而来。

3. 传统家庭结构发生变化

我国以独生子女家庭结构为主，受传统文化思想的影响，父母们更加看重对子女的养育，孩子对父母的影响及其在家庭中的作用格外突出。在这样一种家庭关系中，父母对子女容易产生一种特殊的依恋心理，尤其是在感情生活上更多地受孩子的影响和支配。当老年人家庭"空巢"化后，传统的几代同堂的家庭结构发生改变，老年人处于独居状态之中，受传统家庭价值观的影响，老年人心理会产生不可调和的失落感与挫折感，家庭空巢综合征就会产生。

4. 老年人经济与社会保障状况不佳

一些老年人在退休之后没有充足的经济收入来源，经济上的不安全感给老年人带来沮丧、不安等不良情绪，经济满足程度低会影响老年人幸福感的获得，在子女离家后更易出现空巢综合征。除此之外，很多社区的老年医疗服务、保障措施不完善，老年人在感到孤独时缺乏缓解心理问题的去处，护理组织和服务的不健全让空巢老年人的心理失调症状得不到缓解，家庭空巢综合征更加严重。

学习单元2　针对家庭空巢综合征老年人的心理护理

学习目标　掌握家庭空巢综合征的心理护理方法

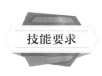

一、针对空巢老年人的音乐治疗

【要点提示】

音乐治疗是建立在心理治疗基础上的一种辅助性治疗方法，这种治疗方法运用音乐的特有心理效应，根据老年人具体心理状况设计相应的心理治疗方案和模式，启发式地引导求助者正确、客观地认识自己，从而消除心理障碍，恢复身心健康。已有研究显示音乐治疗能够缓解空巢老年人的不良情绪，改善他们抑郁、孤独、焦虑等心理症状，促进空巢老年人的心理健康。

【实施步骤】

步骤 1　使用孤独感量表评估空巢老年人的孤独感水平。

步骤 2　根据老年人的症状、经历选择适合的音乐，具体的选曲以喜庆、舒缓、轻松的中国音乐为主。

步骤 3　在治疗开始之前向老年人介绍音乐治疗的目的及方法。

步骤 4　请老年人排空大小便并以舒适的体位躺在治疗床上，休息 5 分钟。

步骤 5　轻轻闭上眼睛，身体尽量放松，听放松性音乐 30 分钟。音乐治疗每天一次，每周治疗 3~5 次，连续 8 周。

步骤 6　在整个治疗疗程结束后，使用孤独感量表再次评估空巢老年人的孤独感水平。

二、针对空巢老年人的互助关怀小组

【要点提示】

空巢老年人常常会因家庭的冷清而感到孤单寂寞，当遇到生病或有生活困难的时候则更会感到苦不堪言。有研究表明长期的社会隔离会使老年人产生认知能力衰退、性格孤僻等消极影响。应鼓励空巢老年人参加互助支持活动，让他们多多走出家门，积极参与社会生活，融入社区。拓展他们的人际交往圈，可以使空巢老年人的晚年生活充满乐趣，感受不一样的老年生活。在老龄化程

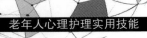

度不断加剧的情况下，许多基层社会组织针对空巢老年人开展互助关怀小组活动，取得了一定的效果。

【实施步骤】

步骤1　确定互助支持小组的活动目标

本活动的主要目标为：第一，提高老年人参加社区活动和邻里沟通的兴趣；第二，增加组员之间的相互了解，增进组员间的感情交流；第三，参与互助网络建构小组，回顾人生，分享经验，彼此讨论提出网络建构的一些基础性建议；第四，了解社区内对老年人所提供的各种资源，充分利用社区内资源，取长补短；第五，促使空巢老年人成为互助网络系统中的一员，达到助人、自助，共同完善所建立的空巢老年人互助网络。

步骤2　具体活动安排

活动对象为某社区空巢老年人10~15人，活动地点为某社区老年人活动室，活动为5次，每周1次，共配备1名心理护理员和2名志愿者，通过宣传单和社区走访的方式进行宣传并招募活动成员。进行经费预算，并做材料采购和志愿者培训。

步骤3　进行小组活动

小组活动共5节，各节的主题分别为：第1节，相互认识，建立小组关系；第2节，小组成员分享空巢家庭的生活状态；第3节，发掘自身的支持系统和优缺点，建立老年人彼此间的互助网络；第4节，开始认识社区、社会、个人等各方面的网络资源及小组支持；第5节，提供完整的活动总结。

步骤4　评估与总结

进行评估与总结。

三、针对空巢老年人的集体生日会

【要点提示】

空巢老年人缺少子女陪伴，也很少参加社区活动，组织一场集体生日会，可以为空巢老年人带去家一般的温暖。通过集体生日会为空巢老年人搭建一个相互倾诉、相互交流的平台，让他们感受到晚年生活的乐趣，享受到来自邻里的关心，增进他们的人际交往，增强对社区的归属感。

【实施步骤】

步骤 1　确定活动目的及意义

本活动的主要目标为：提高空巢老年人对社区的归属感和荣辱感，促进居民之间相互认识、沟通与了解，建立社会支持网络；让空巢老年人感受到来自外界的关爱与支持，提高他们的主观幸福感并减少孤独感。

步骤 2　活动前期准备

主要包括准备生日蛋糕、活动所需的物品和礼品，确定主持人、各个活动的组织人员与现场维持秩序的工作人员，进行物资采购，并在活动开始前做好宣传推广号召工作。进行横幅的张挂，布置活动现场。

步骤 3　举办活动

主持人宣布活动开始，进行活动文艺演出、游戏、生日会等环节。

步骤 4　活动后期

请社区领导做简短总结，主持人宣布活动结束，由各个组的负责人进行现场清扫与收尾工作。

第 4 节　老年人的代际冲突与心理护理

学习单元 1　老年人代际冲突的特点及其心理影响

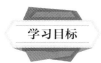

掌握代际冲突的定义及原因
了解代际冲突的特点
了解代际冲突的心理影响

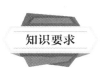

一、代际冲突的定义

代际冲突是指两代人由于认知和行为方式的差异而形成的矛盾关系，也被称为"代沟"或"代差"。父母与子女之间尽管有着密切的血缘关系和情感关联，但是两代人之间难免会产生冲突，这种冲突可能是由于两代人的性格差异、生活环境差异或其他因素引起的。老年人与其子女之间的冲突如得不到良好处理，两代关系会恶化，并危害两代人的身心健康。因此，正确认识代际冲突并了解其产生原因和特点，学会正确妥善处理代际冲突，对于促进家庭和谐，改善代际关系，加强老年人心理健康有至关重要的作用。

二、代际冲突产生的原因

1. 代际差异的存在

代际差异是一种必然现象。老年人与其子女生活环境不同，思维方式和行为方式也存在不可忽略的差异，有的老年人生活节俭，即使现在生活条件变好，但依然保持着节俭的生活习惯，而孩子们的生活方式却与老年人不同，他们有可能抱持着快乐就好、把握好每一天、享受生活这样的价值观，两代人之间便会出现不协调、不一致。对于这种差异，我们既不能视而不见，也不能过度夸大。受到成长时代的影响，老年人与其子女间的隔膜和矛盾很难完全避免，这是代际冲突产生的主要原因。

2. 家庭互动及沟通方式的不妥

老年人在与子女沟通时，态度和方式不当，是造成代际冲突的又一重要原因。一方面，在沟通方式上，有些老年人基于传统观念，希望一直在家庭中居于支配地位，虽然子女和老年人之间在一些问题上发生了很大的分歧，但是老年人并不是以心平气和的方式来沟通协商，而是强迫子女听从其命令，要求子女完全顺从；另一方面，子女认为自己在单位里能够独当一面，能够赚钱养家，自己也已经有了下一代，父母已经不中用，还要靠自己养，对父母缺乏应有的尊重，对父母表现出不当的傲慢态度。在实际沟通中，双方以情绪化、指责等沟通方式进行沟通，造成代际冲突的产生和增大。

3. 社会转型和发展的加快

随着当前经济社会的全面转型，一系列社会问题应运而生，如家庭归属感缺失，"啃老"现象的出现，婆媳间矛盾等。这些问题由于社会发展的加快逐渐凸显，家庭成员的意识形态也在不断变化，代际间思想的转变引起矛盾的出现，久而久之，矛盾上升为冲突。

三、代际冲突的心理影响

1. 孤独感

代际冲突会影响老年人的情绪。在我国传统大家庭中，老年人是一家之主，在家庭中担负着重要角色。作为父母、长辈，他们受到晚辈的尊重，很有权威。但是，现在这种传统的家庭结构发生了变化，儿女结婚后组成小家庭，老年人即使与儿女在一起，也常常由于两代人的代沟，使老年人与子女在兴趣、爱好方面大不相同，相互间共同语言也很少，这些都会造成老年人心理上的孤独感。

2. 自卑心理

有些老年人性格内向，面对新事物、新矛盾和冲突的出现，不能正确对待，出现不正确的认知态度。在与子女发生冲突后，一些老年人认为自己没有受到尊重，认为自己难以理解子女的想法，从而会产生无用感，对自己的身心衰老产生自卑感，自我评价较低。

3. 抑郁

在家庭中不受子女尊重，家庭不和睦，经常出现矛盾冲突，会使老年人更为内向，压抑自己的真实想法，消极地对待生活，封闭自我，减少与外界的接触，认为和他人交往毫无意义，缺乏战胜疾病的信心，这些会进一步导致老年人更为内向、抑郁，不再与子女进行沟通。

学习单元2 针对代际冲突老年人的心理护理

 掌握代际冲突的心理护理方法

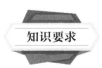

老年人代际冲突的心理护理原则如下：

一、建立新型家庭关系

代际冲突出现的重要原因之一是家庭互动及家庭关系出现问题，要解决代际冲突，就要建立新型家庭关系。在新型家庭关系没有建立的情况下，代际关系一般呈现出老年人弱势、年轻人和成年人强势的现代格局。随着人口老龄化深入发展，老年人社会地位不断提高，老年人利益诉求日益凸显，与年轻人和成年人的利益矛盾和冲突不断加剧，因此，迫切需要打破传统和现代社会强弱对峙、不平等的代际关系格局，建立平等、和谐、互补的新型家庭关系，实现代际协调发展。

二、互相理解，相互让步

老年人应以宽容的态度对待子女，让下一代拥有更多的自主权，这样不仅有利于社会的进步，而且也有利于各代人各自的发展。一方面，老年人不要用传统的"孝道"观念来衡量或评价下一代。另一方面，子女也要了解老年人以往的生活经历，并在此基础上理解老年人的思想和行为，这样不仅有助于平心静气地消除隔膜，沟通感情，而且还能认识到引发代际冲突的原因。

三、权益共享，义务共担

代际双方应当承担各自应尽的义务，享受各自应有的权益。具体地说，就是老年人及其子女双方既要尊重自己的人格独立，实现自我权益的享有，又要互相尊重对方的人格独立，承认和满足对方的权益享有。只有这样，才能既弥补传统代际关系的不足，又保证了每个家庭成员的个性发展，还能保证代际关系的和谐融洽。

四、增加老年人自立能力

老年人要尽可能自理、自立、自乐。身体健康的老年人难免有许多时间要自己安排生活，自己照料自己，身边没有子女，肯定会感到生活的冷清，老年人要自立就应适应生活中的这一现实，尽可能通过老年人之间的交往，通过自己丰富的闲暇生活充实自己。在身体、精力尚好的情况下，老年人应尽可能自立，保持自己的人格尊严，在生活中和亲子间有分、有合、有交流，才能有效缓解代际冲突，促进家庭和睦。

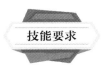

一、针对老年人代际冲突的家庭会议

【要点提示】

家庭会议是指由心理护理员与老年人家庭共同探讨问题所在，共同解决问题的一种工作方法。心理护理员组织召开家庭会议，商讨问题，各抒己见，寻求共通点，从而使家庭的意见一致，达成共识。家庭会议主要有四个目标：第一，与老年人一起动员家庭成员，以此更好地解决家庭问题；第二，识别正确可行的家庭冲突应对技能，并根据实际需要拓展新技能；第三，心理护理员协助老年人及其家人明确所有引发代际冲突的原因；第四，为老年人制定行动方案促进代际关系，缓解代际冲突。

家庭关系咨询活动的最终目的是形成一个初步的行动方案，满足老年人及其家庭成员的需求，缓解代际冲突。在家庭关系咨询中，老年人需要直接参与讨论，充当决策人的角色，而不是由其子女或其他家庭成员直接召集人员探讨。

【实施步骤】

步骤 1　初步讨论

首先在家庭里寻找协作者，看哪位家庭成员可以帮助家庭缓解冲突。这是最重要的内容，即围绕老年人当前的情形，讨论解决家庭代际冲突要做些什么决定。

步骤 2　处理家庭未尽事宜

协助老年人找出过去经历的代际矛盾以及家庭以往的处理方法，目的是找出可能阻碍代际冲突化解的障碍。

步骤 3　识别家庭规则和角色

在讨论时，家庭成员意识到家庭的规则以及各个家庭成员的角色分配，意识到显性或隐性的家庭规则使得哪些家庭行为是可被接受的，清晰认识到家庭

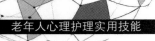

内部成员间的沟通方式以及互动模式。

步骤4 识别缓解冲突的技能

识别在老年人表达情感时运用的妨碍家庭良性运行的行为。学习解决冲突的途径和技能。

步骤5 继续进行家庭会议

家庭各成员表达不同意见，探讨关注的问题。

二、针对老年人代际冲突的结构家庭治疗模式

【要点提示】

结构家庭治疗是一种治疗模式，是以整个家庭作为治疗的单位，把焦点放在家庭成员间的互动关系和沟通问题上，是处理人际关系系统的一种心理治疗方法。米纽钦认为治疗的目的在于去除阻碍家庭功能发挥的结构，取而代之以较健全的结构，使家庭成员在这种结构中的角色扮演恰当得体。结构家庭治疗法以家庭作为治疗单位，以改变与家人的交往方式为目标，运用系统理论、学习理论、沟通理论去了解案主的家庭组织结构及成员互动方式，运用心理分析理论去了解当事人的个人心理状态。在治疗方法方面，不采用直接的、单对单的谈话方式，而是多元地、多层次地介入到家庭成员的交往过程中，通过改变家庭的结构和组织，使家庭的功能得到正常发挥，从而解决困扰老年人的问题。

【实施步骤】

步骤1 进入家庭

在这一步骤中，工作的核心是治疗师进入家庭。这既是家庭治疗的开始，也是家庭治疗的基础。但是，这种进入不是指在物理空间意义上的进入，即治疗师本人与家庭坐在一起，而是指治疗师的心灵或情感融入家庭，与家庭成员打成一片。这个过程是治疗师通过适应家庭文化、情绪、生活方式和语言，加入家庭并与他们建立融洽的治疗关系而完成的。

步骤2 评估家庭结构

评估与进入家庭的过程常常是相互重叠的。在这个过程中，治疗师通过关注家庭的组织结构和持续的互动模式来评估家庭，并特别关注功能失调行为得

以展现的社会背景。评估的重点是家庭的等级、家庭的弹性、子系统的功能状态、可能存在的结盟和联盟、家庭生活环境等。

步骤 3 改变家庭的看法

治疗师为了使家庭的结构发生有益的改变，必须首先改变对家庭的看法，打破家庭系统中旧有的失调行为模式的平衡状态。治疗师要在过程中不断地将话题引导至家庭交往方式的讨论中，不允许打断其他成员表达自己的意见。

步骤 4 重建家庭结构

一旦原有的家庭系统平衡被打破，家庭治疗就进入了最后的改变阶段，即家庭结构的重建。这一阶段，治疗师的主要任务就是帮助家庭重新建立支配家庭互动的系统，以取代家庭中功能失效的交往模式。重建包括改变家庭规则、改变支持某种不良行为的模式等。治疗师要使每个成员意识到问题属于家庭，而不是属于个体。新的家庭互动模式必须取代旧的功能失调模式。

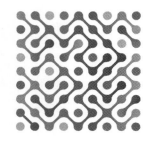

第8章

老年人社会适应问题的心理护理

社会适应是个体努力与社会环境达成协调关系的过程以及这种协调关系所呈现的状态，它是心理健康的标志之一。老年阶段是人生中的又一个转折期，老年人要面对社会角色的变更、人际关系的变化和身体生理衰退等诸多问题，这些都对老年人的适应能力提出了更高的要求，需要老年人在心理和行为上做出积极调整。关注老年人的社会适应问题并帮助老年人更好地实现社会适应应该成为老年人心理护理工作的重点内容。

第1节　老年人离退休综合征的心理护理

学习单元1　老年人离退休综合征的表现及影响因素

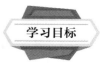

掌握老年离退休综合征的定义和临床表现
了解老年离退休综合征的主要影响因素

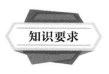

【案例8—1】　沮丧的李阿姨

李阿姨，61岁，退休干部，大专文化程度。一年前从企业财务处处长的岗位上退休，她有将近三十年的财务工作经验，且一直十分敬业，热爱自己的工作，习惯了早出晚归的忙碌生活。

临近退休时，李阿姨开始出现失眠现象。退休手续一办完就产生了强烈的失落感，对退休后闲下来很不习惯，特别喜欢找人发牢骚。今天和邻居王阿姨说现任财务处长哪里做得不好，明天又对张阿姨说财务制度怎么有问题。一发牢骚就没完没了，弄得朋友们见了她就躲得远远的。大家都很奇怪，为什么李阿姨在退休前一直积极阳光，业务过硬，平易近人，退休后却像换了一个人似的？她在家里也一天到晚唠叨不停，只要是有不顺眼的事，她便要好好地数落一顿，且容不得家人辩驳。若老伴儿跟她回嘴，她的情绪会更加激动。

退休一年来，李阿姨体重下降，而且比以前容易患感冒，本来就有的慢性胃炎常常急性发作，因病情严重已经住院四次。

一、老年人离退休综合征的定义

一个人的主要社会角色随着年龄变化而变化，离退休前后，老年人从有规律的、忙碌的状态转入悠闲的家居生活状态，原来的生活习惯、经济收入及生活方式都发生了很大的变化，可谓是人生中的重大转折，如果调整适应得不好，老年人会产生各种心理上的矛盾与冲突，甚至影响身体健康，并使自身的社会功能遭到破坏。案例 8—1 中的李阿姨因为退休的原因，从快要退休时便开始出现焦虑症状——失眠，随后，她不能适应新的变化，不能接受已经退休的现实，出现了负性情绪反应——对他人的消极评价和一定的心身疾病——胃炎发作和免疫力低下，不良的情绪状态进而还影响到了夫妻关系和邻里关系，使得她的社会支持网络趋于断裂缘。李阿姨的情况可以确定为是一种老年人离退休综合征的典型表现。

离退休综合征是由美国学者约翰逊在 1984 年首次提出的一个概念，主要是指老年人由于离退休后不能适应新的社会角色、生活环境和生活方式的变化而出现的焦虑、抑郁、悲哀、恐惧等消极情绪，或因此产生偏离常态的行为的一种适应性心理障碍。这种心理障碍往往还会引发其他生理疾病，影响身体健康。

二、老年人离退休综合征的主要表现

1. 无力感

许多老年人不愿离开工作岗位，认为自己还有工作能力，但是社会要新陈代谢，必须让位给年轻一代，离退休对于老年人实际上是一种牺牲。面对"岁月不饶人"的现实，老年人常感无奈和无力。

2. 失落感

在离退休前，一些人事业有成，受人尊敬，掌声、喝彩、赞扬不断，一旦退休，一切化为乌有，退休成了"失败"，由有用转为无用。如此反差，老年人心理上会产生巨大的失落感。

3. 无助感

离退休后，老年人离开了原有的社会圈子，社交范围狭窄了，朋友变少了，孤独感油然而生，要适应新的生活模式往往使老年人感到不安、无助和无所适从。

4. 无望感

无力感、无用感和无助感都容易导致离退休后的老年人产生无望感，对于未来感到失望甚至绝望。加上身体的逐渐老化，疾病的不断增多，有的老年人甚至觉得自己已经走到生命的尽头。

当然，并非每一个离退休的老年人都会出现以上情形，离退休综合征形成的因素比较复杂，它与每个人的个性特点、生活形态和人生观有着密切关系。

三、老年人离退休综合征的形成原因

1. 个性特点

事业心强、好胜、严谨和固执的人容易患离退休综合征，因为他们平时工作繁忙，每天都忙碌紧张，忽然变得无所事事，会让他们无所适从，空虚寂寞感陡增；相反，那些平时工作比较清闲、个性比较散漫的人却不太容易出现心理异常反应。

2. 个人爱好

在退休前除了工作外无特殊爱好的老年人容易产生心理障碍，因为他们在退休后失去了原有的精神寄托，生活变得枯燥乏味、缺乏情趣，他们很难适应这样的变化。而那些退休前就有广泛爱好的老年人则会充分享受闲暇爱好带来的乐趣。

3. 人际关系

不善交际、朋友少或者没有朋友的老年人容易出现离退休综合征，这些老年人常常会感到孤独、苦闷，烦恼无处倾诉，情感需求得不到满足。而性格外向开朗，人际交往广泛，又善于结交新朋友的老年人，则不易出现消极状况。

4. 性别因素

通常男性比女性更难以适应离退休的各种变化，这一事实被国内外很多研究所证实。在中国，由于传统的家庭模式是"男主外，女主内"，男性退休后，活动范围由"外"转向"内"，这种转换比女性明显，心理平衡也更难维持。

学习单元2　针对离退休综合征老年人的心理护理

学习目标 ⋯⋯⋯⋯⋯⋯ 掌握老年人离退休综合征的心理护理方法

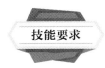

技能要求

一、针对离退休老年人的心理健康教育

【要点提示】

离休和退休是生活中的一次重大变动，老年人在生活内容、生活节奏、社会地位、人际交往等各个方面都会发生很大变化。如果老年人不能很好地调整和适应，势必会使老年人出现身心方面的问题并影响到社会功能的发挥。心理健康教育是指根据个体或脆弱群体的生理、心理特点，以及社会环境对其的影响，采取有计划、有目的的措施，对被教育者进行教育，影响或改变其心理状

态和行为，培养其健康的心理素质，达成提高心理健康水平的目的。离退休阶段的心理健康教育可以使处于离退休前后的老年人了解心理健康的含义及对自身的意义，了解心理健康的标准和维持心理健康的基本技能，掌握寻求外部帮助与支持的渠道与方法，养成有利于心理健康的行为和生活方式，增强自我心理卫生意识，从而缓解因离退休带来的不良影响，使他们客观积极地面对生活，使生活质量有所提高。

【操作步骤】

步骤 1　了解需求

通过设计心理健康服务需求调查表，对离退休老年人进行调查，评估老年人需要了解哪些知识，有哪些需求，据此确定心理健康教育的主题及内容。

步骤 2　进行心理健康教育

（1）集中授课。采用幻灯片讲座形式每月 1 次，每次约 1 小时，每次 1 个主题，可以展开讲座的主题有离退休老年人的心理状况、心理健康标准、心理疏导的基本方法和技巧、心理疾病的预防等四个方面。心理护理员在讲授过程中要尽量做到生动、形象、简单易学，课后留出时间，让老年人提问。

（2）个别指导。心理护理员对离退休老年人提出的问题进行耐心的解答，并且指导他们学会有效应对各种困扰的方法。

（3）发放心理健康宣传材料。心理健康宣传材料应包括印刷资料、音像资料和健康教育宣传栏。宣传内容应图文并茂，语言通俗易懂。主要内容应该包括常见老年心理疾病的症状及自我调节方法、饮食安排规则、运动方式介绍、用药指导等。

二、增进离退休老年人的家庭和谐

【案例 8—2】　张伯伯一家的故事

张伯伯，62 岁，退休前是一家国有企业的中层领导，身体还不错，只是因为退休前工作忙碌，偶尔会有肠胃不舒服的症状。退休前，他手下管理着一百多名员工，对这份工作的热爱以及对集体事业的忠心使得他退休前，一心将精力投入在工作上，几乎没有时间与妻儿相处，也从不做家务。30 岁的儿子是一家外企的副总经理，从小与母亲关系亲密，与父亲之间似乎有着一道不可逾越的鸿沟。张伯伯退休后，整天待在家里，但是原来在厂里指挥惯了，退休后到小区里和老年人们一起聊天时总是训斥和指挥别人，小区里的老年人都不太愿意和他交往。现在他基本待在家里，不愿意出门，无聊的他经常对张婶指指点点，稍有不满就大发脾气。

张婶现年 60 岁，退休前是一名小学教师，家务由她一人承担，孩子也是她一个人带大的，满腹辛酸也没有机会向丈夫诉说。好不容易熬到两个人都退休了，没想到，张伯伯竟然经常朝她大吼大叫，这也不满意那也不满意，张婶由于常年积聚的"怨气"，忍受不了张伯伯的"领导作风"，也常常大声与张伯伯争吵表示反抗。

两人越吵越凶，吵累了，张婶会坐在一旁抹眼泪，感慨自己"命苦"，而张伯伯对流泪的妻子也会有些懊悔，却始终没有勇气向张婶道歉。张婶私下与儿子诉苦，并常常提到过不下去了就要与张伯伯离婚。

【要点提示】

对于刚刚离退休的老年人来说，家人是老年人的重要资源，家庭关系是快乐和痛苦的根源，家庭关系的质量对老年人的心理与躯体健康具有极大的影响。夫妻恩爱是老年人心情愉快的一个重要条件，伴侣感是老年夫妻关系的核心内容。老年夫妻一般年老多病，更需要来自配偶的相互关心、帮助和照顾。老年人与子女之间由于所受的教育程度差别很大，成长中所经历的社会环境不同，对许多问题的看法往往很不一致，在某些问题上可能会互不理解。为此，老年人和成年子女之间应该尽量相互关心、尊重和理解。

家庭矛盾常因家庭琐事引起，老年人应心胸豁达，不为琐事而烦恼，并应力求做到两点：一是家务事放手让年轻人主事，自己尽量少干预；二是非原则性的琐事，有争执时宽容大度，忍让为先。家庭成员间互相关心，互相帮助，互相尊重，互相体谅，家庭关系自然融洽和睦。老年人如果身体条件许可，适当参加一些家务劳动，包括抚育孙辈，可以减轻子女的负担，也有益于自己的身心健康，有助于家庭的团结。

【操作步骤】

步骤 1　收集资料

心理护理员到张伯伯家中去拜访，首先与张伯伯一家三口进行会谈，了解家庭中的各种信息。而后通过与张伯伯、张婶及张先生三个人的单独会谈，深

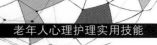

入了解三人各自对家庭关系的看法与需求。

步骤2　诊断

通过会谈，心理护理员发现张伯伯家庭关系的主要问题为：第一，夫妻之间长期没有交流，使得现在已经不会交流；第二，父子之间的关系过于疏远，父子之间不知如何与对方交流；第三，母子之间的关系过于亲密，儿子取代了张伯伯的地位；第四，张伯伯退休后虽然离开了工作岗位，但却没有离开工作状态，把家人当下属，向张婶发号施令，却对儿子束手无策；第五，张伯伯一家的问题是常年积累的结果，但是继续关注历史问题，对改善现有处境没有帮助。

步骤3　确定服务目标

根据诊断，心理护理员确定了针对这个家庭的服务目标有四个：第一，帮助张伯伯适应退休后的角色转变，从工作单位的领导角色过渡到丈夫和父亲的角色，并勇敢走出家庭，与社区里的其他老年人多交流，丰富老年生活；第二，帮助张伯伯、张婶转变对过去事情的看法，相互间加强理解，学会夫妻之间的交流方法与技巧，在生活中成功扮演丈夫和妻子的角色；第三，帮助张婶学会与儿子保持一定距离，从对儿子的保护中独立出来，不再过多依赖儿子，勇敢地与张伯伯平等相处，同时帮助张婶从家庭中走出来，参与到社区老年活动中；第四，帮助张先生转变与父亲、母亲相处的方法，增加与父亲的交流，减弱与母亲的亲密关系，成功扮演儿子的角色，留给父亲和母亲更大的相处空间。

步骤4　服务计划设定与实施

在认知上转变一家人对过去事情的看法，增加相互间的理解；妻子、儿子帮助张伯伯勇敢地面对退休后的生活，让他认识到生活中除了工作还有更加丰富多彩的内容。转变家庭现有的结构和改善家人之间的交流和沟通，其中增强张伯伯、张婶的夫妻次系统，削弱张婶与儿子的亲子次系统，适度增强张伯伯与儿子的亲子次系统，使得一家人都可以适当地扮演自己应当扮演的角色。

步骤5　评估与结案

通过与张伯伯、张婶，与张伯伯单人，与一家三口的三次会谈，让一家三口之间坦诚地表达自己的想法和情感，逐渐形成正常的家庭互动模式，一家三口都做出了适度的调整，关系更加融洽。

三、培养离退休老年人的兴趣爱好

【要点提示】

老年人离退休后，有许多空闲时间要打发，培养兴趣和爱好尤为重要，它既丰富生活内容，激发老年人对生活的兴趣，又能协调、平衡神经系统的活动，使神经系统更好地调节全身各个系统、器官的生理活动，对延缓衰老、预防老年痴呆都有积极的作用。许多离退休老年人都是通过发现、培养和坚持自己的兴趣、爱好，保持心情愉悦，促进身心健康的。针对不同特点的老年人可以采选用不同的兴趣爱好培养方法。

1. 性情温柔的老年人

这类老年人可以尝试着培养自己园艺、绘画、厨艺等需要耐心的爱好。插花技术会让家庭变得更加明亮温暖；绘画更容易使内心沉静下来，感受自然，感受生活；充满温情的厨艺会让自己和家人感受到生活与亲情的温暖。

2. 大方活泼的老年人

性情活泼爱动的老年人可以选择运动锻炼、舞蹈、志愿服务等作为自己的爱好。可以多多参与社区的老年活动，跟着社区的老年人一起锻炼身体，跟老友相约去旅游，更可以成为社区的老年人志愿者，为更多人提供服务与方便。

3. 心灵手巧的老年人

心灵手巧的老年人可以在空闲的时间培养自己的手工爱好。如今的手工技艺多种多样，十字绣、手作包包等都可以让老年人获得很大的成就感。

4. 善于学习的老年人

正所谓"活到老、学到老"，老年人离退休之后可以把"学习"作为自己退休后的爱好，多多看书学习，学习新的养生知识，学习新的生活窍门，学习新的电脑知识，做一个永不落伍的老年人。

离退休老年人可以培养多种兴趣爱好，接下来，以制作丝网花和剪纸的手工兴趣爱好为例，展示社区老年人兴趣爱好类活动的策划方案。

【操作步骤】

步骤1 确定手工兴趣小组的活动目标

本活动的主要目标为：第一，培养离退休老年人的兴趣爱好，提高老年人的学习能力；第二，增进离退休老年人之间的了解与认识，加深他们之间的沟通交流；第三，了解老年人的兴趣，让老年人感受到老有所用、老有所乐，放松身心，丰富老年生活；第四，传承、发扬中国剪纸等手工传统文化。

步骤 2　具体活动安排

活动对象为某社区老年人 10~15 人，活动地点为某社区老年人活动室，活动为四次，每周一次，共配备 2 名心理护理员和 5 名志愿者，通过宣传单和社区走访的方式进行宣传并招募活动成员。进行经费预算，并做材料采购和志愿者培训。

【案例 8—3】　"巧手扮生活，越活越幸福"——离退休老年人手工兴趣小组活动方案示范

次数	单元名称	单元目标	活动内容	时间
1	制作康乃馨丝网花	①成员认识 ②了解小组意义，制定小组规划，提出期望 ③学习康乃馨丝网花的制作方法	①组长自我介绍 ②小组介绍 ③规则介绍 ④前测 ⑤学习及制作 ⑥总结	60 分钟
2	情系丝网花	①促进组员互动，增进信任 ②学习制作玫瑰花	①活动回顾 ②丝网花学习 ③总结	60 分钟
3	剪出美好生活	①教授老年人剪纸方法 ②老年人的肢体得到锻炼，放松身心 ③加强老年人之间的交流	①活动回顾 ②工作人员示范剪纸过程 ③工作人员协助老年人剪纸 ④分享感受 ⑤总结	60 分钟
4	剪出幸福	①学习剪纸中的其他花样 ②促进老年人之间的相互支持	①活动回顾 ②剪纸活动 ③互动交流 ④总结	60 分钟

四、搭建离退休老年人的社交网络

【要点提示】

离退休是人生中的一大转折点，老年人由于生理、心理功能的逐渐衰退，活动能力和反应能力都会有所下降，社会交往的范围有所收缩，他们的身心健康受到多方面因素的影响，社会关系网络对他们的健康的影响不容忽视。离退休后，老年人的生活圈子缩小了，但老年人不应自我封闭，不仅应该努力保持与老友的联系，更应该积极主动地去结交新朋友，建立新的人际网络。良好的人际关系可以开拓生活领域，排解孤独寂寞，增添生活情趣。

【操作步骤】

步骤 1　确定社交小组的活动目标

本活动的主要目标为：第一，为社区离退休老年人建立健康的社会交往网络；第二，为社区离退休老年人提供生活照料支持；第三，提高离退休老年人的自我认知；第四，促进和谐社区建设的发展。

步骤 2　具体活动安排

活动对象为某社区老年人 6~10 人，组员均为活动较为灵活、思维较为敏捷的离退休老年人，男女不限。活动地点为某社区老年人活动室，活动为 6 次，每周一次，共配备 1 名心理护理员和 2 名志愿者，通过宣传单和社区走访的方式进行宣传并招募活动成员。进行经费预算，并做材料采购和志愿者培训。

步骤 3　评估与结案

根据预先设定的评价指标进行效果评估，引导小组成员接受小组解散的现实，并维护初步形成的非正式人际网络。

【案例 8—4】　"共享夕阳春"——离退休老年人社交小组活动方案示范

次数	单元名称	单元目标	活动内容	时间
1	共赏夕阳红	①成员认识 ②了解小组意义，制定小组规划，提出期望 ③布置聚会任务，寻找年轻笑脸，回家找自己年轻时使用的物品，下次小组聚会时分享	①组长自我介绍 ②小组介绍 ③规则介绍 ④布置聚会任务	40 分钟
2	青春年少时	①回顾青春年少美好时光 ②让组员了解"老亦能有所乐，老亦能有所为" ③为下一次聚会做铺垫，寻找自己力所能及的一件事，并完成它，下次聚会分享	①引入第二次聚会，鼓励分享 ②反馈时心理护理员给予鼓励支持 ③引导思考年少时做什么现在能做什么 ④鼓励组员分享 ⑤布置聚会作业	40 分钟

续表

次数	单元名称	单元目标	活动内容	时间
3	绘出夕阳红	①让组员画出自己完成的事情 ②让组员明白"老要有所乐，老要有所为" ③为下一次聚会做铺垫：寻找快乐的回忆	①总结和引入 ②分两组每组画出自己完成的事情 ③小组展示 ④布置任务	40分钟
4	回忆过去，享受现在	①心理护理员示范 ②组员分享，心理护理员给予鼓励 ③带领老年人观看老年人交谊舞视频 ④提醒下次着装轻松，进行交谊舞学习	①总结和引入 ②心理护理员示范回忆过去 ③组员进行回忆 ④布置聚会任务	40分钟
5	舞动夕阳红	①让组员学习老年人交谊舞蹈 ②让组员建立良好社交网络 ③为下一次聚会做好铺垫	①心理护理员进行示范 ②老年人进行学习 ③分组练习舞蹈 ④布置任务	40分钟
6	共享夕阳春	①心理护理员介绍最后一次活动流程 ②组织组员进行交谊舞活动 ③总结和结束	①告知本次活动内容 ②组织进行交谊舞活动 ③总结并引导老年人加强联系	40分钟

第2节　老年人人际关系问题的心理护理

学习单元1　老年人人际交往的特点与问题

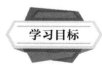

学习目标

掌握老年人际交往的主要特点
了解老年人际交往中的主要问题

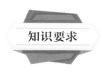

知识要求

一、人际交往对老年人的重要性

人际交往也称人际沟通，是指个体通过一定的语言和文字、肢体动作或表情等表达手段将某种信息传递给其他个体的过程。它对每个人的情绪、生活、工作有很大的影响，良好的人际关系会使人心情愉快，人与人之间的心理距离更接近，社会适应能力更强；反之，则会导致心情压抑，产生无助感，从而影响健康，引起疾病。

当人步入老年阶段，从工作岗位退下来，伴随着生理机能和认知功能的减退，他们的社会角色和社会网络相应也发生了变化，他们需要更多的社会支持和积极地参与社会来适应这种变化。积极参与社会生活，进行人际交往对老年人极为有利。首先，通过参与社区活动，增强人际交往，可以结交更多的朋友；其次，积极进行人际交往，对老年人的身心健康有好处；最后，积极参与社会交往有助于改善邻里关系，消除人与人之间的陌生感，拉近彼此的距离，加深对对方的了解，形成融洽的邻里关系。

二、老年人人际交往的特点

人到了老年期，由于生理、心理功能的变化，尤其是离退休生活的开始，人际关系发生了新的变化，因此，老年人的人际交往就有了自身的特点。

1. 相对稳定性

老年人由于心理的成熟、性格的稳定，又经历了长期的了解和认识，他们在与人交往中一般已经形成了相对固定的关系。比如，与过去的同事、同学、朋友成了莫逆之交，与一些亲戚保持着不近不疏的关系，与一般的邻居只是点头之交，等等，这些关系都比较稳定，而不像年轻人那样易变。

2. 交往范围相对缩小

到了老年期，由于生理、心理功能的逐渐衰退，活动能力和反应能力的下降，老年人的交往圈子逐渐缩小，交往对象主要是家庭成员、与自己兴趣爱好

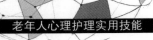

相同的朋友，而与原先的同事、兄弟姐妹的关系逐渐淡化。

3. 交往对象选择比较慎重

老年人在几十年的人生旅程中经历了许许多多的成功和失败，积累了许许多多的经验和教训，这些宝贵的经验教训使得老年人在人际交往中显得比较小心谨慎，他们往往喜欢以审视的眼光和谨慎态度来看待对方，然后才决定是否与之交往。

4. 人际交往内容比较深刻

老年人由于生活阅历丰富，他们与人交往不再像青少年那样多以衣着、长相取人，也不是在吃喝玩乐中结交酒肉朋友，他们交往不再只注重表面的东西，而是更重视内在的因素，比如兴趣相同、态度相近、有共同的志向和人生价值观等。

三、老年人人际交往中的主要问题

老年人由于生理、心理、社会等诸多因素的影响，在人际交往方面存在一定的特点，同时，也有一部分老年人表现出一些人际交往上的困难与问题，这不但会影响到他们的人际交往和所获得的支持程度，更会对他们的身心带来不利影响。老年人在人际交往中主要表现出以下问题：

1. 自卑

老年阶段是自我整合的阶段，有些老年人由于妄自菲薄，对自己的前半生经历充满了不满与悔恨，形成了对自己的不正确认知，觉得自己很无能，很失败，不愿意与人交往，害怕别人嫌弃自己，于是会心情低落，郁郁寡欢，渐渐与人疏远。

2. 孤僻

老年阶段，社会地位和社会角色发生了巨大变化，人际关系随之发生改变，老年人与外界的交往机会明显减少，但是老年人不但没有主动走出家门，反而将自己限制在狭小的家庭圈子内，久而久之，在心理上建立起一道屏障，把自己封闭起来，无法与人沟通。

3. 自负

有些老年人由于过去一直处于比较优势的地位，总是觉得自己非常了不起，别人全都不行。总是把自己看得过于突出，对自己的能力评价高出自己的实际水平，藐视和贬低别人。这种性格会使得这类老年人在人际交往中很难与他人和睦相处，长此以往，会有社会隔离的风险。

4. 敌意

有些老年人由于很难应对当前复杂多变的环境，极度缺乏安全感，因此他们在心理上会表现出与他人进行对抗，比如反对别人的观点、话语等。敌对情绪很容易使老年人生气，长期郁积会破坏身体的免疫系统。

学习单元 2　针对老年人人际交往问题的心理护理

学习目标　　掌握针对老年人人际交往问题的心理护理方法

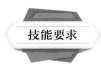

技能要求

一、老年人人际交往焦虑的认知行为干预

【要点提示】

老年人社交障碍中的典型行为模式是回避或者逃避，典型的回避或逃避行为表现为离开相应的社交情境，或者是回避参与社交活动，严重的情况可能是惧怕和任何人见面，几乎所有的时间都待在家里。认知行为治疗对人际交往障碍老年人的治疗目的是矫正与社交障碍相关的非理性认知；增加暴露机会，减少老年人的回避或逃避行为。

在矫正非理性认知的过程中，认知重建在打破人际交往障碍的恶性循环中扮演了重要的角色。认知重建涉及挑战老年人的信念、假定和期望。在治疗中，老年人的自动想法被看作是各种"假设"，心理护理员要与老年人一起考察他们是否合乎事实，是否真正有用，目的在于通过认知重建使老年人发展更为准确的认知。认知重建提供给老年人一个能够更加真实地看待世界的方式。随着老年人在其不愿参与的社交情境中越来越能够真实地评估他所遇到的威

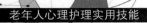

胁，焦虑的生理症状也会随之下降。而暴露疗法则通过将老年人暴露于可能引发其焦虑的社交情境中，使他（她）能够体验到焦虑的自然缓解。

【操作步骤】

第一阶段：准备阶段

帮助老年人识别想法与感受之间的联系之前，首先要与老年人建立专业工作关系。这个阶段要与老年人讨论他（她）之所以不愿意出门与人交往的原因是什么，回避交往对老年人生活的影响，并向老年人保证如果能够与心理护理员密切配合，这个问题是可以解决的。

第二阶段：共同识别阶段

在这个阶段，心理护理员要向老年人介绍如何使用自己的情绪监控表来记录自己在进行暴露练习时的情绪变化。家庭作业是每周至少让自己在感觉有中度焦虑的场所走路两次，每次 30 分钟，在此期间每隔 5 分钟记录自己的焦虑水平。老年人可以从中学习到焦虑水平不是一成不变的，而是可以自己掌控的。

第三阶段：改变阶段

在这个阶段，治疗目标围绕着挑战和重建非理性认知展开，目标是让老年人意识到自己对与人交往时别人对他的不好的看法其实是自己的错误认识，而别人并没有这种想法。

第四阶段：巩固和结束阶段

这一阶段不仅仅是要结束助人关系，更要巩固在治疗过程中发生的改变，与老年人一起回顾他取得的进步，讨论在识别情绪和想法方面，老年人有了哪些优势，强化老年人靠自己处理未来挑战的信念。

二、老年人社交小组干预

【要点提示】

老年人群体中普遍存在社会参与度不足的问题，即使会走出家门，但活动范围也主要局限在小区内和小区附近，因此，通过组织各种社区团体活动，利用团体成员间的相互影响、相互帮助、相互促进，可以使参加小组的个人获得行为的改变、社会功能的恢复和发展。在小组中，尊重、接纳、宽容的氛围和组员之间的分享、分担、支持等，能使老年人感受共同的体验和团体的温暖，获得归属感，使老年人更愿意与其他人交往，提升他们的人际交往能力，发展出良好的人际关系，在以后的生活中，可以互帮互助，互相支持。

【操作步骤】

步骤1 确定老年人社交小组的活动目标

本活动的主要目标为：第一，使参与小组的老年人认识到人际交往的重要性，提升老年人交往的能力；第二，鼓励老年人积极地进行人际交往，在此过程中学习、反思和成长；第三，使老年人们在日常的生活中可以互助，建立支持网络；第四，为社区老年人建立健康的社会交往网络。

步骤2 具体活动安排

确定活动对象为某社区老年人6~10人，组员均为活动较为灵活、思维较为敏捷的离退休老年人，男女不限。确定活动地点为某社区老年人活动室，确定活动为6次，每周1次，共配备1名心理护理员和2名志愿者，通过宣传单和社区走访的方式进行宣传并招募活动成员。进行经费预算，并做材料采购和志愿者培训。

步骤3 评估与结案

根据预先设定的评价指标进行效果评估，引导小组成员接受小组解散的现实，并维护初步形成的非正式人际网络。

【案例8—5】 "夕阳之约"——老年人社交小组活动方案示范

次数	单元名称	单元目标	活动内容	时间
1	认识你，走近你	让老年人与心理护理员及其他组员有初步的认识和了解，打破初期的沉默。让组员对小组有一个整体了解，使组员意识到"这个小组"已经是"我们的小组"	①组长自我介绍 ②游戏"飞机、飞机" ③小组介绍 ④规则介绍 ⑤游戏"正话反做" ⑥结束语	60分钟
2	大家一起来	培养组员的默契感和合作精神，通过组员之间的分享，拉近组员之间的距离，从而建立更好的人际关系	①引入第二次聚会，鼓励分享 ②游戏"猜猜猜" ③知识竞赛 ④结束语	60分钟

续表

次数	单元名称	单元目标	活动内容	时间
3	快乐你我他	在相互认识的基础上，加强组员之间的合作信任关系，通过游戏丰富娱乐生活，提高老年人的积极性，加强老年人之间的沟通与交流	①总结和引入 ②游戏"贴鼻子" ③游戏"隔空传话" ④结束语	60分钟
4	相逢是首歌	回顾前几次活动内容，并对小组结束做告知。活跃气氛，促进组员之间的合作。让组员之间、组员与心理护理员之间做完整的道别，互留联系方式	①回顾总结 ②告知即将结束 ③红歌串烧表演 ④结束感言 ⑤心理护理员与组员道别	60分钟

三、老年人趣味运动活动组织

【要点提示】

"生命在于运动"，对于身体机能相对退化的老年人群体来说，科学化的运动不但能使老年人的身心得以康健，而且，选择适当的体育锻炼方式还能有效地提高老年人的人际交往能力。老年人的体育锻炼和人际交往的关系是相辅相成的。一方面，体育锻炼能够有效地扩展老年人的人际交往范围；另一方面，良好的人际交往关系的建立，能够显著地起到提高体育锻炼的坚持性，进而达到巩固、提高锻炼效果的目的，促进老年人的身心健康。不同的锻炼方式对老年人的人际交往能力有显著影响，参与群体锻炼的老年人的人际交往能力普遍优于独自锻炼的老年人。因此，通过适合老年人的群体锻炼活动可以达到改善老年人人际交往能力的作用。

【操作步骤】

步骤1　确定活动目的及意义

本活动的主要目标为：第一，陶冶情操、愉悦精神、交流思想、锻炼身体；第二，丰富老年人晚年的精神文化娱乐生活，增进老年人之间的交流与了解，让他们时刻感受到社会大家庭的温暖；第三，呼吁社会上更多的人加入关注老年人身体和精神状况的行列。

步骤2　活动前期准备

主要包括横幅和奖券的制作，准备活动所需的物品和礼品，确定主持人、各个活动的组织人员与现场维持秩序的工作人员，进行运动会物资采购，并在活动开始前做好宣传推广号召工作。

步骤 3　举办活动

进行横幅的张挂，布置活动现场。主持人宣布活动开始。主要的活动包括个人项目和团体项目。其中个人项目有穿针引线、保龄篮球、飞镖、投掷羽毛球；团体项目为举球过障碍物、赶猪进栏、你来比划我来猜等。

步骤 4　活动后期安排

请社区领导做简短总结，主持人宣布活动结束，由各个组的负责人进行现场清扫与收尾工作。

第 3 节　养老院老年人的心理护理

学习单元 1　养老院老年人的心理特点与心理需求

掌握养老院老年人的心理变化特点
了解养老院老年人的主要心理需求

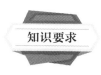

随着我国人口老龄化程度的加剧，对养老方式提出了多元化的要求，按照国家的发展规划，到 2020 年，我国要全面建成以居家为基础、社区为依托、机构为支撑的覆盖城乡的多样化养老服务体系，使之成为调结构、惠民生、促升级的重要力量，其中机构养老也成为一种极为重要的养老方式。养老院中的老年人与居家养老的老年人一样，有着一般老年人所共有的生理和心理需求；同时，养老院这一特殊的生活环境使得老年人还会具有非入住养老院老年人所没有的特殊的心理体验和需求。深入了解居住在养老院中的老年人的各方面特点和特殊的需求可以帮助管理者和护理人员更好地为他们提供所需要的服务。

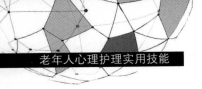

一、养老院老年人的心理变化特点

1. 冷落遗弃感

在我国这样一个家庭本位的国家中，入住养老院并非完全是老年人的自愿选择。曾经有一项调查显示，在被调查的 75 岁以上老年人中，只有 12% 愿意入住养老院。但实际上有为数不少的老年人是在不太情愿的情况下被送进养老院的，他们会有被遗弃的感受。情绪消极会使人的抗病能力下降，对生活会产生不良影响。

2. 累赘包袱感

养老院老年人常常因为自己对日常自我照料的无能为力而产生一种累赘感，认为自己成为子女的累赘，成为养老院工作人员的负担，觉得老年人的生活是一种折磨，是一种煎熬，因而产生悲观失望的想法。

3. 枯燥无聊感

在养老院中，日常作息都是按照规定的要求有规律地进行，除了吃饭、休息、闲聊以外，如果养老院不再安排丰富的精神文化生活，再加上没有家人的探望，老年人会感到生活枯燥无聊。

4. 黄昏末日感

养老院中的老年人大多年龄较大，且有相当一部分是患有慢性躯体性疾病，甚至是老年痴呆症的老年人。而且由于老年人集中居住，养老院中其他老年人患病住院或者死亡会使自己触景生情，在自己身上产生联想，这不禁会让老年人惆怅难安，情绪消极，情感沮丧，易使老年人失去生活的信心。

二、养老院老年人的心理需求

1. 渴望亲情的需求

老年人入住养老院的原因有很多，有的是因为孩子工作繁忙，无暇顾及老年人照顾，老年人主动要求住到养老院中来；有的是因为配偶去世，不愿意一个人住在家里，希望到养老院中能有其他老年人做伴；还有的老年人是被孩子强制送到养老院里的。不管是因为哪种原因入住养老院，即使老年人接受养老院的生活，但仍然不会把养老院当作自己的家，具有迫切地希望与家人在一起的需求。甚至有的老年人会得"周五病"，找各种理由要子女来看自己。

2. 维护自尊心的需求

与家中相比，养老院的生活环境和生活方式都发生了很大的变化，一日三餐有人照顾，基本生活照料都有护工完成，这必然会引发老年人的无用感，并使老年人产生被社会和子女抛弃的感觉。养老院老年人，特别是刚入住养老院的老年人还会表现出比较强的心理防御机制。比如在别人有意无意提及他的家庭情况时，为了掩饰自己内心的真实想法和真正的入住原因，老年人可能反而极力称赞自己子女的孝顺，而否认一些不利事实，强调是自己主动要求入住这样的事实，以求维护自己的自尊心。

3. 追求情感慰藉的需求

居住在养老院中的老年人，因为远离亲人，甚至有的老年人是在丧偶之后才入住养老院的，他们有着比常人更强烈的情感需求。可以说，老年人的情感需求处于核心地位，是老年人最基本、最强烈的精神需求。在养老院中，老年人在日常生活中互相关心、互相照顾、互相扶持，往往会建立较为亲近的情感关系，特别是异性老年人之间可能会出现恋爱和结婚等情况。

4. 满足好胜心的需求

老年人中，除了那些认为自己已经处于风烛残年的老年人外，还有一些被人们称为"老小孩"的老年人，这些老年人比较任性、好斗、好玩，脾气和性格随着年龄的增长反而越来越幼稚，时常表现出与实际年龄不相称的言语和行为。比如有的老年人喜欢相互较劲竞争，以显示自己仍然年轻有活力，表现出不甘落后于人的不服输特点。

5. 排除苦闷的需求

住在养老院中，缺乏与家人的沟通与联系，同时还有可能与养老院中的其他老年人、工作人员等发生矛盾与摩擦，甚至会因为见证其他老年人的死去等原因而出现生活没有意义、前途未卜、朝不保夕等想法，精神上容易出现压抑与苦闷。

三、养老院老年人常见的心理问题

1. 孤独

老年人离开了原来熟悉的社交圈，进入一个陌生的环境，举目无亲，又没

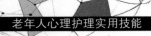

有熟悉的朋友，他们会表现出离群索居、不能够与其他同住老年人建立友好关系的情况；很多养老院地处郊区，同外界联系较少，这使得居住在养老院中的老年人，特别是新入院的老年人感到非常孤单和寂寞。

2. 恐惧

由于老年人处在一个相对陌生的环境里，会对周围人不信任，特别是会对养老院里的医护人员、护工等不信任，担心工作人员照顾不好。老年人还有可能担心与别人相处不好，对自己的自理能力缺乏信心而产生恐惧。

3. 抑郁

由于疾病、身体各个脏器的退行性病变，儿女工作忙、不能做到相互了解、独居等各种原因，养老院的老年人会产生抑郁心理，对周围漠不关心，喜欢独处，不爱走动，长此以往，会对老年人的身心产生不利的影响。

4. 沟通障碍

由于脑组织萎缩、脑细胞减少、脑功能减退而导致老年人智力水平下降，出现记忆力减退、敏感、多疑、斤斤计较等现象，这会造成老年人与家人及周围人在沟通和人际关系上的紧张。

【案例8—6】 古怪的张老伯

张老伯今年73岁，退休前为处级干部，退休后有强烈的失落感，很长一段时间闭门不出，性格变得很古怪，脾气也日益暴躁。去年，张老伯的老伴儿去世之后，他经常与儿女产生矛盾，自己赌气住进了养老院，儿女们因为工作忙不能常来探望。他入住后的一段时间内，情绪更加低落，从不参加集体生活，对于护理员的悉心照料总是鸡蛋里挑骨头，有时还无端对护理员进行谩骂，气哭过好几个护理员了。

请问：（1）张老伯的主要心理问题有哪些？

（2）张老伯的主要心理需求是什么？

学习单元2 针对养老院老年人的心理护理

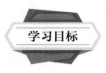
学习目标

了解针对养老院老年人的心理护理原则
掌握针对养老院老年人的心理护理方法

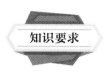

在对养老院老年人进行护理的过程中，只有了解了他们的特点，以他们的需求为基础，尊重他们的想法，从他们的喜好出发，才能做好心理护理。养老院老年人的心理护理原则如下：

一、让老年人主动安排自己的生活

一提到老年人，我们脑海中浮现出的形象可能会是"颤颤巍巍""两眼昏花""老态龙钟"等，但事实上，老年人并非如此。美国哈佛大学心理学家埃伦·兰格通过对养老院中的老年人的研究打破了这一刻板印象。兰格等人在养老院中选择了一些健康程度相同的老年人作为实验对象，一部分老年人是由护理员决定在哪里接待求助者、决定在哪天晚上看电影、选择哪些盆栽，并由护士负责照看盆景；而另一组老年人则有更多的"特权"，他们自己决定看不看电影，看什么电影，自己选择喜欢的盆栽并由自己照顾。18 个月后，拥有更多决策权的老年人在听讲座时积极参与并提出大量问题，富有活力、善于交际。特别令人震惊的是，虽然这些老年人实验之前的健康水平相当，但是实验结束后第一组 44 位老年人中，有 13 位过世，而第二组 47 位老年人中，只有 7 位过世。死亡率分别为 30% 和 15%。

在养老院中，护理人员在全心全意护理好老年人的同时，应该注意调动老年人的积极性，从各个侧面去消除老年人内心的痛苦，鼓励他们自立，让他们做一些力所能及的事，变被动为主动，从而使老年人拥有更多的掌控感和更好的心情。

二、让老年人充分表现自己

世界卫生组织提出一个口号"给时间以生命"，意思是要让老年人焕发青春，使晚年生活充实而有意义，能够对社会继续做出贡献。虽然住在养老院中的老年人由于活动范围的限制，很少能够有为社会奉献的机会，但是在养老院中，他们仍然能够有所追求，仍然需要表现自我、张扬自我的机会。有调查显示，养老院中的老年人不但有增长个人才艺，如绘画、音乐、书法、外语、电脑等的需求，还有了解社会发展、追随时代进步的需求。因此，养老院应该多给老年人这样的机会，让他们充分表现自己。可以组织各种各样的康乐小组活动，让老年人们进行交流沟通，共同追忆过去的时光，通过讲述自己的故事来整合过去的生活经历，提高老年人对当下生活的控制感。还可以开展各种兴趣特长活动，让老年人深入参与其中。通过音乐欣赏活动增进老年人健康，开发老年人智力，延缓认知衰老；通过书法、国画、养花、太极拳等活动，让老年人在群体中充分展示自己，相互帮助、互相传授，在学习中满足求知欲，在交流传授中表现自我，使老年人在养老院中的生活更为充实、有意义和有情调。

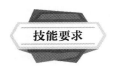

技能要求

一、针对养老院老年人的兴趣小组

【要点提示】

养老院是一个相对封闭的环境，如果缺乏丰富的生活内容，剥夺老年人对生活的兴趣和活动的机会，将加速老年人的衰老，并对老年人的身心产生损害性影响。可以说，兴趣和爱好对养老院老年人来说非常重要。它既丰富了老年人的生活内容，激发老年人对生活的兴趣，又能够协调、平衡神经系统的活动，使神经系统更好地调节全身各个系统、器官的生理活动，对延缓衰老、预防老年痴呆都有积极作用。在养老院内增设各项娱乐设施，开展丰富多彩的文化娱乐活动，通过参加交际舞、看书读报、下棋、书法、绘画、养鱼、欣赏音乐、写回忆录等活动，不仅能够扩大老年人的生活圈子，改善了人际关系，还可以陶冶性情、松弛肌肉，促进身体健康。

【操作步骤】

在养老院中可以开展多种多样的兴趣小组，在这里，我们以学习探索活动作为样例来展示兴趣小组的实施方法。

步骤1　确定老年人兴趣小组的活动目标

本活动的主要目标为：第一，通过组织老年人以"茶话会"座谈形式聚集在一起，提高老年人的学习兴趣，活跃老年人的思维能力；第二，进一步使老年人能彼此更好地沟通，促进彼此间交流；第三，通过讨论老年人较为关注的话题，让老年人更多地了解社会发展情况，跟上时代发展步伐。

步骤 2　具体活动安排

确定活动对象为某养老院老年人 6~10 人，组员均为活动较为灵活、思维较为敏捷的养老院内居住的老年人，男女不限。确定活动地点为养老院的老年人活动室，确定活动为 4 次，每周 1 次，共配备 1 名心理护理员和 2 名志愿者，通过宣传单和心理护理员上门宣传的方式进行宣传并招募活动成员。进行经费预算，并做材料采购和志愿者培训。

步骤 3　评估与结案

根据预先设定的评价指标进行效果评估，引导小组成员接受小组解散的现实，并维护初步形成的非正式人际网络。

【案例 8—7】　"乐生活"——老年人微信使用小组活动方案示范

次数	单元名称	单元目标	活动内容	时间
1	我们都是有缘人	让老年人与心理护理员有初步的认识和了解，打破初期的沉默。让组员对小组有个整体了解，使组员意识"这个小组"已经是"我们的小组"	①组长自我介绍 ②击鼓传花（自我介绍） ③规则介绍 ④游戏"正话反做" ⑤结束语	60 分钟
2	微信 ABC	让老年人了解信息时代，微信是一种非常重要的沟通方式	①引入第二次聚会，鼓励分享 ②微信表情演演演 ③微信功能我知道 ④下次活动内容预告 ⑤结束语	60 分钟
3	微信趣闻分享	请擅长使用微信的老年人将阅读微信过程中发现的逸闻趣事分享给大家	①总结和引入 ②游戏"贴鼻子" ③奇闻轶事我知道 ④下次活动内容预告 ⑤结束语	60 分钟

续表

次数	单元名称	单元目标	活动内容	时间
4	微信功能大比拼	请大家展示自己了解的微信功能，并进行功能使用的比赛	①回顾总结 ②微信功能展示 ③笑话分享 ④分组继续活动	60分钟

二、养老院老年人的情绪管理系列讲座

【要点提示】

所谓情绪管理是指通过研究个体和群体对自身情绪和他人情绪的认识、协调、引导、互动和控制，充分挖掘和培养个体和群体的情绪智商，培养驾驭情绪的能力，从而确保个体和群体保持良好的情绪状态，并由此产生良好的管理效果。

进入老年期后，身体机能衰弱、疾病增加等都会使老年人产生各种不良情绪，而入住养老院，更会使老年人因为生活环境和人际关系的改变，出现孤独失意等不良情绪。由于不良情绪会扰乱老年人机体的正常生理功能，进而降低老年人对疾病的免疫力，诱发或是加重老年人的疾病，这不但会降低老年人的生活质量，也会对家庭和养老机构造成更大的负担。因此，让老年人认识、理解情绪的特点，学会控制自己的情绪变化，保持心胸开阔、豁达大度、愉快平和的状态就显得尤为必要。

【操作步骤】

步骤1 确定讲座目的及意义

本活动的主要目标为帮助养老院中的老年人提高对情绪的科学认识，掌握情绪管理的技巧，提升情绪管理的水平。具体来说，通过介绍基本的情绪知识，使老年人了解自身的情绪稳定能力，掌握控制愤怒情绪的方法，了解提升情绪管理能力，维持积极心态的方法。

步骤2 讲座前期准备

主要包括准备活动所需的物品，如扩音器、照相机、茶水、点心等，确定主讲人和志愿者与现场维持秩序的工作人员，在活动开始前做好宣传推广号召工作。

对讲座次数及每次主题进行设计，并做好每次讲座的大纲设计和幻灯片制作。

步骤 3 举办讲座

播放悠扬的音乐欢迎老年人入场，讲座人自我介绍并运用通俗的案例引入讲座。

步骤 4 讲座后期安排

自由提问环节，请老年人就自己困惑或感兴趣的话题与讲座人进行沟通。随后养老院领导进行总结发言。

【案例 8—8】 老年人情绪管理讲座内容一览

次数	讲座主题	主要内容	时长
1	认识情绪	情绪本身并没有对错之分，正确地认识情绪并接纳它，将不会受到不良情绪的影响	40 分钟
2	觉察情绪	教会老年人体察自己当下的状态以及此时此刻的感受，并让他们能了解自己正处于何种情绪之中，是悲伤、快乐、愤怒、焦虑还是平静自在等。能够感受到自己的情绪，就不至于陷入混乱、不知所措的状态	40 分钟
3	承认情绪	不管是"好"的情绪还是"坏"的情绪，都是自己的情绪，要承认自己情绪的存在，这是管理情绪的开始	40 分钟
4	处理情绪	每个人处理情绪的方式不同，有人靠运动、散步、旅游，有的人则使用睡觉、聊天、阅读、暂时离开现场等方式，使自己的情绪保持平静安定。处理情绪的方法有很多，应在不伤害自己、不伤害他人的前提下找到适合自己的方式	40 分钟
5	转化情绪	在不抗拒、不压抑、充分体察情绪存在的基础上，为自己负责，同时愿意做出改变。教会老年人将负性情绪转化为正向能量的方法，通过深层次的接纳、突破、转化达到对情绪更好的控制	40 分钟

后　记

　　随着人口老龄化进程的加快，老年人的养护成为极为严峻的社会问题。为了提高老年人的生活质量，实现健康老龄化，积极主动地对具有不同程度心理问题的老年人提供心理干预就显得尤为必要。

　　养老服务正从"温饱服务型"向"质量服务型"转变，为加强养老护理人员的心理护理知识储备，提升他们的心理护理技能，本书作者秉持以下原则进行本教材的撰写工作。

　　1. 内容新颖，重点突出

　　该教材对老年人心理护理的必要性和老年阶段的主要心理问题进行阐述，特别是有针对性地对老年期出现的各种心理问题的护理重点和具体护理方法进行了深入介绍，内容新颖，且将老年人心理护理的技能作为重点内容，对提高老年心理护理员的专业水平具有极大帮助。

　　2. 内容全面，知识实用

　　该教材的内容丰富而全面，知识点明确，富有内在逻辑联系，内容深入浅出，理论与实践相结合。教材使用了大量来自于实践的案例，对读者有较好的示范作用。同时，教材介绍了心理护理实务方法，既能满足从业者的需求，又适合一般读者自学。

　　3. 强调应用，实操性强

　　该教材以培养心理护理员操作能力为核心，强调心理护理的科学性、规范性和操作性，针对老年阶段主要的心理问题，按照心理问题的临床表现、影响因素和针对性的护理技能逻辑进行编排，能够有针对性地提高心理护理员的职业技能。

　　本书是集体努力的结晶，主编为华东政法大学社会发展学院井世洁副教授，副主编为上海市复旦大学附属华东医院宫克主管护师，编写分工为井世洁（第1、3、4、5、6、7），宫克（第2、8章）。

　　衷心感谢华东师范大学社会发展学院的安秋玲副教授，在百忙中抽出时间对本教材的大纲和初稿进行细致而严格的审阅，并提出了中肯而有建设性的建议。本教材在撰写过程中，还借鉴和参考了大量国内外文献资料和前沿研究成果，在此对这些作者致以诚挚的谢意。

因水平有限，加之时间仓促，本教材不可避免会有诸多不足之处，在此，恳请各位专家和读者批评指正，以期在今后的修订中能使其更加完善。

井世洁

2018 年 6 月 30 日

参 考 文 献

[1] 刘乃志，赖允亮．哀伤辅导：安宁追思会的成效与评估．安宁疗护杂志，2004，（1）．

[2] 陈四光，安献丽．436名大学生死亡态度分析．中国心理卫生杂志，2009（4）．

[3] 陈应年．晚期癌症患者的临终护理．中国中西医结合学会灾害医学专业委员会．第四届全国灾害医学学术会议论文集，2007．

[4] 崔丽娟，丁沁南．老年心理学．北京：开明出版社，2015．

[5] 范明林，张钟汝．老年社会工作．上海：上海大学出版社，2005．

[6] 傅卓华，冯珊珊，周亮，唐勇，肖水源．浏阳市农村居民对自杀意念的自我归因．中国临床心理学杂志，2007（1）．

[7] 胡翠环，王志红，任海燕，等．癌症患者抑郁症相关因素调查分析．护理学杂志，2006（19）．

[8] 黄润龙．从老年人自杀看农村老年群体的社会保障：农村老年人口自杀死亡状态报告．中国老年学和老年医学学会2016年综合学术研讨会，2016．

[9] 季建林，赵静波．危机干预．上海：华东师范大学出版社，2007．

[10] 蒋玉芝．老年人心理护理．北京：北京师范大学出版社，2015．

[11] 凯瑟琳·麦金尼斯-迪特里克．老年社会工作：生理、心理及社会方面的评估与干预（第二版）．隋玉杰，译．北京：中国人民大学出版社，2008．

[12] 李春燕．农村老年人自杀意念及影响因素研究．护理学杂志，2015（19）．

[13] 李元榕，知非．心理咨询实操技能训练手册．北京：中国财富出版社，2014．

[14] 隋玉杰．个案工作．北京：中国人民大学出版社，2010．

[15] 孙颖心，齐芳．老年人心理护理．北京：中国劳动社会保障出版社，2015．

[16] 王华丽．老年心理辅导师实务培训．北京：中国劳动社会保障出版社，2015．

[17] 王婷．老年心理慰藉实务．北京：中国人民大学出版社，2015．

[18] 吴振云，许淑莲，李娟．老年心理健康问卷的编制．中国临床心理学杂志，2002（1）．

[19] 肖霖，王庆妍，蒋芬，唐四元．老年人虐待问题研究进展．中国老年学杂志，2015（7）．

[20] 杨华，范芳旭．自杀秩序与湖北京山农村老年人自杀．开放时代，2009（5）．

[21] 叶百玲．浅谈夫妻婚姻冲突之婚姻教育介入．家庭教育双月刊，2011（32）．

[22] 余运英．老年人心理与行为．北京：北京师范大学出版社，2015．

[23] 张伯华．心理咨询与治疗基本技能训练．北京：人民卫生出版社，2015．

[24] 张伟新，王港，刘颂．老年心理学概论．南京：南京大学出版社，2015．

[25] 张志杰，王铭维．老年心理学．重庆：西南师范大学出版社，2015．

[26] 赵芳．小组社会工作：理论与技术．上海：华东理工大学出版社，2015．

[27] 赵晓婕，杨逸，吴啊萍，绳宇．晚期癌症患者对临终关怀需求的调查分析．护理学杂志，2015（9）．

[28] RitaSommers-Flanagan, JohnSommers-Flanagan．心理咨询面谈技术．陈祉妍等，译．北京：中国轻工业出版社，2001．